FAVOR DE NO ESCRIBIR

DENTRO DEL LIBRO

P9-EKC-763

Schaum's Foreign Language Series

MEDICINA
Y
SERVICIOS MEDICOS

LECTURAS Y VOCABULARIO

EN ESPAÑOL

Conrad J. Schmitt

Protase E. Woodford

McGraw-Hill, Inc.
New York   St. Louis   San Francisco   Auckland
Bogotá   Caracas   Lisbon   London   Madrid   Mexico   Milan
Montreal   New Delhi   Paris   San Juan   Singapore
Sydney   Tokyo   Toronto

Sponsoring Editors: John Aliano, Meg Tobin
Production Supervisor: Kathy Porzio
Editing Supervisor: Patty Andrews
Cover Design: Wanda Siedlecka
Cover Illustration: Jane Sterrett
Text Design and Composition: Suzanne Shetler/Literary Graphics
Art and Illustrations: Graphic Connexions, Inc.
Printer and Binder: R.R. Donnelley and Sons Company

MEDICINA Y SERVICIOS MEDICOS

2 3 4 5 6 7 8 9 10 11 12 13 14 15 DOC DOC 9 8 7 6 5 4 3 2

ISBN 0-07-056805-7

Library of Congress Cataloging-in-Publication Data
Schmitt, Conrad J.
  Medicina y servicios médicos: lecturas y vocabulario en español /
Conrad J. Schmitt, Protase E. Woodford.
      p.   cm.—(Schaum's foreign language series)
  Includes index.
  ISBN 0-07-056805-7
  1. Medicine.   2. Medical care.   3. Public health.
  I. Woodford, Protase E.   II. Title.   III. Series.
    RC46.S234   1992
  610—dc20   91-3592
                                                         CIP
                                                         r92

ABOUT THE AUTHORS

Conrad J. Schmitt

Mr. Schmitt was Editor-in-Chief of Foreign Language, ESL, and Bilingual Publishing with McGraw-Hill Book Company. Prior to joining McGraw-Hill, Mr. Schmitt taught languages at all levels of instruction from elementary school through college. He has taught Spanish at Montclair State College, Upper Montclair, New Jersey; French at Upsala College, East Orange, New Jersey; and Methods of Teaching a Foreign Language at the Graduate School of Education, Rutgers University, New Brunswick, New Jersey. He also served as Coordinator of Foreign Languages for the Hackensack, New Jersey, Public Schools. Mr. Schmitt is the author of many foreign language books at all levels of instruction, including the communicating titles in Schaum's Foreign Language Series. He has traveled extensively throughout Spain, Mexico, the Caribbean, Central America, and South America. He presently devotes his full time to writing, lecturing, and teaching.

Protase E. Woodford

Mr. Woodford was Director of the Foreign Languages Department, Test Development, Schools and Higher Education Programs Division, Educational Testing Service, Princeton, New Jersey. He has taught Spanish at all academic levels. He has also served as Department Chairman in New Jersey high schools and as a member of the College Board Spanish Test Committee, the Board of Directors of the Northeast Conference on the Teaching of Foreign Languages, and the Governor's Task Force on Foreign Languages and Bilingual Education (NJ). He has worked extensively with Latin American, Middle Eastern, and Asian ministries of education in the areas of tests and measurements and has served as a consultant to the United Nations and numerous state and federal government agencies. He was Distinguished Visiting Linguist at the United States Naval Academy in Annapolis (1987-88) and Visiting Professor at the Fundación José Ortega y Gasset in Gijón, Spain (1986). Mr. Woodford is the author of many high school and college foreign language textbooks, including the communicating titles in Schaum's Foreign Language Series. He has traveled extensively throughout Spain, Mexico, the Caribbean, Central America, South America, Europe, Asia, and the Middle East.

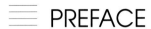

PREFACE

The purpose of this book is to provide the reader with the vocabulary needed to discuss the fields of Medicine and Health Care in Spanish. It is intended for the person who has a basic background in the Spanish language and who wishes to be able to converse in this language in his or her field of expertise. The book is divided into two parts—Part One, Medicine and Part Two, Health Care. The content of each chapter focuses on a major area or topic relative to each of these fields. The authors wish to stress that it is not the intent of the book to teach Medicine or Health Care. The intent of the book is to teach the lexicon or vocabulary needed to discuss the fields of Medicine and Health Care in Spanish. It is assumed that the reader has learned about these fields either through college study or work experience.

The specific field-related vocabulary presented in this book is not found in basic language textbooks. This book can be used as a text in a specialized Spanish course for Medicine and Health Care. The book can also be used by students studying a basic course in Spanish who want to supplement their knowledge of the language by enriching their vocabulary in their own field of interest or expertise. This adds a useful dimension to language learning. It makes the language a valuable tool in the modern world of international communications and commerce. Since the gender of nouns related to professions in the romance languages involves grammatical changes that are sometimes quite complicated, we have, for the sake of simplicity, used the generic **el** form of nouns dealing with professions.

Using the Book

If a student uses the book on his or her own in some form of individualized study or leisurely reading, the following procedures are recommended to obtain maximum benefit from the book.

Since the specific type of vocabulary used in this book is not introduced in regular texts, you will encounter many unfamiliar words. Do not be discouraged. Many of the words are cognates. A cognate is a word that looks and may mean the same in both Spanish and English but is, in most cases, pronounced differently. Examples of cognates are **la medicina** and **el hospital.** You should be able to guess their meaning without difficulty, which will simplify your task of acquiring a new lexicon.

Before reading the chapter, proceed to the exercises that follow the reading. First, read the list of cognates that appears in the chapter. This cognate list is the first exercise of each chapter. Then look at the cognate exercises to familiarize yourself with them.

Continue by looking at the matching lists of English words and their Spanish equivalents. These matching lists present words that are not cognates, that is, those words that have no resemblance to one another in the two languages. Look at the English list only. The first time you look at this exercise you will not be able to determine the Spanish equivalent. The purpose of looking at the English list is to make you aware of the specific type of vocabulary you will find in reading the chapter. After having looked at the English list, read the Spanish list; do not try to match the English-Spanish equivalents yet.

After you have reviewed the cognates and the lists of English words, read the chapter quickly. Guess the meanings of words through the context of the sentence. After having read the chapter once, you may wish to read it again quickly.

After you have read the chapter once or twice, attempt to do the exercises. Read the chapter once again, then complete those exercises you were not able to do on the first try. If you cannot complete an exercise, check the answer in the Answer Key in the Appendix. Remember that the exercises are in the book to help you learn and use the words; their purpose is not to test you.

After going over the exercises a second time, read the chapter again. It is not necessary for you to retain all the words; most likely, you will not be able to. However, you will encounter many of the same words again in subsequent chapters. By the time you have finished the book, you will retain and be familiar with enough words to enable you to discuss the fields of Medicine and Health Care in Spanish with a moderate degree of ease.

If there is a reason for you to become expert in carrying on medical or health care discussions in Spanish, it is recommended that you reread the book frequently. It is more advantageous to read and expose yourself to the same material often. Do not attempt to study a particular chapter arduously until you have mastered it. In language acquisition, constant reinforcement is more beneficial than tedious, short-term scrutiny.

In addition to the vocabulary exercises, there is a series of comprehension exercises in each chapter. These comprehension exercises will provide you with an opportunity to discuss on your own medical and health care matters and enable you to use the new vocabulary you just learned.

If you are interested in fields other than Medicine and Health Care, you will find, on the back cover of this book, a complete list of the titles and the fields available to you.

CONTENTS

Primera parte
MEDICINA

Capítulo 1
LOS ORIGENES DE LA MEDICINA Y LA ANATOMIA

Los orígenes de la medicina

Hasta la Edad Media, la medicina se basaba casi exclusivamente sobre los preceptos de los médicos griegos Hipócrates y Galeno. Hoy es común referirse a un médico como un «galeno». Hipócrates vivió entre 460 y 377 antes de Cristo. Es probable que fuera hijo de un sacerdote[1]. El viajó por toda Grecia y Asia Menor, y finalmente se instaló en Cos. El recomendaba los tratamientos simples que permiten que la naturaleza obre. El practicaba la cirugía, una de las ramas de la medicina más avanzadas en Grecia. La patología de Hipócrates se basaba en la alteración de los humores, teoría que subsistía hasta la Edad Media: el equilibrio entre la sangre, la linfa, la bilis amarilla y la bilis negra constituía la salud; la falta o el exceso de una de ellas constituía la enfermedad. El escribió el *Corpus Hippocraticum*. Hoy los médicos siguen tomando el juramento hipocrático que remonta siglos.

Claudio Galeno vivió en el siglo II antes de Cristo. Es un médico griego que ejerce la medicina en Pérgamo y en Roma. El también, como Hipócrates, subscribe a la teoría de los humores. Gracias a las disecciones de animales, él hace importantes hallazgos[2] en anatomía, en particular sobre el sistema nervioso y el corazón.

Pero es en el siglo XVI cuando la medicina progresa, gracias a las disecciones y a los estudios minuciosos de cadáveres que hace Leonardo da Vinci. Un anatomista belga, André Vesalio, médico de Carlos V y Felipe II, es a quien se debe la medicina moderna. Estudia la medicina en Lovaina y en Italia. En 1544 pasa al servicio de Carlos V. Vesalio ataca las teorías de los antiguos en un tratado entitulado *De corporis humani fabrica*—«La estructura del cuerpo humano». Le acusaron de haber hecho una disección sobre un hombre agonizante y, por eso, le obligaron a hacer un peregrinaje a Tierra Santa[3]. Murió durante una tempestad en el viaje de regreso. Es a Vesalio a quien se deben las ciencias de la anatomía—el estudio de la estructura del cuerpo humano—y de la fisiología—el estudio de las funciones del organismo humano, tales como la nutrición, la motricidad, la sensación y la percepción.

---

[1]*priest*   [2]*findings*   [3]*Holy Land*

EL ESQUELETO

Cráneo
(Vista lateral izquierda)

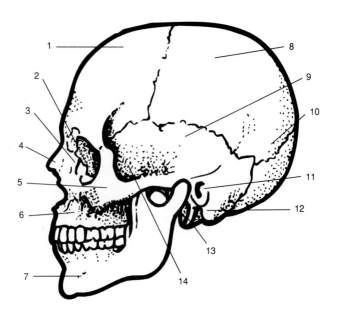

1 Hueso frontal
2 Hueso etmoides
3 Hueso lagrimal
4 Hueso nasal
5 Hueso cigomático
6 Maxilar superior
7 Maxilar inferior
8 Hueso parietal
9 Hueso temporal
10 Hueso occipital
11 Meato acústico externo
12 Apófisis mastoides del hueso temporal
13 Apófisis estiloides del hueso temporal
14 Hueso esfenoides

En 1628, el médico británico William Harvey escribe un tratado en el que describe la circulación sistémica y la circulación pulmonar de la sangre. Más tarde, la anatomía y la fisiología progresan dramáticamente gracias a técnicas modernas, tales como el endoscopio, que permiten examinar el cuerpo.

La anatomía

El esqueleto El esqueleto humano cuenta con 206 huesos. Hay 32 en cada brazo, 31 en cada pierna, 29 en el cráneo, 26 en la columna vertebral, 25 en el tórax. El esqueleto de la mujer y el del hombre son idénticos; en general, el de la mujer es más pequeño, pero la pelvis es más grande que la del hombre para facilitar el nacimiento de los hijos.

Los músculos Hay más de 600 músculos en el cuerpo humano. Cada músculo se forma de grupos de fibras musculares cuyo largo varía de unos milímetros, como las de los músculos que controlan el movimiento del ojo, hasta unos 30 centímetros, como las de los músculos de las nalgas. Algunos músculos son directamente conectados a un hueso, otros se conectan por medio de un tendón. Además de los músculos esqueléticos, hay muchos músculos internos como el corazón y las paredes del sistema digestivo. Algunos músculos se contraen y se relajan muy rápidamente, otros se quedan contraídos durante un período de tiempo bastante largo para permitir que el cuerpo se mantenga en cierta posición. Hay músculos lisos, los que se encuentran en las vísceras, por ejemplo, y músculos estriados y rojos, que son los músculos esqueléticos y el corazón.

El cerebro y el sistema nervioso central El cerebro o el encéfalo está bien protegido por la caja encefálica. El cerebro se compone de dos hemisferios, el cerebelo y el bulbo raquídeo. Los hemisferios cerebrales son casi el 90% del tejido espinal. Cada hemisferio tiene un largo de aproximadamente 15 centímetros y los dos, juntos, tienen un ancho de unos 11 centímetros. Se componen de numerosas circunvoluciones de tejidos nerviosos cuya superficie se parece a una gran hoja de papel de periódico. El cerebelo interviene en el control y la coordinación muscular. Está situado debajo de los dos hemisferios cerebrales. Consiste también de células nerviosas y está dividido en dos hemisferios. El bulbo raquídeo o cerebral une el cerebro con la médula espinal y contiene los centros nerviosos que controlan las funciones «automáticas» tales como el ritmo cardíaco y la respiración. El bulbo tiene un largo de unos 75 milímetros.

El corazón, los pulmones y los vasos sanguíneos El corazón es un órgano hueco y muscular en forma cónica. Es el órgano principal de la circulación de la sangre. Es tan grande como un puño cerrado y está situado más o menos en el centro del pecho. En realidad, las dos terceras partes del corazón están a la izquierda del esternón, y la otra tercera parte a la derecha.

Los pulmones también tienen una forma cónica. Se encuentran a cada lado del corazón. El pulmón izquierdo es un poco más pequeño que el derecho para dar lugar al corazón. Es el principal órgano del aparato respiratorio. El aire llega a cada pulmón por un bronquio y la sangre por la arteria pulmonar. La sangre, cuando llega, está cargada de dióxido de carbono. Cuando circula por las venas

EL ESQUELETO

(Vista anterior)

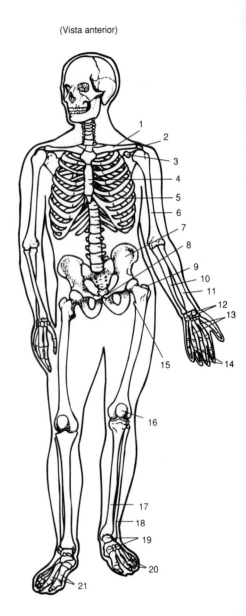

1 Clavícula
2 Acromion
3 Apófisis coracoides
4 Esternón
5 Costillas
6 Húmero
7 Ilion
8 Pubis
9 Trocánter menor
10 Cúbito
11 Radio
12 Huesos del carpo
13 Huesos metacarpianos
14 Falanges
15 Trocánter menor
16 Rótula
17 Tibia
18 Peroné
19 Huesos del tarso
20 Falanges
21 Huesos metatarsianos

EL ESQUELETO

(Vista posterior)

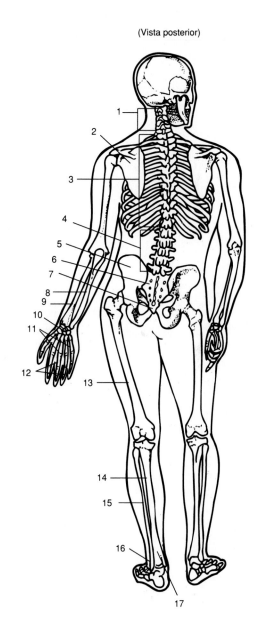

1 Vértebras cervicales
2 Omóplato
3 Vértebras torácicas
4 Vértebras lumbares
5 Pelvis (ilion)
6 Sacro
7 Cóccix
8 Cúbito
9 Radio
10 Huesos del carpo
11 Huesos metacarpianos
12 Falanges
13 Fémur
14 Tibia
15 Peroné
16 Maléolo lateral o externo
17 Maléolo medial o interno

LOS MUSCULOS DEL CUERPO

(Vista anterior)

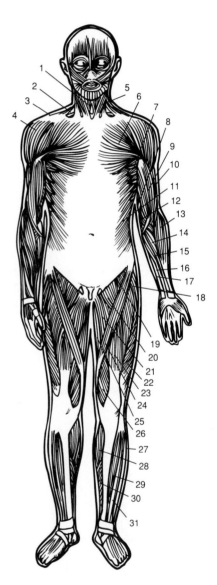

1   M. esternohioideo
2   M. omohioideo
3   M. trapecio
4   M. deltoides
5   M. esternocleidomastoideo
6   M. pectoral mayor
7   M. serrato mayor
8   M. tríceps braquial
9   M. bíceps braquial
10 M. braquial anterior
11 M. oblicuo mayor del abdomen
12 M. pronador redondo
13 M. supinador largo
14 M. palmar mayor
15 M. palmar menor
16 M. flexor común superficial de
    los dedos
17 M. cubitai anterior
18 M. tensor de la fascia lata
19 M. psoasiliaco
20 M. pectíneo
21 M. aductor mediano o primer
    aductor
22 M. vasto externo
23 M. recto anterior del muslo
24 M. sartorio
25 M. recto interno
26 M. vasto interno
27 M. peroneo lateral largo
28 Ms. gemelos
29 M. tibial anterior
30 M. sóleo
31 M. extensor propio del
    dedo gordo

LOS MUSCULOS DEL CUERPO

(Vista posterior)

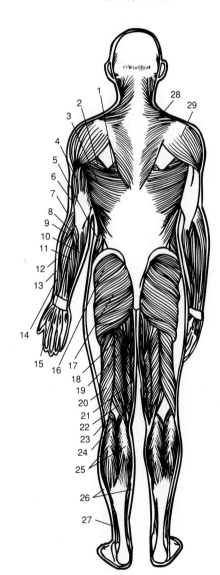

1 M. romboides mayor
2 M. redondo mayor
3 M. dorsal ancho
4 M. tríceps braquial
5 M. oblicuo mayor del abdomen
6 M. braquial anterior
7 M. supinador largo
8 M. ancóneo
9 M. primer radial externo
10 M. cubital anterior
11 M. cubital posterior
12 M. segundo radial externo
13 M. abductor largo del pulgar
14 M. extensor corto del pulgar
15 M. extensor común de los
      dedos
16 M. glúteo medio
17 M. glúteo mayor
18 M. aductor mayor o tercer
      aductor
19 M. semitendinoso
20 M. bíceps crural
21 M. recto interno
22 M. semimembranoso
23 M. plantar delgado
24 M. sartorio
25 Ms. gemelos
26 M. sóleo
27 M. peroneo lateral largo
28 M. trapecio
29 M. deltoides

LOS MUSCULOS DE LA CABEZA

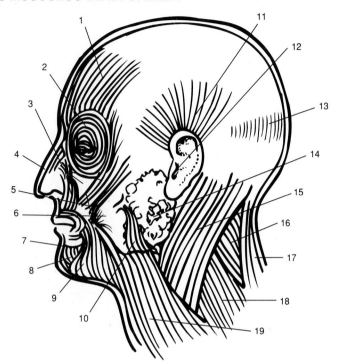

1 Vientre frontal del M. occipitofrontal	10 M. masetero
2 M. orbicular de los párpados	11 M. auricular superior
3 M. elevador común del ala de la nariz	12 Meato acústico externo
y del labio superior	13 Vientre occipital del M. occipitofrontal
4 Ms. transverso de la nariz y mirtiforme	14 Glándula parótida
5 M. cigomático mayor	15 M. esternocleidomastoideo
6 M. risorio de Santorini	16 M. esplenio de la cabeza
7 M. orbicular de los labios	17 M. trapecio
8 M. cuadrado del mentón	18 M. angular del omóplato
9 M. triangular de los labios	19 M. cutáneo del cuello

pulmonares, se purifica y se enriquece con oxígeno. Los intercambios de gases se efectúan por millones de alvéolos con una superficie que se parece a la de una pista de tenis. Cuando se inspira fuertemente, la base de los pulmones desciende hasta las décimas costillas; cuando se exhala, la base asciende hasta las octavas costillas.

La circulación de la sangre funciona de la siguiente manera: el corazón envía la sangre a los órganos por las arterias, y la sangre regresa de los órganos al corazón por las venas, después de pasar por las capilarias, los vasos sanguíneos finísimos cuyas finas paredes permiten los intercambios de gases y nutrimentos entre la sangre y las células. Hay dos circulaciones, la sistémica y la pulmonar.

El aparato digestivo, el aparato urinario y los aparatos genitales, tanto masculinos como femeninos, se estudiarán con relación a enfermedades específicas.

(Corte ánteroposterior)

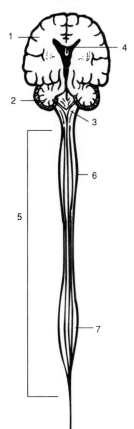

(Lateral)

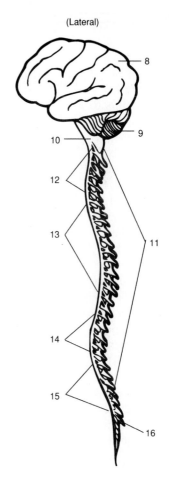

1 Cerebro	10 Bulbo raquídeo
2 Cerebelo	11 Médula espinal y raíces posteriores
3 Bulbo raquídeo	de los nervios
4 Ventrículos laterales	12 Nervios de la región cervical: VII
5 Médula espinal	13 Nervios de la región dorsal: XII
6 Engrosamiento braquial	14 Nervios de la región lumbar: V
7 Engrosamiento lumbar	15 Nervios de la región sacra: V
8 Cerebro	16 Nervio coxígeo
9 Cerebelo	

ESTUDIO DE PALABRAS

Ejercicio 1   Study the following cognates that appear in this chapter.

el origen	la pelvis	pulmonar
la medicina	el músculo	idéntico
el precepto	la fibra	muscular
el tratamiento	el movimiento	esquelético
la patología	el milímetro	digestivo
la alteración	el centímetro	urinario
el humor	el tendón	genital
la teoría	la posición	masculino
el equilibrio	las vísceras	femenino
la linfa	el cerebro	situado
la bilis	el encéfalo	cardíaco
el exceso	el hemisferio	cónico
la enfermedad	la circunvolución	respiratorio
la disección	la superficie	circular
el animal	el control	
la anatomía	la coordinación	basarse
el sistema	la célula	recomendar
el estudio	el ritmo	practicar
el cadáver	el esternón	ejercer
la estructura	el bronquio	subscribir
la fisiología	la arteria	progresar
la función	el dióxido de carbono	atacar
el organismo	la vena	facilitar
la nutrición	el oxígeno	variar
la motricidad	el gas	controlar
la sensación	el alvéolo	conectar
la percepción	la capilaria	componer
la circulación	el nutrimento	intervenir
el endoscopio	el centro	dividir
el esqueleto		purificar
el cráneo	avanzado	descender
la columna vertebral	nervioso	ascender
el tórax	humano	exhalar

Ejercicio 2   Complete each expression with the appropriate word(s).

1. human body   el cuerpo _____
2. muscle fiber   la _____ muscular
3. nerve centers   los _____ nerviosos
4. exchange of gases   el intercambio de _____
5. human skeleton   el esqueleto _____
6. respiratory system   el sistema _____

7. urinary tract   el aparato _____
8. digestive system   el _____ digestivo
9. heart rhythm   el _____ cardíaco
10. advanced treatment   el tratamiento _____
11. nervous system   el _____ nervioso
12. spinal column   la _____ vertebral
13. carbon dioxide   el dióxido de _____

Ejercicio 3   Match the verb in Column A with its noun form in Column B.

A	B
1. basar	a. la circulación
2. practicar	b. la respiración
3. exceder	c. la inspiración
4. progresar	d. la exhalación
5. circular	e. la composición
6. variar	f. la base
7. controlar	g. el mantenimiento
8. mover	h. el movimiento
9. conectar	i. la práctica
10. mantener	j. la variación
11. respirar	k. el exceso
12. inspirar	l. la intervención
13. exhalar	m. el progreso
14. dividir	n. el control
15. componer	o. la conexión
16. intervenir	p. la división

Ejercicio 4   Match the word in Column A with its opposite in Column B.

A	B
1. el exceso	a. descender
2. el humano	b. exhalar
3. la enfermedad	c. dificultar
4. avanzado	d. diferente
5. idéntico	e. primitivo
6. facilitar	f. la salud
7. inspirar	g. el animal
8. ascender	h. la falta

Ejercicio 5   Give the word or expression being defined.
1. el estudio de la estructura del cuerpo humano
2. la rama de la biología que estudia las funciones y actividades de los organismos vivos
3. el estudio de las enfermedades
4. el líquido orgánico que en el humano se compone del 97% de plasma y 3% de leucocitos

5. el órgano formado (compuesto) de fibras irritables cuyas contracciones producen los movimientos del humano y del animal
6. el conjunto de células que tienen la misma estructura y función
7. el filamento delgado que en cantidades forma ciertas sustancias animales y vegetales
8. la cavidad del pecho limitado por las costillas, el esternón y el diafragma; contiene el corazón y los pulmones
9. el conjunto de los huesos de un animal

Ejercicio 6   Give the adjectival form for each of the following.
1. de los pulmones
2. del corazón
3. de la respiración
4. de la digestión
5. de los nervios
6. del humano
7. de la reproducción
8. de la orina

Ejercicio 7   Match the English word or expression in Column A with its Spanish equivalent in Column B.

A	B
1. body	a. el hueso
2. blood	b. la salud
3. heart	c. la nalga
4. bone	d. el ojo
5. eye	e. el cuerpo
6. rib	f. el pecho
7. health	g. el brazo
8. chest	h. la sangre
9. lung	i. la pierna
10. arm	j. el corazón
11. leg	k. el pulmón
12. buttock	l. la costilla

Ejercicio 8   Complete each statement with the appropriate word(s).
1. El cadáver es el _____ de una persona o animal muerto, no vivo.
2. La _____ es un líquido que circula por las venas y por las arterias.
3. El _____ es el órgano principal de la circulación de la sangre. El _____ es un órgano hueco compuesto principalmente de un músculo y se encuentra en el tórax.
4. El _____ es el órgano principal de la respiración. Hay dos e igual que el _____ se encuentran en el tórax.

5. El _____ es la parte del tronco entre el cuello y el abdomen.
6. Las _____ son los huesos laterales del pecho que forman la caja torácica y protegen el corazón y los pulmones.
7. La _____ es una de las dos partes que forman el trasero del ser humano.
8. Se ve con los _____.
9. El esqueleto humano tiene 206 _____.
10. El miembro superior del cuerpo humano es el _____ y el miembro inferior es la _____.

Ejercicio 9   Match the English word or expression in Column A with its Spanish equivalent in Column B.

A	B
1. lack	a. la enfermedad
2. illness, disease	b. el médico
3. to die	c. hueco
4. motor functions	d. la falta
5. birth	e. morir
6. length, long	f. el largo, largo
7. width, wide	g. la anchura, ancho
8. wall	h. relajar
9. doctor	i. la motricidad
10. surgery	j. la pared
11. hollow	k. el nacimiento
12. to relax	l. la cirugía
13. to contract	m. contraerse
14. blood vessel	n. el vaso sanguíneo

Ejercicio 10   Complete each statement with the appropriate word(s).

1. Una _____ de vitaminas es quizás más peligrosa que un exceso.
2. La _____ y el _____ de las fibras musculares que forman los músculos del cuerpo humano varían mucho.
3. Algunos músculos se contraen y se _____ rápidamente.
4. El corazón es un órgano _____ y muscular de forma cónica.
5. La hipertensión (la tensión arterial crónicamente alta o elevada) puede hacerles daño a las _____ de los _____ sanguíneos y de las arterias.
6. El cólera es una _____ transmisible que hoy en día no es muy esparcida.
7. El esqueleto, los músculos y el sistema nervioso aseguran la _____ y permiten los movimientos que hacen los seres humanos.
8. Empezamos la vida con el _____ y la terminamos con la muerte que es el _____.

9. La _____ es la rama de medicina que cura enfermedades por medio de operaciones o intervenciones utilizando instrumentos cortantes.
10. Al _____ especialista en cirugía se le llama «cirujano».

Ejercicio 11   Match the English word or expression in Column A with its Spanish equivalent in Column B.

A	B
1. skull	a. el bulbo raquídeo
2. brain	b. el cráneo
3. braincase	c. el tejido cerebral
4. cerebellum	d. el cerebro, los sesos
5. brain stem	e. estriado
6. convolution	f. la caja encefálica
7. spinal cord	g. la columna vertebral
8. spinal column	h. el cerebelo
9. striated	i. liso
10. smooth	j. la circunvolución
11. brain tissue	k. la médula espinal

Ejercicio 12   Complete each statement with the appropriate word(s).
1. Los músculos pueden ser _____ o _____. Hay tres tipos de músculos: lisos, esqueléticos y cardíacos.
2. El cráneo se llama también _____. Es una cavidad huesosa (ósea) que contiene y protege el encéfalo, o sea, los centros nerviosos.
3. El encéfalo es el conjunto de los órganos nerviosos contenidos en el cráneo o la caja encefálica. El encéfalo se compone del cerebro, del _____ y de la _____ espinal.
4. El _____ tiene dos hemisferios.
5. El _____ es la materia nerviosa que ocupa el cráneo de los vertebrados. Es el asiento de las sensaciones y el principio de los movimientos voluntarios.
6. La espina dorsal es la columna _____.
7. La _____ espinal es una parte del sistema cerebroespinal contenida en la columna vertebral.

Ejercicio 13   Complete each expression with the appropriate word(s).
1. spinal column   la _____ vertebral (la espina dorsal)
2. spinal cord   la _____ espinal
3. braincase   la _____ encefálica
4. brain stem   el bulbo _____
5. muscle fibers   las fibras _____
6. smooth muscles   los _____ lisos
7. striated muscles   los _____ estriados

8. skeletal muscles   los _____ esqueléticos

9. walls of the digestive system   las _____ del sistema
   digestivo

10. central nervous system   el sistema _____ central

11. nerve tissue   el tejido _____

12. brain tissue   el _____ cerebral

13. a hollow organ   un órgano _____

14. respiratory tract   el aparato _____

COMPRENSION

Ejercicio 1 Answer.

1. Hasta la Edad Media, ¿en qué se basaba la medicina?
2. ¿En qué se basaba la patología de Hipócrates?
3. ¿Cómo hizo Galeno grandes descubrimientos en el campo de la anatomía?
4. En el siglo XVI, ¿quién hizo disecciones y estudios minuciosos sobre cadáveres?
5. ¿Cuántos huesos tiene el esqueleto humano?
6. ¿Por qué es la pelvis de una mujer más grande que la de un hombre?
7. ¿De qué se forma cada músculo del cuerpo humano?
8. ¿Por qué se mantienen contraídos ciertos músculos por un período de tiempo bastante largo?
9. ¿Qué protege el cerebro?
10. ¿De qué se compone el cerebro?
11. ¿Para qué sirve el cerebelo?
12. ¿Qué une el cerebro a la médula espinal?
13. ¿Por qué es el pulmón izquierdo un poquito más pequeño que el pulmón derecho?
14. ¿Cómo llega el aire a los pulmones?
15. ¿Cómo llega la sangre a los pulmones?
16. ¿De qué está cargada la sangre al llegar a los pulmones?
17. ¿Cómo sale la sangre de los pulmones?
18. ¿De qué se enriquece la sangre en los pulmones?
19. ¿Dónde se efectúan los intercambios de gases?
20. ¿Qué permiten las paredes de los vasos sanguíneos?

Ejercicio 2 True or false?

1. El esqueleto de la mujer y el del hombre son casi idénticos.
2. Hay más de 600 músculos en el cuerpo humano.
3. El largo de los músculos que hay en el cuerpo humano no varía nada. Todos son iguales.
4. Todos los músculos se unen directamente a un hueso.
5. Las paredes de muchos órganos son músculos internos.
6. Hay músculos lisos y músculos estriados.

7. Los centros nerviosos que controlan las funciones automáticas del cuerpo, como el ritmo cardíaco y la respiración, están contenidos en el tronco cerebral.
8. El corazón y los pulmones tienen una forma cónica.
9. El pulmón derecho es un poquito más pequeño que el pulmón izquierdo.
10. El corazón envía la sangre a los órganos por las venas.

Ejercicio 3   Complete each statement with the appropriate word(s).

1. El corazón es un órgano _____.
2. Es el órgano principal para _____.
3. Se encuentra _____.
4. El corazón es el órgano principal para _____ y los pulmones son los órganos principales para _____.
5. El corazón envía la sangre a los órganos _____.
6. La sangre regresa al corazón _____.

Capítulo 2
LAS ESPECIALIZACIONES MEDICAS

Aquí hay una lista de las especializaciones médicas y de los correspondientes especialistas.

Alergología Es el estudio de los mecanismos de la alergia y de las enfermedades alérgicas.

Médico: alergista/alergólogo

Anestesiología Es la ciencia de la anestesia, es decir, la pérdida de conciencia que se obtiene al inspirar un gas (cloroformo, éter/alcohol etílico) o por inyección intravenosa de barbitúricos. La anestesia local se obtiene por el frío o por inyección de cocaína. La anestesia regional se aplica a una región entera.

Médico: anestesiólogo/anestesista

Cirugía Es la parte de la medicina que tiene por objeto curar las enfermedades por medio de operaciones hechas con la mano o con instrumentos, generalmente cortantes. Hay varias especializaciones: cirugía cardíaca, cirugía plástica, cirugía ortopédica, etc.

Médico: cirujano

Dermatología Es el tratado de las enfermedades de la piel.

Médico: dermatólogo

Ginecología Es la parte de la medicina que estudia la anatomía y la fisiología peculiar de la mujer.

Médico: ginecólogo

Inmunología Es la fracción de la ciencia médico-biológica que se dedica al estudio del fenómeno antígeno-anticuerpo.

Médico: especialista en inmunología/inmunólogo

Medicina interna Es el estudio y tratamiento de las enfermedades que afectan a los órganos internos.

Médico: internista

Cardiología Es el tratado o estudio del corazón y la circulación, sus funciones, sus padecimientos y tratamiento.

Médico: cardiólogo

Endocrinología Es el estudio de las glándulas de secreción interna en estado normal y patológico.

Médico: endocrinólogo

Gastroenterología Es la rama de la medicina que se ocupa del estómago y de los intestinos y de sus enfermedades y de todo el aparato digestivo y sus enfermedades.

Médico: gastroenterólogo

Hematología Es la parte de la medicina o biología que se refiere a la sangre.

Médico: hematólogo

Enfermedades contagiosas/infecciosas

Médico: especialista en enfermedades contagiosas/infecciosas

Epidemiología Es el estudio de las epidemias.

Médico: epidemiólogo

Enfermedades pulmonares

Médico: especialista en enfermedades pulmonares

Nefrología Es la rama de la medicina que estudia el riñón y sus enfermedades.

Médico: nefrólogo

Neurología Es el estudio del sistema nervioso, en su doble aspecto morfológico y fisiológico.

Médico: neurólogo

Obstetricia/Tocología Es la parte de la medicina que trata de la gestación, el parto y el puerperio.

Médico: obstetra/tocólogo

Oftalmología Es la parte de la medicina que trata de las enfermedades de los ojos.

Médico: oftalmólogo

Ortopedia Es el arte de corregir o evitar las deformidades del cuerpo humano por medio de ciertos aparatos o ejercicios corporales.

Médico: ortopedista

Otorrinolaringología Es la parte de la patología que trata de las enfermedades del oído, de la nariz y de la laringe.

Médico: otorrinolaringólogo

Patología Es la parte de la medicina que trata del estudio de las enfermedades.

Médico: patólogo

Pediatría Es la rama de la medicina que estudia las enfermedades de los niños y su tratamiento.

Médico: pediatra

Psiquiatría Es la ciencia que trata de las enfermedades mentales.

Médico: psiquíatra

Radiología Es la parte de la medicina que estudia las radiaciones, especialmente los rayos X, en sus aplicaciones al diagnóstico y tratamiento de enfermedades.

Médico: radiólogo

Reumatología Es la parte de la medicina que trata de las enfermedades de las partes musculares y fibrosas del cuerpo.

Médico: reumatólogo

Urología Es la parte de la medicina referente al aparato urinario.

Médico: urólogo

ESTUDIO DE PALABRAS _____

Ejercicio 1   Study the following cognates that appear in this chapter.

la especialización	la secreción	la radiología
el especialista	la gastroenterología	el radiólogo
la alergia	el gastroenterólogo	la radiación
la alergología	el estómago	el diagnóstico
el alergista	los intestinos	el tratamiento
el alergólogo	la hematología	la reumatología
la anestesiología	el hematólogo	el reumatólogo
la anestesia	la epidemiología	la urología
el anestesiólogo	el epidemiólogo	el urólogo
el gas	la epidemia	
el cloroformo	la nefrología	alérgico
el éter	el nefrólogo	intravenoso
el barbitúrico	la neurología	local
la inyección	el neurólogo	regional
la dermatología	la obstetricia	entero
el dermatólogo	la gestación	manual
la operación	el obstetra	plástico
la inmunología	la oftalmología	tóxico
el organismo	el oftalmólogo	interno
la infección	la ortopedia	digestivo
el agente	el ortopedista	contagioso
el internista	la otorrinolaringología	nervioso
la cardiología	el otorrinolaringólogo	infeccioso
el cardiólogo	la patología	pulmonar
la ginecología	el patólogo	urinario
el ginecólogo	la pediatría	
la endocrinología	el pediatra	obtener
el endocrinólogo	la psiquiatría	curar
la glándula	el psiquíatra	

Ejercicio 2   Give the name of the doctor who specializes in each of the following fields.

Rama	Especialista
1. la anestesiología	_____
2. la cardiología	_____
3. la inmunología	_____
4. la hematología	_____
5. la ginecología	_____
6. la nefrología	_____
7. la neurología	_____
8. la endocrinología	_____

9. la pediatría _____
10. la obstetricia _____
11. la urología _____
12. la psiquiatría _____
13. la radiología _____
14. la gastroenterología _____

Ejercicio 3   What branch of medicine does each of the following have to do with?
1. el aparato urinario
2. una enfermedad de los riñones
3. un niño
4. una crisis cardíaca
5. el estómago o el aparato digestivo
6. los rayos X
7. el embarazo, la señora que va a dar a luz (parir, tener un bebé)
8. la sangre
9. las reglas (la menstruación)
10. el sistema nervioso

Ejercicio 4   Complete each statement with the appropriate word(s).
1. El reacciona de una manera negativa a la penicilina. El siempre tiene una reacción _____ a la penicilina.
2. El anestesista puede aplicar una anestesia _____ o regional.
3. El sistema inmunológico nos permite resistir _____.
4. El anestesista aplica los barbitúricos por inyección _____.
5. El _____ se ocupa de las enfermedades de la mujer.
6. De vez en cuando hay _____ de enfermedades transmisibles o contagiosas.
7. El tiene problemas _____. Le es muy difícil respirar.
8. Hoy en día la medicina _____ es lo que en el pasado se llamaba «la medicina general».
9. Si uno tiene un problema con el sistema o aparato _____, debe consultar al gastroenterólogo.
10. El _____ se ocupa de los niños y el _____ se ocupa de las mujeres embarazadas.
11. El _____ va a reducir la fractura o ensalmar el hueso.
12. La _____ es la rama de la medicina que estudia las enfermedades.

Ejercicio 5   Match the English word or expression in Column A with its Spanish equivalent in Column B.

A	B
1. to breathe in, inhale	a. el riñón
2. skin	b. el parto
3. heart	c. inspirar

4. blood	d. el puerperio
5. kidney	e. la piel
6. eye	f. la rama
7. ear	g. la laringe
8. nose	h. la nariz
9. throat, larynx	i. el oído
10. surgery	j. el ojo
11. surgeon	k. el corazón
12. pregnancy	l. la sangre
13. delivery	m. el padecimiento
14. postpartum period	n. la cirugía
15. ailment	o. el cirujano
16. branch (of medicine)	p. la pérdida de conciencia
17. to apply	q. aplicar
18. loss of consciousness	r. el embarazo

Ejercicio 6 Complete each statement with the appropriate word(s).
1. Después de nueve meses de _____ la mujer da a luz.
2. El acto de dar a luz es el _____.
3. La anestesia aplicada por el anestesista provoca la _____.
4. La dermatología se ocupa de las enfermedades de la _____.
5. Se ve con los _____.
6. Se huele (distingue los olores) con la _____.
7. Se oye con los _____.
8. El que se ocupa de los padecimientos del _____, _____ y
_____ es el otorrinolaringólogo.
9. Los _____ segregan orina.
10. La _____ circula por las venas, las arterias y los vasos sanguíneos.
11. Es el _____ que opera (hace intervenciones quirúrgicas).

COMPRENSION _____

Ejercicio 1 In your own words, describe each of the following fields of
medicine.
1. la dermatología
2. la ginecología
3. la alergología
4. la obstetricia
5. la gastroenterología
6. la endocrinología
7. la nefrología
8. la urología
9. la patología
10. la psiquiatría

Ejercicio 2   Answer.
1. ¿Cuál es la diferencia entre la anestesia local y la regional?
2. ¿Cómo se obtiene una anestesia local?
3. ¿Qué es la cirugía?
4. ¿Cómo se efectúan las operaciones o las intervenciones quirúrgicas?
5. ¿Cuál es la diferencia entre un neurólogo, un urólogo y un nefrólogo?
6. ¿Quién se ocupa de los padecimientos del esqueleto, de los músculos y de los tendones?

Capítulo 3
LA PIEL

La piel es el órgano más extenso del cuerpo. La piel es un termostato; asegura la eliminación de una parte de los desechos y la defensa del organismo contra los ataques externos. Sirve para almacenar las grasas, los azúcares y la sal. Las principales enfermedades de la piel son las siguientes.

La urticaria Una erupción de urticaria puede ocurrir por diferentes causas: los alimentos como las fresas y los mariscos, las picaduras de insectos, la exposición al sol. Frecuentemente se desconoce la causa, y como la urticaria es una alergia, puede provocar complicaciones respiratorias que pueden llegar hasta la asfixia. El tratamiento es una inyección de antihistaminas o de epinefrina (adrenalina). De todos modos, el factor librador sigue siendo desconocido. En la mayoría de los casos se deben suprimir los medicamentos.

La eccema (eczema) (dermatitis) Es también una manifestación alérgica que se provoca por muchas sustancias. Muchas sustancias empleadas en los productos cosméticos pueden provocar la dermatitis (la esencia de geranio, por ejemplo). El tratamiento incluye la aplicación de compresas de agua salada tres veces al día. Si la llaga se infecta, se debe consultar a un dermatólogo.

El zumaque venenoso Es una planta cuyas hojas contienen un aceite tóxico que provoca una irritación dolorosa de la piel. La reacción cutánea se manifiesta primero con un enrojecimiento, luego por una picazón y la aparición de ampollas que se abren, se secan y forman una costra. Se debe lavar la superficie en seguida, y lavar también toda la ropa que ha tenido contacto con la planta.

La anafilaxia La hipersensibilidad a las picaduras de insectos, a la penicilina, a la anestesia y al suero puede constituir una emergencia médica. Una picadura de avispa[1] o de abeja[2] normalmente causa una pequeña inflamación. En ciertas personas, hay una reacción violenta que puede causar la muerte. Una inyección de adrenalina es normalmente necesaria en estos casos.

La acné Es una enfermedad que afecta sobre todo a los jóvenes y que no solamente los desfigura sino también les afecta la confianza que tienen en sí. La acné afecta mayormente las pieles grasosas. Se manifiesta por los granos y las espinillas. El chocolate, la leche y las nueces deben evitarse.

---

[1]*wasp*   [2]*bee*

La acné rosácea Se manifiesta con manchas rojas que aparecen en la piel de la nariz, los pómulos, el mentón y la frente. El chocolate, la leche y las nueces juegan un papel aquí también.

La psoriasis Se desconoce su causa. No es ni grave ni contagiosa, pero causa problemas psicológicos por la incomodidad que crea. La psoriasis se coloca en los codos, las rodillas, las orejas y el cuero cabelludo. También afecta las uñas. No existe un tratamiento eficaz. El sol alivia el prurito.

La calvicie La calvicie, sobre todo la calvicie masculina, es hereditaria. El único remedio es llevar una peluca o someterse a un trasplante. En el caso de las mujeres, la pérdida de cabello puede ser causada por el abuso de los tintes y permanentes.

Los diviesos o forúnculos y el ántrax Se deben a una infección por estafilococos. Los forúnculos se sitúan en el cuello, la cara, las axilas, la espalda y las nalgas. El ántrax se manifiesta con numerosos forúnculos llenos de pus que pueden provocar una infección en los tejidos óseos. El tratamiento requiere la intervención de un médico. Los antibióticos son necesarios para detener la infección.

El impétigo Afecta sobre todo a los bebés y niños. Es una infección por estafilococos y, a veces, por estreptococos. El impétigo es sumamente contagioso. Se forman unas ampollas y después unas costras que deben ser lavadas con un jabón bactericida. Una loción antibiótica reprime las bacterias.

La zona Es causada por el virus de la varicela y aparece a lo largo del trayecto de un nervio. Es muy dolorosa y puede durar hasta un año entero. La zona puede dejar cicatrices sobre la piel. Las vitaminas B12 a veces dan buen resultado en el tratamiento de la zona. En los casos más dolorosos, se receta la codeína o un analgésico potente.

La herpes simple o las ampollas de fiebre Es una ampolla causada por el virus herpético que se forma sobre todo en la comisura de los labios. La recidiva es frecuente. La cicatrización se efectúa por medio de lociones secantes (alcohol del 90%, etc.)

Las verrugas Son de origen viral y son contagiosas. Generalmente aparecen en los dedos, la planta del pie, el codo o la espalda. Las verrugas pueden quitarse con los ácidos o por la crioterapia con nitrógeno líquido (el tratamiento por frío).

La micosis o los hongos del pie (el pie de atleta) Es un hongo parásito entre los dedos de los pies que aprovecha la humedad prolongada. Es muy contagiosa. Se recomienda el tratamiento con permanganato y el uso de polvo antiséptico.

La insolación La insolación es más peligrosa de lo que se cree. La quemadura de la epidermis no causa solamente las arrugas, sino probablemente el cáncer de la piel. La insolación también puede causar escalofríos, fiebre, dolores de cabeza, náuseas, vómitos y hasta el choque nervioso. La primera exposición al sol no debe exceder la media hora. Las cremas solares ofrecen alguna protección, pero no son siempre eficaces.

La caspa Es una inflamación crónica del cuero cabelludo. Hay champúes especiales que no tienen mucho efecto. El tratamiento con sulfuro de selenio es lo más eficaz.

Los callos y las callosidades Los callos son causados por llevar zapatos demasiado pequeños. Las callosidades se deben al roce o a la presión. Se quitan con la aplicación de ácido salicílico. Si los callos o las callosidades son molestosos, se debe consultar a un pedicuro.

El mal olor corporal Se debe a la acción de las bacterias sobre el sudor. Se debe lavar las axilas con cuidado y se puede usar un desodorante, si es necesario. No obstante, el uso excesivo de desodorantes no es recomendable. Al contrario de lo que se cree, los baños demasiado frecuentes no son aconsejables. El jabón puede quitar el sebo de la piel que protege la epidermis.

ESTUDIO DE PALABRAS

Ejercicio 1   Study the following cognates that appear in this chapter.

el órgano	el virus	el impétigo
el termostato	el nervio	la urticaria
la eliminación	la vitamina	la asfixia
la defensa	el ácido	la eccema (eczema)
el ataque	la codeína	la dermatitis
la causa	la crioterapia	la zona
la exposición	la epidermis	la herpes simple
la alergia	las náuseas	el cáncer de la piel
la complicación	los vómitos	la micosis
el tratamiento	el choque nervioso	el resultado
la inyección	el desodorante	
el factor	la antihistamina	externo
la manifestación	la adrenalina	interno
la sustancia	la penicilina	respiratorio
la aplicación	el nitrógeno líquido	cosmético
la compresa	el antibiótico	tóxico
la irritación	el estafilococo	violento
la reacción	el estreptococo	contagioso
la aparición	el zumaque venenoso	grave
la hipersensibilidad	la anafilaxia	hereditario
la inflamación	la acné	extenso
el remedio	la pústula	
el trasplante	la acné rosácea	infectarse
la infección	la psoriasis	afectar
la loción	el furúnculo	desfigurar
la bacteria	el ántrax	provocar
el medicamento		

Ejercicio 2   Give the word or expression being defined.
1. la manera de tratar una enfermedad
2. un antibiótico muy importante

3. una crema que protege contra el sol
4. lo que es responsable, el origen
5. la aparición de nuevos síntomas de los habituales de una enfermedad o una infección que agrava el pronóstico de la condición
6. la membrana que forma la zona externa de la piel
7. la condición a ser extremadamente sensible a ciertos medicamentos, alimentos o condiciones
8. la acción de defenderse o protegerse
9. lo que resulta de algo
10. cualquier sustancia que se toma como medicina

Ejercicio 3   Match the word in Column A with its definition in Column B.

A	B
1. contagioso	a. obtenidos por los hijos de los padres
2. provocar	b. fácil de transmitir de una persona a otra
3. violento	
4. hereditario	c. producir, ser la causa de
5. el virus	d. intenso, excesivo
6. grave	e. un organismo pequeñísimo que se produce (desarrolla) en el interior de una célula viviente
7. tóxico	
8. desfigurar	f. cambiar, alterar, hacer feo
	g. venenoso
	h. serio

Ejercicio 4   Study the Spanish equivalent for each of the following English names for parts of the body.

neck   el cuello
face   la cara
lip   el labio
chin   el mentón, la barbilla
forehead   la frente
ear   el oído, la oreja
scalp   el cuero cabelludo
cheekbone   el pómulo
armpit   la axila
back   la espalda
buttock   la nalga
elbow   el codo
finger   el dedo
toe   el dedo del pie
sole of the foot   la planta del pie
knee   la rodilla
nail   la uña

Ejercicio 5 Identify the following body parts.

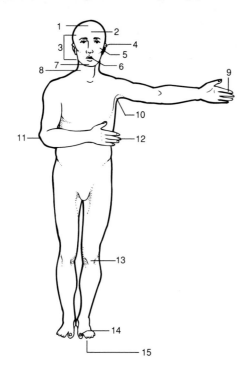

Ejercicio 6 Identify what is being described.
1. Hay dos en el trasero.
2. Se usan para oír.
3. Es lo que cubre la punta de la parte superior del dedo y del dedo del pie.
4. Es la parte inferior del pie.
5. Es lo que cubre la cabeza.
6. Es la parte superior de la cara.
7. Es la parte exterior inferior y superior de la boca.
8. Es la parte exterior de la articulación del brazo con el antebrazo.
9. Es la articulación donde la pierna se une con el muslo *(thigh)*.
10. Es la cavidad que se encuentra bajo la articulación del brazo con el cuerpo; se dice también «sobaco».

Ejercicio 7 Study the Spanish equivalent for each of the following English words.

corn el callo
callous la callosidad
blister la ampolla
pimple el grano

wart   la verruga
sore   la llaga
fever blister   la ampolla de fiebre
hives   la urticaria
redness   el enrojecimiento
itching   la picazón, el prurito
burn   la quemadura
sunstroke   la insolación
wrinkles   las arrugas
athlete's foot   los hongos del pie, el pie de atleta
dandruff   la caspa
chicken pox   la varicela
shingles   la zona
scab   la costra
blackhead   la espinilla
rash   la erupción
spot   la mancha
boil   el furúnculo
bite   la picadura
itch   el prurito

Ejercicio 8   Select the appropriate word(s) to complete each statement.
1. Tiene callos y callosidades sobre todo en (la cara / los pies).
2. La caspa aparece en (la espalda / el cuero cabelludo).
3. Un ácido puede causar una (picadura / quemadura).
4. Las alergias pueden provocar (las verrugas / la urticaria).
5. Muchas ampollas y llagas forman (costras / espinillas).
6. Una erupción provoca (una picazón / arrugas).
7. (Una espinilla / Un grano) es un pequeño cilindro de sustancia sebácea que bloquea (cierra) un poro de la piel.
8. El sol puede ser la causa de (verrugas / arrugas) faciales.
9. Muchas (quemaduras / verrugas) son virales.
10. La (ampolla de fiebre / varicela) se forma en los labios.

Ejercicio 9   Study the Spanish equivalent for each of the following English words.
waste   el desecho
sugar   el azúcar
salt   la sal
salty   salado
fat   la grasa
oil   el aceite, la grasa
oily skin   la piel grasosa

insect bite   la picadura de insecto
baldness   la calvicie
hair loss   la pérdida de cabello
to stop, cut out   suprimir
painful   doloroso
discomfort   la incomodidad, el malestar
to dry   secar(se)
body odor   el mal olor corporal
sweat   el sudor, la transpiración
recurrence   la recidiva
to store   almacenar
skin (adj.)   cutáneo
bony tissue   el tejido óseo
to repress, check   reprimir
scar   la cicatriz
to prescribe   recetar
corner of the mouth   la comisura de los labios
to remove   quitar
powder   el polvo

Ejercicio 10   Complete each statement with the appropriate word(s).
1. Mucha gente tiene reacciones alérgicas a una _____ de insecto.
2. Los síntomas de ciertas enfermedades suelen reaparecer. Es decir, la _____ es común.
3. El talco es un _____.
4. La acné afecta la piel _____, no la piel seca.
5. La _____, es decir, la pérdida casi total del cabello, afecta más a los hombres que a las mujeres.
6. Para ciertas condiciones los dermatólogos _____ compresas de agua _____.
7. La zona es una enfermedad _____. Provoca una gran _____.
8. Las ampollas de fiebre aparecen en _____.
9. La piel asegura la eliminación de una parte de los _____ corporales.
10. Si se nota que uno es alérgico a cierta medicina, hay que _____ la medicina en seguida.

Ejercicio 11   Give the word or expression being defined.
1. la pérdida casi completa de los cabellos
2. que duele mucho
3. controlar por lo menos parcialmente
4. el humor acuoso que sale por los poros y que puede causar el mal olor corporal
5. la piel que contiene mucha grasa

6. el agua que contiene sal
7. la reaparición de una enfermedad
8. prescribir el médico una medicina
9. de la piel
10. hacer cesar, quitar
11. lo que dejan muchas llagas o ampollas
12. donde aparecen las ampollas de fiebre

COMPRENSION

Ejercicio 1   True or false?
1. La piel sirve de defensa contra ataques exteriores.
2. La urticaria y la eccema son dos manifestaciones alérgicas.
3. Muchos productos cosméticos pueden provocar el zumaque venenoso.
4. Es fácil aislar la causa de la urticaria.
5. Las ampollas que provoca el zumaque venenoso se abren, se secan y luego forman una costra.
6. La hipersensibilidad a las picaduras de insectos, a la penicilina, etc., puede causar urgencias médicas.
7. La psoriasis es contagiosa.
8. El impétigo es contagioso.
9. La zona es una aflicción dolorosa causada por el virus de la varicela.
10. Afortunadamente la zona dura muy poco tiempo.
11. Las verrugas son siempre de origen bacteriano.
12. Las verrugas son contagiosas.
13. La caspa se encuentra debajo de las uñas.
14. Los callos y las callosidades aparecen en los dedos del pie.
15. El estafilococo y el estreptococo son bacterias.

Ejercicio 2   Answer.
1. ¿Cuál es el órgano más extenso del cuerpo?
2. ¿Cuál es un tratamiento bastante eficaz para la eccema si la llaga no está infectada?
3. ¿Qué es la acné?
4. ¿Cuál es una enfermedad que afecta la nariz, los pómulos, el mentón y la frente?
5. ¿Dónde se sitúa la psoriasis?
6. ¿Cuál es un problema hereditario que afecta sobre todo a los hombres?
7. ¿Cuál es la causa del ántrax?
8. ¿Qué es el ántrax?
9. ¿A quiénes afecta el impétigo?
10. ¿Dónde aparece la zona?
11. ¿Por qué es muy peligroso el sol?

Ejercicio 3   Give symptoms or indications of each of the following skin disorders.
1. el zumaque venenoso
2. la acné
3. la psoriasis
4. el ántrax
5. el impétigo
6. la zona
7. la herpes simple

Ejercicio 4   Explain the treatment for each of the following skin disorders.
1. la eccema
2. la psoriasis
3. el impétigo
4. la zona
5. la ampolla de fiebre
6. las verrugas
7. la caspa

Capítulo 4
EL CEREBRO Y EL SISTEMA NERVIOSO

El cerebro funciona como el ordenador (la computadora) más perfecto que pueda existir. La parte automática del cerebro controla todas las funciones necesarias, tales como el ritmo cardíaco, la respiración, etc. El cerebro controla también todas las actividades conscientes.

Dada su complejidad, es sorprendente que el cerebro no sufra muchos accidentes. Hoy se está aprendiendo más y más sobre el funcionamiento de este misterioso órgano. Todavía se ignora la causa de muchas enfermedades nerviosas, pero el progreso en este campo es impresionante.

El arrebato o la apoplejía, la hemorragia cerebral

Esta se produce cuando el cerebro no se alimenta bastante de sangre, o porque existe un coágulo que ha penetrado en el cerebro, o porque un vaso sanguíneo se ha roto, o por una aneurisma cerebral debida a la hipertensión. Las células nerviosas de una región del cuerpo son destruidas y esto causa una parálisis, más o menos crítica, de las partes correspondientes. La hemorragia cerebral ocurre, sobre todo, en las personas de edad avanzada, pero igual puede ocurrir entre gente joven. En la mayoría de los casos, la causa se ve vinculada con la hipertensión arterial. Mientras más rápidamente se trata, mejor es la probabilidad de la recuperación.

La epilepsia

Es una enfermedad muy antigua. Hay tres formas: gran mal, pequeño mal y las crisis psicomotrices. No se trata de una enfermedad mental. La epilepsia proviene de una anomalía del sistema nervioso. Salvo durante las crisis, los epilépticos pueden seguir una vida totalmente normal.

El gran mal es la forma más común de la epilepsia y también la más dramática. El paciente a veces da un grito y después pierde la conciencia. Todos sus músculos se ponen tensos, entonces se convulsionan; los ojos se ponen en blanco, y espuma se le sale de la boca. Se debe meter una cuchara o un palito entre los dientes para que el paciente no se muerda ni se trague la lengua y se haga daño (ahogue, sofoque). La crisis puede durar hasta cinco minutos.

El pequeño mal ocurre mayormente entre los niños. La crisis no dura más que algunos segundos, rara vez más de 30 segundos.

Las crisis psicomotrices son menos espectaculares que las crisis de gran mal o hasta de pequeño mal. Pero el enfermo se encuentra separado del mundo; emite sonidos extraños, y no comprende lo que se le dicen. Gracias a las sustancias químicas relacionadas al fenol barbitúrico tales como el Dilantín, la Misolina y el Zarontín, que hoy se emplean, se puede controlar la intensidad y la frecuencia de las crisis epilépticas.

La esclerosis diseminada (múltiple)

Es una enfermedad crónica del sistema nervioso central que afecta la coordinación de los movimientos y resulta en una degeneración de los tejidos nerviosos. Todo el cuerpo se ve afectado. Sus víctimas son generalmente gente joven (alrededor de los 30 años). Una vez que la enfermedad se manifiesta, la esperanza de vida es de unos 20 años. La atrofia muscular que sigue lleva comúnmente al descaecimiento. Los períodos de remisión alternan con los períodos de recidiva. No existe tratamiento para esta enfermedad. Algún grado de bienestar puede resultar de los masajes o de la fisioterapia. La actitud psicológica del paciente parece ser primordial para hacer retroceder la enfermedad y evitar las crisis.

La meningitis

Es una inflamación de las meninges, las membranas que cubren el encéfalo y la médula espinal. Hay varios tipos de meningitis. La más corriente es la meningitis cerebroespinal epidémica, causada por el meningococo. La meningitis tuberculosa y la neumocócica, estafilocócica y gripal no son epidémicas. En el caso de la meningitis epidémica, el portador del germen puede no presentar ninguna manifestación de la enfermedad, pero puede estar en estado contagioso desde un mes hasta un año.

La meningitis es una enfermedad grave. Si no se trata, puede ser mortal. Algunas formas de esta enfermedad pueden ser altamente contagiosas y se deben tomar todas las precauciones necesarias para evitar su transmisión.

La encefalitis

Esta es una inflamación de la materia cerebral causada por un virus. Se manifiesta después del sarampión, la varicela y la tos ferina (convulsiva). Es una enfermedad contagiosa. Es especialmente peligrosa para los niños pequeños y los ancianos. Aparte de una fiebre elevada (de unos 40 grados) y de los dolores de cabeza, se manifiesta también una tendencia hacia la soñolencia, por lo cual se le ha dado el nombre de «enfermedad del sueño», que no se debe confundir con la enfermedad del sueño africano causado por la mosca tsé-tsé. No se sabe de ningún tratamiento que exista. El reposo, las compresas frías en la cabeza y, en caso de coma, la alimentación por vía intravenosa son las únicas medidas para aliviar al enfermo y ayudarle a combatir esta enfermedad.

Los tumores cerebrales

Hay muchos tipos de tumores cerebrales. Algunos son benignos, otros son malignos; cualquiera que sean, causan serios problemas. Los tumores cerebrales

EL SISTEMA NERVIOSO

Plexo braquial
(Vista anterior)

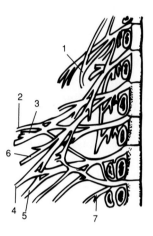

Plexo lumbosacro
(Vista anterior)

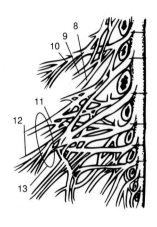

Médula espinal

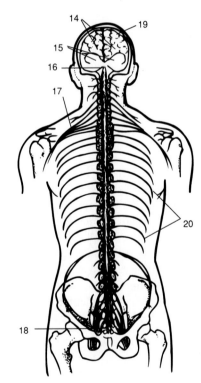

1 N. frénico
2 N. axilar
3 N. radial
4 N. mediano
5 N. cubital
6 N. musculocutáneo
7 Primer nervio intercostal
8 N. obturador
9 N. obturador accesorio
10 N. crural
11 N. ciático poplíteo externo
12 N. tibial
13 N. ciático
14 Lóbulos frontales
15 Lóbulos temporales
16 Quiasma óptico
17 Plexo braquial
18 Plexo lumbosacro
19 Cerebro
20 Ns. intercostales

EL SISTEMA NERVIOSO

(Ramas principales)

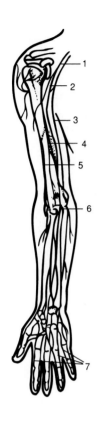

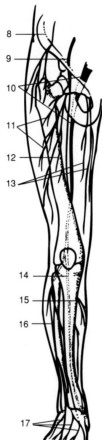

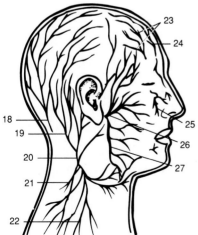

1 Plexo braquial
2 N. axilar
3 N. cubital
4 N. musculocutáneo
5 N. radial
6 N. mediano
7 Ns. digitales palmares
8 N. femorocutáneo
9 N. crural
10 N. ciático
11 Ramas cutáneas
12 Rama muscular
13 N. obturador
(rama posterior)
(rama anterior)
14 N. tibial anterior
15 N. safeno interno
16 N. ciático poplíteo externo
17 Ns. digitales dorsales
18 N. occipital mayor
19 N. occipital menor
20 N. auricular mayor
21 N. espinal accesorio
22 Ramas supraclaviculares
23 N. supraorbitario
24 N. frontal
25 N. infraorbitario
26 N. facial
27 Rama cervical
del N. facial

a menudo son mortales y con frecuencia no se descubren. El dolor de cabeza no es el primer indicio, a pesar de lo que se cree comúnmente. Los primeros síntomas suelen ser los problemas de equilibrio, de la vista y del olfato, o de un mal funcionamiento de los músculos. Hoy día, los progresos en la cirugía han hecho operables muchos tumores que antes eran intratables.

Otras afecciones nerviosas

Existen otras afecciones nerviosas que no son, por lo general, muy graves ni presentan más que alguna molestia.

El traumatismo cerebral   La mayoría de los golpes en la cabeza no tienen consecuencia porque la caja del cráneo es sólida. No obstante, si sale sangre de la nariz, de la boca o de los oídos, puede haber fractura del cráneo y, por lo tanto, una lesión cerebral grave.

Los tics   Son movimientos espasmódicos intermitentes e involuntarios de un músculo o grupo muscular, sin estímulo externo demostrable. La causa puede ser la fatiga o la ansiedad; por eso se ven frecuentemente en los niños. Pero también pueden ser expresión de un conflicto emocional oculto o resultado de una enfermedad neurológica.

Los dolores de cabeza   Son, sin duda, el mal más corriente. La mayoría de las veces, un comprimido de aspirina basta para calmar la tensión que sufre el enfermo. Sin embargo, no se debe olvidar que un dolor de cabeza puede indicar la presencia de un tumor cerebral o de la hipertensión arterial.

El hipo   ¿Quién no ha tenido la experiencia de un hipo que llega en mal momento y que no termina? Las causas son múltiples: problemas de digestión, alcoholismo, nerviosismo. Hay muchas maneras de controlar el hipo. Lo más común es inspirar muy fuertemente y retener el aliento todo el tiempo posible y después exhalar lentamente. Todo el mundo conoce algún tratamiento casero para el hipo. ¿Cuál será el más eficaz?

ESTUDIO DE PALABRAS _____

Ejercicio 1   Study the following cognates that appear in this chapter.

la computadora	la crisis	el masaje
el ritmo	la anomalía	la fisioterapia
la complejidad	el epiléptico	la meningitis
el funcionamiento	la conciencia	la inflamación
el órgano	el músculo	las meninges
la apoplejía	la intensidad	la membrana
la hemorragia	la frecuencia	el encéfalo
la aneurisma	la esclerosis	el meningococo
la hipertensión	la coordinación	el germen
la célula	el movimiento	la transmisión
la parálisis	la degeneración	la encefalitis
la recuperación	la atrofia	la materia
la epilepsia	la remisión	la compresa

la víctima	cardíaco	espasmódico
el coma	consciente	intermitente
el tumor	cerebral	involuntario
el síntoma	psicomotriz	emocional
el equilibrio	tenso	
el traumatismo	crónico	controlar
la fractura	cerebroespinal	penetrar
la lesión	epidémico	convulsionarse
los tics	mortal	emitir
el estímulo	benigno	afectar
la fatiga	maligno	resultar
la ansiedad	intratable	aliviar
el conflicto	operable	
la aspirina	sólido	

Ejercicio 2   Match the word in Column A with its opposite in Column B.

A	B
1. calmar	a. la facilidad
2. la remisión	b. maligno
3. la anomalía	c. el resultado
4. la complejidad	d. agitar
5. la causa	e. inconsciente
6. consciente	f. la recidiva
7. benigno	g. operable
8. intratable	h. la normalidad
9. hueco	i. sólido

Ejercicio 3   Match the verb in Column A with its noun form in Column B.

A	B
1. coordinar	a. la convulsión
2. manifestar	b. la emisión
3. transmitir	c. la parálisis
4. aliviar	d. el funcionamiento
5. resultar	e. la degeneración
6. degenerar	f. el resultado
7. funcionar	g. el alivio
8. paralizar	h. la transmisión
9. emitir	i. la manifestación
10. convulsionar	j. la coordinación

Ejercicio 4   Give an adjective that is related to each of the following nouns.
1. la conciencia
2. el cerebro
3. la operación
4. el tratamiento

5. la voluntad
6. la emoción
7. la solidez
8. la epidemia
9. la psicomotricidad
10. la cardiología

Ejercicio 5   Give the word or expression being defined.
1. la manera de tratar a un enfermo o una enfermedad
2. un cambio violento, una manifestación grave
3. la parte del ser humano destinada a desempeñar una función necesaria para vivir
4. lo que se puede operar
5. la tensión arterial siempre elevada
6. un microbio que puede causar una enfermedad
7. canceroso
8. el restablecimiento
9. el conjunto de los órganos nerviosos contenidos en el cráneo, comprendiendo el cerebro, el cerebelo y la médula
10. el estado en el cual el paciente es incapaz de sentir o responder a los estímulos externos o a las necesidades internas
11. el endurecimiento *(hardening)* del sistema nervioso por atrofia o degeneración de los elementos nerviosos
12. la dilatación anormal de una arteria u otro vaso sanguíneo
13. el escape de sangre de los vasos
14. la alteración de una célula, tejido, órgano o región del cuerpo; la pérdida de normalidad
15. una alteración estructural o funcional debida a una enfermedad; el resultado de una herida o un daño

Ejercicio 6   Match the English word or expression in Column A with its Spanish equivalent in Column B.

A	B
1. brain	a. el coágulo
2. breathing	b. la materia cerebral
3. clot	c. el cerebro
4. blood vessel	d. la caja del cráneo (encefálica)
5. recovery	e. la respiración
6. multiple sclerosis	f. la esclerosis diseminada (múltiple)
7. brain matter	g. el vaso sanguíneo
8. hidden	h. oculto
9. skull, braincase	i. el restablecimiento, la recuperación
10. stroke	j. la apoplejía
11. head	k. la aneurisma
12. aneurism	l. la cabeza

Ejercicio 7   Complete each statement with the appropriate word(s).
1. Los órganos de la _____ son el corazón y los pulmones.
2. El _____ controla todas las funciones necesarias del cuerpo humano.
3. La dilatación de una arteria es una _____.
4. La hipertensión puede ser la causa de una _____.
5. El cerebro está contenido en una cavidad ósea que se llama la
_____.
6. Desgraciadamente los tumores cerebrales pueden permanecer _____ por mucho tiempo. Es dificilísmo descubrirlos.
7. La _____ puede resultar en una parálisis.
8. Se transporta o circula la sangre por los _____.

Ejercicio 8   Match the English word or expression in Column A with its Spanish equivalent in Column B.

A	B
1. brain tumor	a. la soñolencia
2. skull fracture	b. el descaecimiento
3. twitching	c. los tejidos nerviosos
4. hiccups	d. la alimentación por vía intravenosa
5. headache	e. el tumor cerebral
6. sight	f. la fractura del cráneo
7. smell	g. el portador
8. drowsiness, sluggishness	h. la esperanza de vida
9. intravenous feeding	i. los tics
10. foam	j. el hipo
11. tongue	k. la tos ferina (convulsiva)
12. carrier	l. el sarampión
13. sign	m. el dolor de cabeza
14. epileptic seizure	n. la vista
15. nerve tissues	o. el olfato
16. life expectancy	p. el indicio
17. debilitation	q. la crisis epiléptica
18. measles	r. la espuma
19. whooping cough	s. la lengua
20. disease, affliction	t. la afección

Ejercicio 9   Complete each statement with the appropriate word(s).
1. Durante una crisis epiléptica le sale _____ de la boca del paciente.
2. Hay que evitar que el epiléptico se trague la _____ durante una crisis.
3. Un _____ puede ser maligno o benigno.
4. Si le sale sangre de los oídos puede ser una manifestación de una
_____.
5. Tengo un _____ de cabeza. Creo que voy a tomarme un comprimido de aspirina para aliviarlo.

6. Es posible que el _____ de una enfermedad contagiosa como la meningitis no presente ninguna manifestación (ningún síntoma).
7. Dos de los cinco sentidos son _____ y _____.
8. _____ son contracciones rápidas e involuntarias de ciertos músculos.
9. Si la condición del enfermo es grave y él no puede comer, es necesario administrarle alimentación _____.
10. La _____ y _____ acompañan muchas afecciones crónicas. El paciente se siente cansado y débil.
11. El dolor de cabeza en sí no es serio pero puede ser un _____ de afecciones más serias.
12. La _____ en los Estados Unidos es mayor que la de muchos países del mundo.

Ejercicio 10 Match the English word or expression in Column A with its Spanish equivalent in Column B.

A	B
1. to feed	a. retroceder
2. to hold one's breath	b. alimentar
3. to regress	c. poner los ojos en blanco
4. related, linked	d. retener el aliento
5. to roll one's eyes back	e. vinculado
6. to lose consciousness	f. perder la conciencia

Ejercicio 11 Complete each statement with the appropriate word(s).
1. Cuando uno se desmaya, _____ momentáneamente.
2. Durante una crisis epiléptica, los ojos del paciente _____.
3. La causa de una hemorragia cerebral se ve _____ con la hipertensión en muchos casos.
4. _____ es lo contrario de «progresar» o «avanzar».
5. El mejor tratamiento para el hipo es inspirar fuertemente y _____ todo el tiempo posible antes de exhalar lentamente.
6. Si el enfermo está tan incapacitado que no puede comer por sí mismo, lo tendremos que _____.

COMPRENSION

Ejercicio 1 Answer.
1. ¿Qué funciones controla el cerebro?
2. ¿Cuándo se produce una hemorragia cerebral?
3. ¿Cuál es la causa de la mayoría de las hemorragias cerebrales?
4. ¿Cuál es la forma más común de la epilepsia?
5. ¿Qué le pasa al paciente cuando sufre una crisis epiléptica grave?

6. ¿Con qué se puede controlar la intensidad y la frecuencia de las crisis epilépticas?
7. ¿Qué son las meninges?
8. ¿Qué es la encefalitis?
9. ¿Cuáles son los síntomas de la encefalitis?
10. ¿Existe un tratamiento eficaz para la encefalitis?
11. ¿Qué se hace para aliviar al paciente que sufre de encefalitis?
12. ¿Cuáles son los primeros síntomas de un tumor cerebral?
13. Si a una persona se le sale sangre de la nariz, la boca o los oídos, ¿qué puede indicar?
14. ¿Qué se puede tomar para aliviar un dolor de cabeza?
15. ¿Cuáles son algunas causas del hipo?

Ejercicio 2   True or false?
1. El cerebro no sufre muchos accidentes.
2. Hay muy pocas posibilidades de recuperación o restablecimiento después de haber sufrido una hemorragia cerebral.
3. Hay tres formas de epilepsia.
4. La epilepsia es una enfermedad mental.
5. La epilepsia proviene de una anomalía del sistema nervioso.
6. La esclerosis diseminada es un virus.
7. El Dilantín, la Misolina y el Zarontín son sustancias químicas relacionadas al fénol barbitúrico.
8. Un virus causa la esclerosis diseminada o múltiple.
9. La esclerosis es una enfermedad que lleva frecuentemente al descaecimiento.
10. Hoy en día existe un tratamiento eficaz para controlar la esclerosis diseminada.
11. La encefalitis es contagiosa.
12. La encefalitis es causada por la mosca tsé-tsé.
13. Hay tumores cerebrales benignos y malignos.
14. Todos los tumores cerebrales causan problemas serios.
15. El dolor de cabeza es siempre el primer indicio de la existencia de un tumor cerebral.
16. Los tumores cerebrales son intratables.
17. Los dolores de cabeza nunca manifiestan un problema serio.

Ejercicio 3   Select the appropriate word(s) to complete each statement.
1. La (meningitis / esclerosis diseminada) es una enfermedad crónica.
2. La meningitis puede ser una enfermedad (crónica / contagiosa).
3. La atrofia muscular sigue la (epilepsia / esclerosis diseminada).
4. La parálisis sigue la (hemorragia cerebral / epilepsia).

5. La (meningitis / esclerosis diseminada) tiene períodos de remisión que alternan con períodos de recidiva.
6. La meningitis (cerebroespinal / neumocócica) es epidémica.
7. La (encefalitis / meningitis) es una inflamación de la materia cerebral causada por un virus.
8. La (caja del cráneo / materia cerebral) protege el cerebro.
9. Los (traumatismos cerebrales / tics) son movimientos espasmódicos e involuntarios de un músculo causados por la fatiga o la ansiedad.

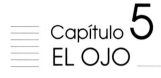

Capítulo 5
EL OJO

Los ojos son los indicadores más reveladores de enfermedades que hay, no importa la parte del cuerpo afectada. Actualmente, se pueden corregir la mayoría de las anomalías oculares.

La miopía Se puede ver bien lo que está cerca, pero no lo que está lejos. Así es que hay que llevar lentes para conducir, ir al cine, para ver lejos. Esto se debe a que los rayos luminosos procedentes de objetos situados a cierta distancia del ojo forman foco en un punto anterior a la retina porque el diámetro del globo ocular es muy largo. Se conoce también como «vista corta».

La hipermetropía, la hiperopía Es lo contrario de la miopía. Se perciben confusamente los objetos próximos para formarse la imagen más allá de la retina. Se ve mejor lo que está lejos que lo que está cerca.

El astigmatismo La curvatura de la córnea impide una proyección correcta de la imagen sobre la retina. Es un defecto hereditario.

La presbicia o presbiopía Es un defecto que aparece después de la edad de 45 años y que impide ver los objetos de cerca. Es necesario emplear los lentes bifocales.

La intolerancia a los lentes de contacto Ciertas personas no toleran los lentes de contacto, sobre todo los lentes duros, durante largos períodos de tiempo. Las consecuencias pueden ser graves. Los lentes suaves son, generalmente, más soportables, pero hay que esterilizarlos cada noche y son más caros que los lentes duros.

El estrabismo Es una desviación manifiesta de un ojo debido a una falta de coordinación de los músculos oculares. Muchos niños bizcos sufren las burlas de sus compañeros. El empleo de lentes correctivos no es siempre suficiente. A veces hay que recurrir a la cirugía.

La conjuntivitis Es una inflamación de la conjuntiva, es decir, la membrana que cubre el interior de los párpados y el blanco del ojo. Es muy contagiosa y desagradable. En general, se recetan antibióticos, que son eficaces en su tratamiento. En Africa y en Asia existe una forma de conjuntivitis — queratoconjuntivitis infecciosa grave — altamente contagiosa que también se llama «tracoma». Si no se trata inmediatamente, las víctimas pierden la vista.

El glaucoma Esta es otra enfermedad de la vista que puede llevar a la ceguera total. La presión ocular aumenta y puede causar graves daños al nervio óptico. Este mal afecta especialmente a personas mayores. Así es que es importante después de los 40 años que se le haga un examen oftalmológico cada año.

EL OJO

Ojo y aparato lagrimal

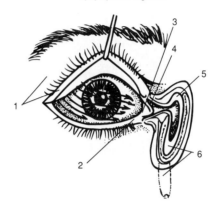

Globo ocular
(Vista lateral)
(Se ha resecado un segmento de pared lateral
para demostrar las estructuras interiores)

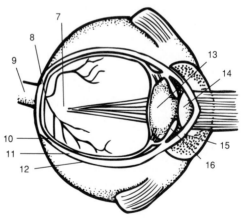

1	Glándula lagrimal y conducto excretor	9	N. óptico
2	Papila lagrimal	10	Retina
3	Carúncula lagrimal	11	Coroides
4	Conducto lagrimal	12	Esclerótica
5	Saco lagrimal	13	Cristalino
6	Conducto nasolagrimal	14	Pupila
7	Mácula lútea	15	Córnea
8	Mancha ciega	16	Iris

EL OJO

Corte parasagital
a través de la órbita

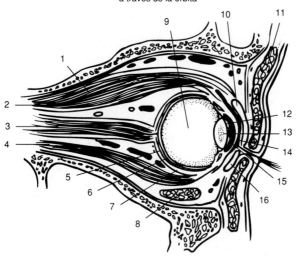

Contenido de la órbita derecha
(Vista lateral)

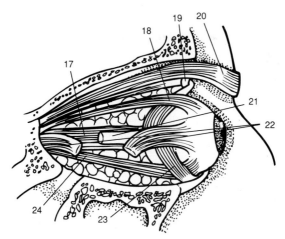

1	M. elevador del párpado superior	14	Córnea
2	M. recto superior	15	Cámara acuosa
3	N. óptico	16	Tarso inferior
4	M. recto inferior	17	M. recto interno
5	Retina	18	M. recto superior
6	Coroides	19	Tróclea y tendón del músculo oblicuo superior
7	Esclera	20	M. elevador del párpado superior
8	M. oblicuo inferior	21	N. óptico
9	Cuerpo vítreo	22	M. recto externo
10	Tarso superior	23	M. oblicuo inferior
11	Párpado superior	24	M. recto inferior
12	Iris		
13	Cristalino		

Las cataratas El cristalino se hace más y más opaco. La vejez es la causa principal. También la diabetes. Los animales también se ven afectados por las cataratas. Se pueden tratar las cataratas con una intervención quirúrgica que puede restablecer casi el 100% de la visión.

El desprendimiento de la retina Ocurre mayormente entre los miopes. Es una separación de la retina. Se puede evitar la ceguera mediante la intervención quirúrgica. Las nuevas técnicas emplean los rayos láser para cauterizar el desprendimiento, lo cual ha revolucionado las operaciones en este campo.

Los problemas causados por el tabaco y el alcohol El abuso del tabaco y del alcohol puede traer problemas de la vista. Se ve «doble» y no se perciben bien los colores. La única forma de tratamiento es cortar el consumo de alcohol y tabaco.

Los orzuelos Son infecciones estafilocócicas. Una glándula sebácea (glándula de Moll o de Zeis) del párpado se inflama. Es un pequeño forúnculo doloroso, lleno de pus que termina abriéndose, aliviando así el dolor. Si los orzuelos tienden a reaparecer, se debe, en algún momento, vacunarse contra el estafilococo.

El daltonismo Son los hombres quienes sufren más de daltonismo, una variedad de discromatopsia, que se caracteriza por la ceguera para ciertos colores, especialmente para el rojo. En ciertos casos, se ve todo sólo en blanco y negro. Es una enfermedad hereditaria que a veces salta una generación.

ESTUDIO DE PALABRAS

Ejercicio 1   Study the following cognates that appear in this chapter.

la miopía	la anomalía	correctivo
el miope	la curvatura	hereditario
la hipermetropía	la proyección	bifocal
el astigmatismo	la imagen	de contacto
la presbicia (presbiopía)	el defecto	contagioso
el estrabismo	la intolerancia	infeccioso
la conjuntivitis	la coordinación	óptico
el tracoma	la inflamación	oftalmológico
el glaucoma	el interior	opaco
la catarata	el antibiótico	doble
el daltonismo	el tratamiento	estafilocócico
la discromatopsia	el examen	sebáceo
el globo	la diabetes	
la córnea	la visión	corregir
la retina	la separación	impedir
el músculo	la técnica	esterilizar
la membrana	el rayo láser	recurrir
la presión ocular	el pus	aumentar
el nervio óptico		afectar
la glándula	revelador	restablecer
la pupila	ocular	cauterizar
el indicador	correcto	

Ejercicio 2   Complete each expression with the appropriate word(s).

1. contagious disease   la enfermedad _____
2. a hereditary defect   un defecto _____
3. double vision   la visión _____
4. telltale (revealing) sign   un indicio (indicador) _____
5. a sebaceous cyst   un quiste _____
6. an opaque lens   un cristalino _____
7. ocular muscle   el músculo _____
8. optic nerve   el nervio _____
9. eye (ophthalmological) exam   el examen _____
10. ocular pressure   la presión _____

Ejercicio 3   Select the appropriate word(s) to complete each statement.

1. Es necesario (esterilizar / tolerar) los instrumentos quirúrgicos antes de operar o hacer una intervención quirúrgica.
2. Si hay una infección ocular el oftalmólogo (receta / esteriliza) un antibiótico.
3. Hay que (aumentar / tratar) una enfermedad contagiosa en seguida.
4. Si la conjuntivitis no se trata puede (aumentar / causar) daños serios.
5. El oftalmólogo (cura [trata] / tolera) las enfermedades del ojo.
6. Una membrana (restablece / cubre) el blanco del ojo.
7. Muchas personas no pueden (afectar / tolerar) los lentes de contacto.

Ejercicio 4   Match the word or expression in Column A with its equivalent in Column B.

A	B
1. aumentar	a. la operación
2. contagioso	b. la materia que se forma en los tejidos
3. la intervención quirúrgica	inflamados
4. el color	c. llegar a ser más grande
5. la anomalía	d. el rojo, el azul, etc.
6. la imagen	e. que se transfiere fácilmente
7. el pus	f. una desviación de lo normal
	g. la representación

Ejercicio 5   Match the verb in Column A with its noun form in Column B.

A	B
1. inflamar	a. la intolerancia
2. tolerar	b. la cauterización
3. coordinar	c. la inflamación
4. proyectar	d. la infección
5. indicar	e. la coordinación
6. tratar	f. el indicador, la indicación
7. cauterizar	g. la proyección
8. esterilizar	h. la esterilización
9. infectar	i. el tratamiento

Ejercicio 6   Match the English word or expression in Column A with its Spanish equivalent in Column B.

A	B
1. eye	a. los lentes de contacto
2. eyeglasses	b. bizco
3. contact lenses	c. el ojo
4. hard lenses	d. los lentes, las gafas, los anteojos
5. soft lenses	e. el blanco del ojo
6. corrective lenses	f. los lentes correctivos
7. lens (of the eye)	g. el rayo láser
8. white of the eye	h. el cristalino
9. eyelid	i. los lentes suaves
10. laser beam	j. los lentes duros
11. cross-eyed	k. el párpado

Ejercicio 7   Complete each statement with the appropriate word(s).

1. Los _____ cubren y protegen los ojos de ataques externos.
2. El miope tiene que llevar _____ para ver lo que está lejos.
3. Mucha gente no puede tolerar los _____. Sin embargo muchos los prefieren porque son más comodos que los lentes.
4. Hay lentes de contacto _____ y _____. La mayoría de la gente dice que los lentes _____ son más cómodos que los _____.
5. Si el paciente tiene una condición que no le permite ver bien, el oftalmólogo receta lentes _____.
6. Hoy día el _____ elimina muchas intervenciones quirúrgicas oculares que antes eran muy dolorosas.
7. El _____ está situado detrás de la pupila en el globo ocular.
8. El que mira torcido (no recto) es _____.

Ejercicio 8   Match the English word or expression in Column A with its Spanish equivalent in Column B.

A	B
1. sight loss	a. la falta
2. blindness	b. el desprendimiento de la retina
3. blind	c. el daltonismo
4. lack	d. la pérdida de la vista
5. detached retina	e. la ceguera
6. sty	f. el orzuelo
7. cyst	g. el forúnculo
8. boil	h. el quiste
9. nearsightedness	i. los daños
10. deviation	j. el mal
11. damage, harm	k. ciego
12. disease	l. la desviación
13. color blindness	m. la vista corta

Ejercicio 9   Complete each statement with the appropriate word(s).
1. Una operación puede restablecer la _____ causada por una catarata.
2. La _____ es la pérdida total (completa) de la visión.
3. El sufre del _____. No puede distinguir los colores. Ve todo en blanco y negro.
4. _____ es una rotura o un rasgón de la retina.
5. El _____ es un quiste o forúnculo en el párpado.
6. Los _____ y los forúnculos pueden ser dolorosos.
7. Si la presión ocular aumenta puede causar graves _____ al nervio óptico y llevar a la ceguera.
8. Una _____ es un tipo de defecto.
9. El glaucoma es una enfermedad o _____ ocular.

COMPRENSION

Ejercicio 1   List six major parts of the eye.

Ejercicio 2   True or false?
1. El miope tiene que llevar lentes para ver lo que está lejos.
2. El miope debe llevar lentes para ver lo que está cerca.
3. Lo contrario de la miopía es la hipermetropía.
4. La presbicia afecta sobre todo a los jóvenes.
5. La mayoría de la gente puede tolerar mejor los lentes suaves que los duros.
6. Si uno lleva lentes de contacto hay que esterilizarlos cada noche para evitar infecciones.
7. La conjuntivitis lleva frecuentemente a la ceguera.
8. El glaucoma puede resultar en la ceguera total.
9. El alcohol y las drogas no causan problemas oculares.
10. Los orzuelos son frecuentemente dolorosos.

Ejercicio 3   Tell what condition each of the following causes.
1. El diámetro del globo ocular es demasiado largo.
2. El diámetro del globo ocular es anormalmente corto.
3. Hay una falta de coordinación de los músculos oculares.
4. La presión ocular aumenta y causa daños o lesiones en el nervio óptico.
5. El cristalino se pone opaco.
6. La membrana que cubre el interior de los párpados se pone inflamada.
7. La retina se separa del ojo.
8. Una glándula sebácea del párpado se inflama.

Ejercicio 4   Explain each of the following conditions.
1. el daltonismo
2. el glaucoma
3. la miopía y la hipermetropía
4. la conjuntivitis
5. el orzuelo

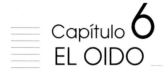

Capítulo 6
EL OIDO

El oído no tiene que ver solamente con la percepción auditiva, sino también con el equilibrio. Muchas personas sufren de una sordera parcial. Toda persona que trabaja en un ambiente ruidoso puede experimentar una pérdida auditiva. Los jóvenes que escuchan música a niveles de sonido muy altos frecuentemente sufren daños. Desgraciadamente, todo el mundo está expuesto a la «contaminación por ruido».

La manera en que funciona el oído es impresionante. Las ondas sonoras son captadas por la oreja y hacen vibrar el tímpano que comunica con los tres huesos del oído medio, los huesillos que amplifican las vibraciones. Estas vibraciones amplificadas se transmiten al oído interno y se convierten en impulsos eléctricos. Estos impulsos se transmiten al cerebro por el nervio auditivo y el cerebro hace inteligible el mensaje sonoro. Aunque no se conoce bien la manera en que las ondas sonoras se convierten en mensaje, hoy día se pueden corregir la mayoría de las sorderas, en particular, la de transmisión.

La sordera

Hay dos tipos de sordera: la sordera de transmisión y la de percepción. Las dos sorderas a veces se combinan.

La sordera de transmisión La sordera de transmisión es fácil de tratar. Se trata sacando un tapón de cerumen o de algún líquido del oído. Las personas que sufren de este tipo de sordera tienden a hablar muy bajo porque ellos oyen su propia voz a un nivel más alto que lo normal.

La sordera de transmisión se detecta con la ayuda de un diapasón. Si las vibraciones se perciben mejor por los huesos, se trata de una sordera de percepción. Además de la cera o el agua en el conducto del oído, la sordera de transmisión puede tener como causa ciertas enfermedades, tales como la otitis media, la mastoiditis, la obstrucción de la trompa de Eustaquio y los forúnculos del conducto del oído. Otra causa de sordera de transmisión proviene de la otosclerosis. Es una forma de sordera que afecta a muchas personas—más a las mujeres que a los hombres. El estribo, que es el hueso más pequeño del humano se adhiere a la pared y no puede vibrar. Así no hay transmisión de impulsos eléctricos al cerebro. Una intervención quirúrgica puede rectificar la situación en la mayoría de los casos.

La sordera de percepción Es una forma de sordera causada por una lesión en el nervio auditivo. Las personas que sufren de este tipo de sordera tienden a hablar

EL OIDO

Oído y trompa auditiva
(esquemáticos)

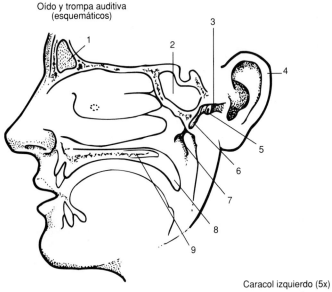

Caracol izquierdo (5x)

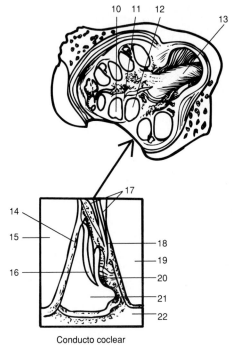

1 Seno frontal
2 Seno esfenoidal
3 Meato acústico externo
4 Oreja
5 Membrana timpánica
6 Trompa
 auditiva (de Eustaquio)
7 Boca faríngea
 de la trompa auditiva
8 Paladar blando
9 Paladar duro
10 Rampa vestibular
11 Conducto coclear
12 Rampa timpánica
13 N. coclear
14 Membrana vestibular
 (de Reissner)
15 Rampa vestibular
16 Membrana tectorial
17 Hueso
18 Fibras del n. coclear
19 Rampa timpánica
20 Organo espiral (de Corti)
21 Conducto coclear
22 Ligamento espiral

Conducto coclear
(40x)

EL OIDO

Corte frontal del
oído derecho

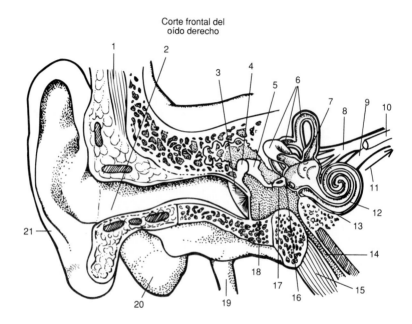

1	M. temporal	14	Trompa auditiva (de Eustaquio)
2	Meato acústico externo	15	M. elevador del velo del paladar
3	Membrana timpánica		
4	Martillo	16	Ventana vestibular
5	Yunque	17	Estribo
6	Conductos semicirculares	18	Caja del tímpano
7	Vestíbulo	19	Apófisis estiloides del hueso temporal
8	N. vestibular		
9	N. coclear	20	Apófisis mastoides del hueso temporal
10	N. facial		
11	Impulso aferente	21	Oreja
12	Caracol		
13	Ventana coclear		

más alto que lo normal porque ellos oyen su propia voz débilmente. Es el tipo de sordera más común entre la gente de edad avanzada. Las intervenciones quirúrgicas no pueden rectificar esta sordera, pero un aparato auditivo puede ser eficaz.

El mareo

El mareo, que es en realidad un mal de transporte, se debe al mal funcionamiento nervioso del oído interno. Se ignora por qué ciertas personas son más vulnerables que otras al mareo. El mareo suele ser provocado por el vaivén, lo que da prueba del fuerte vínculo que existe entre los centros nerviosos y el ojo y el oído. La dramamina, la Bonina y la Marcina son eficaces en la prevención del mareo.

ESTUDIO DE PALABRAS _____

Ejercicio 1   Study the following cognates that appear in this chapter.

la percepción	auditivo	amplificar
la transmisión	parcial	experimentar
el equilibrio	amplificado	funcionar
la vibración	eléctrico	vibrar
el impulso	vulnerable	comunicar
la lesión	inteligible	detectar
el líquido	interno	rectificar
el diapasón	externo	
la prevención		
la otitis		
la mastoiditis		
la otosclerosis		

Ejercicio 2   Give the word or expression being defined.
1. no completo
2. del exterior
3. del interior
4. que se puede comprender
5. aumentar el sonido
6. corregir
7. lo contrario de algo sólido
8. notar, observar

Ejercicio 3   Match the verb in Column A with its noun form in Column B.

A	B
1. percibir	a. la transmisión
2. transmitir	b. la amplificación
3. vibrar	c. la función, el funcionamiento
4. amplificar	d. la comunicación

5. detectar
6. experimentar
7. comunicar
8. funcionar

e. la detección
f. la percepción
g. la vibración
h. la experiencia

Ejercicio 4   Match the English word or expression in Column A with its Spanish equivalent in Column B.

A	B
1. ear	a. el hueso
2. hearing	b. el oído, la oreja
3. deafness	c. el oído medio
4. deaf	d. el oído externo
5. to have a hearing loss	e. el oído interno
6. sound waves	f. la sordera
7. bone	g. la cera, el cerumen
8. middle ear	h. sufrir una pérdida auditiva
9. inner ear	i. el oído, la oída
10. outer ear	j. el tímpano
11. ossicle	k. la pared
12. ear wax	l. el huesillo, el huesecillo
13. Eustachian tube	m. el mareo
14. brain	n. la trompa de Eustaquio
15. wall	o. el cerebro
16. stirrup bone	p. el estribo
17. hearing aid	q. las ondas sonoras
18. motion sickness	r. el aparato auditivo
19. eardrum	s. sordo
20. ear canal	t. el conducto del oído

Ejercicio 5   Give the word or expression being defined.
1. una pérdida auditiva total
2. las partes externas del órgano del oído (de la oída) situadas a cada lado de la cabeza
3. un huesillo del oído medio, el hueso más pequeño del humano
4. la membrana tensa en el interior del oído al final del conducto auditivo que transmite vibraciones a los huesillos que se encuentran en el oído medio
5. la parte del oído entre el oído externo y el oído interno
6. un problema que causa una pérdida de equilibrio y náuseas
7. cada uno de los pequeños huesos del oído medio
8. una sustancia grasa que se forma en el conducto auditivo del oído externo; un tapón de esta sustancia puede resultar en una pérdida auditiva
9. poder oír pero sólo con dificultad
10. lo que lleva la gente que ha sufrido una pérdida auditiva para amplificar los sonidos
11. el canal de comunicación entre la boca y el oído medio

COMPRENSION

Ejercicio 1 Answer.
1. ¿Qué es el oído?
2. ¿Quién puede experimentar una pérdida auditiva?
3. ¿Por qué van a experimentar muchos jóvenes una pérdida auditiva?
4. ¿Qué es la sordera?
5. Los que sufren de una sordera de transmisión, ¿por qué suelen hablar en voz baja?
6. ¿Qué se usa para detectar la sordera de transmisión?
7. ¿Qué manifiesta o indica una sordera de percepción?
8. ¿Cuáles son algunas enfermedades que pueden causar la sordera de transmisión?
9. ¿Qué es el estribo?
10. ¿Qué es la otosclerosis?
11. Si uno sufre de otosclerosis, ¿por qué no hay transmisiones de impulsos eléctricos al cerebro?
12. ¿Por qué la gente que sufre de una sordera de percepción habla más alto que lo normal?
13. ¿Puede una intervención quirúrgica rectificar una sordera de transmisión o de percepción?
14. ¿Cuál es una manera eficaz de rectificar la sordera de percepción?
15. ¿A qué se debe el mareo?

Ejercicio 2 Select the appropriate word(s) to complete each statement.
1. Las ondas sonoras son captadas por el oído _____.
   a. externo b. medio c. interno
2. Las ondas sonoras hacen vibrar el _____.
   a. tímpano b. diapasón c. estribo
3. Los _____ amplifican las vibraciones hechas por el tímpano.
   a. estribos b. huesecillos c. sonidos
4. Las vibraciones amplificadas se transmiten _____.
   a. a la trompa de Eustaquio b. al oído medio c. al oído interno
5. Las vibraciones se convierten en _____.
   a. ruidos b. impulsos eléctricos c. tonos
6. Estos se transmiten _____.
   a. a la trompa de Eustaquio b. al oído medio c. al cerebro
7. Es _____ que hace inteligible el mensaje sonoro.
   a. el oído b. la oreja c. el cerebro

Capítulo 7
LA NARIZ Y
LA GARGANTA

La nariz

La nariz funciona como filtro para impedir que las impurezas lleguen a los pulmones. También calienta el aire para que suba a la temperatura del cuerpo. De todo el cuerpo humano, es la nariz que con más frecuencia sufre heridas. Un golpe a la cara con una pelota o con un puño fácilmente puede romper la nariz, pero a menos que se haya desplazado el cartílago (septum) lateral, la nariz se reduce de por sí misma, sin necesidad de intervención quirúrgica.

El catarro o resfriado de la cabeza Es la más común de las enfermedades, y es la nariz que más sufre. El catarro, que también se llama «rinitis», es muy contagioso. Reduce la resistencia del organismo a otras enfermedades y puede conducir a problemas de mayor gravedad tales como la pulmonía, la bronquitis o la otitis. Todo el mundo ha sufrido de una nariz tapada, de ojos que pican y de carraspera en la garganta. Generalmente no es nada grave. Sin embargo, en algunos casos, un catarro es el comienzo de enfermedades más graves como el sarampión, la rubéola o la varicela. La gripe, la difteria, la tos ferina y la meningitis comienzan todas con un catarro. Los antihistamínicos no hacen más que suprimir los síntomas; no son un tratamiento. Algunas personas juran por la eficacia de la vitamina C. El mejor remedio sigue siendo el reposo.

La fiebre del heno y la rinitis alérgica La fiebre del heno es causada por pólenes transportados por el viento y por las esporas de hongos. En la primavera, los pólenes de los árboles son los responsables; en el invierno son las gramíneas como el trigo y la avena y las esporas de hongo.

Las causas de la rinitis alérgica son el polvo, los pelos de animales, las plumas, algunos alimentos o la contaminación del aire. Para tratar la fiebre del heno y la rinitis alérgica, hay que aislar el alergeno por medio de unas pruebas cutáneas. La alergología es una ciencia que ha progresado mucho. Si no se puede efectuar una cura total, por lo menos se puede aliviar mucho los sufrimientos de los pacientes.

La sinusitis Los senos del cráneo vacían sus secreciones en la nariz por unos conductos angostos cuyo drenaje no es muy eficaz y que fácilmente se convierten en foco de infección. La sinusitis no es, normalmente, grave. Pero sí, dolorosa. En los casos más graves, hay que consultar a un otorrinolaringólogo para drenar el seno infectado.

La garganta

En la garganta se encuentran las amígdalas y las adenoides que protegen al organismo contra las infecciones. Desgraciadamente, cuando existen infecciones demasiado frecuentes, las mismas amígdalas y adenoides llegan a ser causa de infecciones. Cuando esto ocurre, es hora de extraerlas.

La angina o amigdalitis Es una infección de las amígdalas que se ponen muy rojas e hinchadas, a menudo con pequeñas hilachas blancas. Es común que se acompañe de fiebre elevada, de dolor de cabeza y de constipación nasal. La deglución (el tragar) causa dolor. Una angina mal cuidada puede resultar en unas enfermedades muy graves, tales como la difteria, la mastoiditis aguda o la septicemia (envenenamiento de la sangre). Los antibióticos suelen ser muy eficaces.

La faringitis Es una inflamación de la garganta que resulta, lo más comúnmente, de una angina, de un catarro o de una sinusitis. La más común es de origen viral, y generalmente no conlleva complicaciones. La infección por estreptococo es muy grave y debe tratarse con antibióticos durante un período de 10 días, régimen que se debe seguir aunque el paciente se sienta mejor, porque la infección puede reaparecer. En el caso de la faringitis viral, las gárgaras alivian rápidamente al enfermo.

La laringitis Es una inflamación de la laringe, el órgano de la voz. El enfermo sufre de ronquera. Algunos se encuentran totalmente afónicos. Se debe tratar de no hablar y sobre todo de no fumar. Si la laringitis persiste, se debe verificar que no existe alguna complicación cancerosa.

ESTUDIO DE PALABRAS _____

Ejercicio 1   Study the following cognates that appear in this chapter.

el filtro	el alergeno	alérgico
la impureza	la espora	infectado
la temperatura	la cura	viral
la rinitis	el foco	bacteriano
la resistencia	la infección	canceroso
el organismo	la sinusitis	
la gravedad	la secreción	impedir
la pulmonía	el drenaje	reducir
la bronquitis	las adenoides	aislar
la otitis	la mastoiditis aguda	aliviar
la gripe	la septicemia	drenar
la difteria	el antibiótico	reaparecer
la meningitis	la faringitis	resistir
el antihistamínico	la inflamación	
el síntoma	el origen	
el tratamiento	la complicación	
la vitamina	el estreptococo	
la alergia	la laringitis	
el polen	la laringe	

Ejercicio 2   Match the verb in Column A with its noun form in Column B.

A	B
1. curar	a. la resistencia
2. tratar	b. el aislamiento
3. resistir	c. la infección
4. infectar	d. la reaparición
5. reducir	e. la cura
6. drenar	f. la reducción
7. aislar	g. el tratamiento
8. reaparecer	h. el drenaje

Ejercicio 3   Match the word or expression in Column A with its description or definition in Column B.

A	B
1. A, B, C	a. el órgano de la voz
2. 98.6° F	b. el antibiótico
3. la penicilina	c. de la nariz
4. el estreptococo	d. las vitaminas
5. la gripe	e. la bacteria
6. el síntoma	f. la temperatura
7. cutáneo	g. una infección contagiosa de origen viral
8. nasal	h. la indicación, la manifestación
9. la laringe	i. de la piel

Ejercicio 4   Match the English word or expression in Column A with its Spanish equivalent in Column B.

A	B
1. nose	a. el resfriado, el catarro
2. throat	b. la nariz tapada, la constipación nasal
3. lung	c. el pulmón
4. deviated septum	d. la nariz
5. cold	e. la garganta
6. hay fever	f. la carraspera de la garganta
7. acute	g. agudo
8. stopped-up nose	h. el séptum desplazado
9. itchy eyes	i. los ojos que pican
10. scratchy throat	j. la fiebre del heno
11. tonsil	k. la amígdala

Ejercicio 5   Complete each statement with the appropriate word(s).
1. _____ es una enfermedad muy común.
2. Los pólenes transportados por el viento son la causa de _____.
3. _____, _____ y _____ son todos síntomas de un resfriado o catarro.

4. Las amígdalas son órganos linfoides de la _____.
5. La _____ está colocada en la cara entre la boca y la frente.
6. La parte anterior del cuello es _____.
7. Si uno tiene la nariz _____, es posible que existan problemas de drenaje.
8. Otra manera de decir la nariz _____ es la constipación _____.
9. La bronquitis es una enfermedad de los _____.

Ejercicio 6   Match the English word or expression in Column A with its Spanish equivalent in Column B.

A	B
1. tonsillitis	a. el conducto
2. white spots	b. la voz
3. voice	c. la angina, la amigdalitis
4. hoarseness	d. afónico
5. swallowing	e. las hilachas blancas
6. gargling	f. la deglución
7. fever	g. la ronquera
8. voiceless	h. las gárgaras
9. canal, duct, passageway	i. la fiebre
10. air pollution	j. hinchado
11. skin test	k. la contaminación del aire
12. sinuses	l. las amígdalas
13. tonsils	m. el envenenamiento de la sangre
14. swollen	n. los senos del cráneo
15. blood poisoning	o. la prueba cutánea

Ejercicio 7   Complete each statement with the appropriate word(s).
1. Cuando uno tiene dolor de garganta, la garganta se pone muy roja e irritada. A veces las _____ con agua salada pueden aliviar el malestar y el dolor.
2. Ha perdido su voz. No puede decir nada. Está _____.
3. Muchas veces la _____ acompaña el dolor de garganta.
4. La amigdalitis se llama también la _____.
5. Frecuentemente las glándulas _____ acompañan la angina.
6. Cuando hay un problema de drenaje de los _____, pueden resultar muchas infecciones.
7. No tiene _____. Tiene la temperatura normal.
8. La _____ es un resultado de la industrialización.
9. Si uno tiene alergias, es necesario hacer una _____ para tratar de aislar el alergeno.
10. _____ en la garganta son una manifestación de una infección.
11. La septicemia es _____.
12. No es raro que las _____ mismas sean una fuente de infección.

13. La laringe es el órgano de la _____.
14. Por consiguiente la laringitis causa la _____.

Ejercicio 8   Match the English word or expression in Column A with its Spanish equivalent in Column B.

A	B
1. to warm up, heat	a. vaciar
2. to relieve	b. suprimir
3. to extract, remove	c. reducirse
4. to set, heal, mend	d. romper
5. to stop, discontinue	e. calentar
6. to break	f. aliviar
7. to drain, empty out	g. extraer

Ejercicio 9   Give the opposite of each of the following.
1. llenar
2. enfriar
3. agravar, empeorar
4. reducirse

Ejercicio 10   Select the appropriate word(s) to complete each statement.
1. Los analgésicos _____ los dolores.
   a. curan   b. alivian   c. calientan
2. La nariz _____ el aire que entra en el cuerpo.
   a. vacía   b. cura   c. calienta
3. Es necesario _____ un tumor canceroso.
   a. aliviar   b. extraer   c. suprimir
4. Si uno tiene una alergia a cierta medicina, es necesario _____ la medicina.
   a. suprimir   b. calentar   c. romper
5. Es fácil _____ la nariz.
   a. calentar   b. aliviar   c. romper
6. El ortopedista _____ la fractura.
   a. suprime   b. extrae   c. reduce

COMPRENSION

Ejercicio 1   Answer.
1. ¿Cómo funciona la nariz?
2. ¿Qué es la rinitis alérgica?
3. ¿Por qué puede ser peligroso un resfriado (de cabeza)?
4. ¿Cuáles son los síntomas típicos de un catarro o resfriado?
5. ¿Cuáles son algunas enfermedades que comienzan con un resfriado?
6. ¿Qué hacen los antihistamínicos?
7. ¿Qué causa la fiebre del heno?

8. ¿Cómo es posible aislar el alergeno?
9. ¿En dónde vacían sus secreciones los senos del cráneo?
10. ¿Qué hay en la nariz para permitir este drenaje?
11. ¿Por qué se convierten estos conductos en foco de infección?
12. ¿Dónde se encuentran las amígdalas y las adenoides?
13. ¿Qué hacen las amígdalas y las adenoides?
14. ¿Por qué es necesario a veces extraer las amígdalas?
15. ¿Qué es una angina?
16. ¿Cuáles son los síntomas de la angina?

Ejercicio 2   True or false?

1. Si la nariz sufre una herida, es casi siempre necesario hacer una intervención quirúrgica.
2. La nariz suele reducirse por sí misma.
3. El resfriado es la más común de todas las enfermedades.
4. Un catarro o resfriado es contagioso.
5. Hay tratamientos muy eficaces para tratar un resfriado.
6. Los antihistimínicos curan los resfriados.
7. Las personas que tienen alergias sufren de la fiebre del heno.
8. El alergeno es la reacción que resulta de una alergia.
9. La sinusitis es una infección de los senos del cráneo.
10. Se usan los antibióticos para tratar una angina.
11. El tórax es el órgano de la voz.
12. El paciente que tiene una angina es generalmente ronco.
13. El que sufre de una laringitis es frecuentemente afónico, es decir, que no puede hablar por haber perdido el uso de la voz.

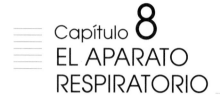

Capítulo 8
EL APARATO RESPIRATORIO

El aparato respiratorio comprende las vías respiratorias y los pulmones, todos encerrados en la cavidad torácica. La tráquea es una continuación de la laringe y se divide en dos bronquios que penetran en un pulmón y se dividen en varias ramificaciones, las últimas siendo los bronquiolos. La respiración consiste en un aporte de oxígeno y una eliminación de dióxido de carbono. Desgraciadamente, las enfermedades respiratorias son cada vez más numerosas, sobre todo en los países industrializados, a causa de la contaminación del aire y del abuso del tabaco. Un ser humano inspira unos 12.000 litros de aire cada día y este aire está contaminado por varios gases tóxicos. Las regiones rurales tampoco se ven libres de contaminación ya que los desechos industriales son llevados cientos de kilómetros por los vientos.

La bronquitis

Puede ser viral o bacteriana. Aparece primero como un catarro o un dolor de garganta y luego se propaga a los bronquios. La bronquitis es grave cuando se trata de los niños pequeños y los ancianos. La tos es el síntoma más obvio. Comienza seca y dolorosa y después se acompaña de flema y expectoraciones. La fiebre puede ser elevada. El reposo es necesario. La mayoría de los expectorantes que se pueden comprar sin receta médica por lo general tienen poco efecto. Si la tos persiste, el médico puede recetar un antitusígeno con codeína. La tos puede durar varias semanas. Es obvio que no se debe fumar.

El garrotillo o la difteria

Es una enfermedad peligrosa para los niños pequeños. Es una infección de las mucosidades de la laringe, de la tráquea y de los bronquios que produce una mucosidad muy espesa que puede causar asfixia. En general, los antibióticos son eficaces. En los casos más graves, hay que realizar una traqueotomía, es decir, una abertura en el cuello para restablecer la respiración.

El asma

«Asma» viene de la palabra griega que significa «respiración difícil». Es una enfermedad crónica causada por espasmos de los bronquios y los bronquiolos y el hinchamiento de las membranas mucosas. Las crisis no son necesariamente regulares, pero pueden ser largas. Hay dos tipos de asma: la forma extrínseca causada por un alergeno y la forma intrínseca causada por una infección del aparato respiratorio. El tratamiento del asma es complejo. No es siempre fácil identificar el alergeno. Las personas que sufren de asma a menudo se sirven de un aerosol de isoproteronol para aliviar la sensación de ahogo que sienten durante una crisis.

La pulmonía (neumonía)

Es una inflamación de los alvéolos causada mayormente por una bacteria. Hay muchos tipos de pulmonía, la más frecuente es la pulmonía por neumococo. Los pulmones tienen cinco lóbulos. Si solamente uno o más lóbulos se afectan, se trata de una pulmonía lobar; cuando los dos pulmones son afectados, es una bronconeumonía. A pesar de lo que cree alguna gente, la pulmonía es siempre una enfermedad importante; durante toda la vida, hay una probabilidad de uno en siete de sufrir de esta enfermedad. Las muertes por pulmonía son mucho menos que en el pasado, pero sigue siendo una enfermedad grave que suele ser una complicación de otra enfermedad y que ataca a un organismo ya debilitado. Generalmente se trata con la penicilina, pero, lamentablemente, algunos neumococos todavía resisten a los antibióticos. Por esta razón es importante saber de qué tipo de pulmonía se trata. El laboratorio, igual que el médico, es responsable si hay un error de diagnóstico. Hay también ciertas pulmonías que, si no se tratan, son mortales.

La tuberculosis pulmonar

En el pasado, la enfermedad de todos los artistas románticos se conocía con el nombre de «tisis», y todavía hoy está difundido por todo el mundo. Es una infección por los bacilos tuberculosos. Los dos tipos de bacilos son el bacilo humano y el bacilo bovino. El bacilo bovino no presenta ningún riesgo después de que se pasteuriza la leche. La tuberculosis puede atacar a cualquier parte del cuerpo, pero son los pulmones los que son atacados en el 90% de los casos. Se ve, desgraciadamente, un ligero recrudecimiento de la enfermedad en los países occidentales, lo que parece indicar que los medicamentos que se emplean para combatir la enfermedad ya no son tan eficaces. La tuberculosis es una enfermedad contagiosa que parece atacar más a los hombres que a las mujeres. Afecta más a los habitantes de países pobres, más a gente de color que a blancos. Una cutirreacción positiva indica que el organismo está infectado por el bacilo tuberculoso. Entonces se toma una radiografía del tórax. Un diagnóstico rápido es esencial; la tos, el esputo sangriento, el enflaquecimiento, la fatiga son los síntomas clásicos. Hoy día se trata la tuberculosis con varios medicamentos al mismo tiempo. En efecto, el bacilo de la tuberculosis es resistente si no se emplean tres medicamentos que dividen su resistencia en tres. El método preventivo aunque no reconocido por todos es la vacuna BCG (las primeras letras de la vacuna *B*ilié de *C*almette y *G*uerin—las personas que identificaron el bacilo tuberculoso).

EL APARATO RESPIRATORIO

Esquema general

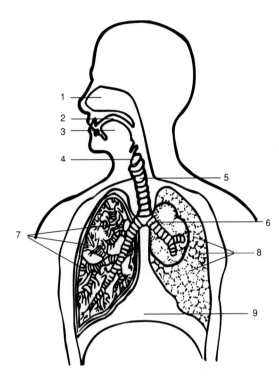

1 Fosas nasales
2 Boca
3 Lengua
4 Laringe
5 Tráquea
6 Bronquios
7 Bronquiolos
8 Lobulillos pulmonares
9 Diafragma
10 Bronquio medio
11 Bronquio pequeño
12 Bronquiolo
13 Arteria pulmonar
14 Vena pulmonar
15 Alvéolo
16 Aire oxigenado
17 Alvéolo
18 Oxígeno
19 Sangre oxigenada
20 Vénula
21 Aire viciado: gas
   carbónico y
   vapor de agua
22 Arteriola
23 Sangre viciada
24 Gas carbónico

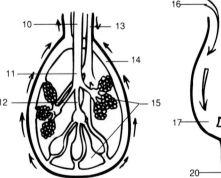

Lobulillo pulmonar

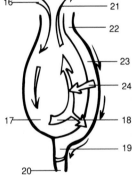

Cambios gaseosos

El enfisema

Es una pérdida de la elasticidad de los pulmones, a menudo debido a la vejez y al tabaco. Los pulmones ya no pueden absorber ni expeler el aire necesario. Se sufre de un ahogo y una falta de aliento constantes. Como en el caso del asma, un aerosol bronquiodilatador alivia al enfermo. Igual que con el asma, los ejercicios de respiración abdominal practicados por los adeptos del yoga son excelentes. No obstante, la pérdida de elasticidad de los pulmones no es reversible.

La pleuresía

Es una inflamación de la pleura, la membrana que cubre los pulmones. Su causa es cualquier mal pulmonar: tuberculosis, pulmonía, tumor. También puede manifestarse sin ninguna razón. La pleura se compone de dos membranas serosas que, cuando existe la pleuresía, frotan la una contra la otra. Es muy dolorosa y el dolor se agrava con la respiración. Algunos creen que están sufriendo un ataque cardíaco por lo violentos que son los dolores de la caja torácica. Es común prescribir analgésicos para aliviar el dolor. El reposo completo es esencial para la recuperación.

ESTUDIO DE PALABRAS

Ejercicio 1   Study the following cognates that appear in this chapter.

la cavidad	el error	la tuberculosis
el oxígeno	el diagnóstico	el bacilo
la eliminación	la medicina	el enfisema
el dióxido de carbono	el medicamento	la pleuresía
el abuso	la fatiga	
el tabaco	la elasticidad	mucoso
el gas	el aire	complejo
el síntoma	el alergeno	lobar
la flema	la tráquea	debilitado
la expectoración	la laringe	mortal
el expectorante	el bronquio	tuberculoso
el efecto	el bronquiolo	humano
la mucosidad	la membrana	bovino
la crisis	el alvéolo	resistente
la infección	el lóbulo	bronquiodilatador
el aerosol	el tórax	abdominal
el isoproteronol	la bronquitis	seroso
la sensación	la difteria	torácico
la bacteria	la asfixia	tóxico
el neumococo	la traqueotomía	industrial
la complicación	el asma	viral
el organismo	el espasmo	bacteriano
la penicilina	la neumonía	crónico
el laboratorio	la bronconeumonía	intrínseco

extrínseco	atacar	expeler
reversible	resistir	agravar
	pasteurizar	dividir
identificar	combatir	penetrar
aliviar	absorber	persistir

Ejercicio 2   Complete each statement with the appropriate word(s).
1. La respiración consiste en un aporte de oxígeno y una _____ de dióxido de _____.
2. La bronquitis puede ser una infección _____ o bacteriana.
3. El _____ es una contracción involuntaria de un músculo.
4. El _____ es la sustancia que provoca una alergia.
5. La _____ es una apertura en el cuello hecha quirúrgicamente para permitir al enfermo respirar.
6. Si los síntomas de un resfriado o catarro _____, es aconsejable (una buena idea) consultar al médico.
7. Los _____ atacan las infecciones bacterianas, pero no las infecciones virales.
8. La _____ es un antibiótico eficaz en el tratamiento de muchas enfermedades.
9. La _____ es el órgano de la voz.

Ejercicio 3   Give the opposite of each of the following words.
1. positivo
2. irreversible
3. intrínseco
4. absorber
5. fácil
6. la energía
7. aliviar
8. multiplicar
9. fuerte

Ejercicio 4   Match the verb in Column A with its noun form in Column B.

A	B
1. persistir	a. la expectoración, el expectorante
2. agravar	b. el sentido, la sensación
3. resistir	c. la complicación
4. aliviar	d. el abuso
5. identificar	e. la división
6. dividir	f. la identificación
7. abusar	g. el alivio
8. complicar	h. la resistencia
9. sentir	i. el agravamiento
10. expectorar	j. la persistencia

Ejercicio 5   Give the word or expression being defined.
1. venenoso
2. el ataque
3. la medicina
4. el cansancio
5. la pulmonía
6. que se desarrolla lentamente y que se prolonga
7. que causa la muerte
8. de la bacteria
9. del virus
10. del estómago
11. débil
12. nombrar
13. perdurar
14. empeorar
15. capaz de resistir

Ejercicio 6   Match the English word or expression in Column A with its Spanish equivalent in Column B.

A	B
1. respiratory system	a. el resfriado, el catarro
2. lung	b. el hinchamiento, la hinchazón
3. breathing	c. la caja torácica
4. cold	d. el dolor de garganta
5. sore throat	e. el esputo sangriento
6. cough	f. el aparato respiratorio
7. choking	g. la tos
8. swelling	h. la cutirreacción
9. suffocation	i. el enflaquecimiento, la magrez
10. blood in the sputum	j. la sofocación, el sofocamiento
11. shortness of breath	k. el pulmón
12. skin reaction	l. el moco, la mucosidad
13. weight loss	m. la respiración
14. thoracic cage	n. el ahogo
15. mucus	o. la falta de aliento

Ejercicio 7   Complete each statement with the appropriate word(s).
1. Los dos _____ se encuentran en la caja torácica.
2. La _____ consiste en la inspiración y la exhalación.
3. El _____ puede causar la sofocación.
4. El _____ de los ojos puede ser síntoma de una alergia. Otra palabra que significa _____ es _____.
5. La _____ encierra y protege los pulmones.
6. El _____ comprende los pulmones y las vías respiratorias.

7. El paciente se siente frío porque tiene una _____ muy alta.
8. La _____ es una temperatura elevada.
9. El tiene un _____. Está muy roja y tiene hilachas blancas.
10. El paciente que sufre de enfisema tiene una _____ continuo.
11. Se usa la _____ para diagnosticar alergias y tuberculosis.
12. El humor que sale de la nariz es _____.
13. La _____ es la expiración brusca y convulsiva del aire en los pulmones. La _____ es causada por la irritación de la membrana mucosa en la garganta y en los bronquios.
14. El _____ es una enfermedad común.

Ejercicio 8   Match the English word or expression in Column A with its Spanish equivalent in Column B.

A	B
1. cough suppressant	a. inspirar
2. enclosed, surrounded	b. expeler
3. to release, expel	c. la abertura
4. thick	d. la radiografía
5. neck	e. la ramificación
6. prescription	f. espeso
7. X ray	g. el reposo
8. new outbreak, resurgence	h. el cuello
9. opening	i. el recrudecimiento
10. rest	j. desecho
11. to spread	k. propagarse
12. waste	l. la receta
13. to inhale	m. encerrado
14. branch	n. el antitusígeno
15. croup	o. el garrotillo

Ejercicio 9   Complete each sentence with the appropriate word(s).
1. Aquí tiene Ud. una _____ para unos antibióticos. Tiene que tomar tres comprimidos al día.
2. Los pulmones están _____ en la caja o cavidad torácica.
3. La traqueotomía es una _____ en el cuello hecha quirúrgicamente para que el paciente pueda respirar.
4. Hoy en día se ve un _____ en los casos de tuberculosis.
5. Cuando respiramos, _____ y exhalamos.
6. Si una persona tiene una cutirreacción positiva a la tuberculosis, se debe tomar una _____ para hacer un diagnóstico definitivo.
7. Si la tos persiste, un médico puede recetar un _____.
8. Lo contrario de «absorber» es _____.
9. Los _____ industriales son la fuente de contaminación ambiental.
10. El _____ es necesario en el tratamiento de muchas enfermedades pulmonares que debilitan a los pacientes.

COMPRENSION

Ejercicio 1   True or false?
1. La tráquea se divide en dos bronquios.
2. Dos causas de las enfermedades respiratorias son la contaminación del aire y el abuso del tabaco.
3. La bronquitis es siempre una infección viral.
4. La mayoría de los expectorantes que se pueden comprar sin receta en la farmacia son eficaces en el tratamiento de la bronquitis.
5. El garrotillo es una enfermedad peligrosa.
6. El asma es una enfermedad crónica.
7. Durante una crisis o un acceso de asma el paciente tiene una sensación de ahogo o sofocación.
8. La bronquitis es una inflamación de los alvéolos causada por una bacteria.
9. Hay sólo un tipo de pulmonía.
10. Los pulmones tienen dos lóbulos.
11. La bronconeumonía es la neumonía doble.
12. La pulmonía es frecuentemente una complicación de otra enfermedad.
13. Se tratan todos los tipos de neumonía con antibióticos.
14. La tuberculosis ataca solamente los pulmones.
15. El enfisema es una condición reversible.
16. La pleuresía es dolorosa.

Ejercicio 2   Answer.
1. ¿Qué comprende el aparato respiratorio?
2. ¿Qué es la tráquea?
3. ¿En qué consiste la respiración?
4. ¿Cómo comienza la bronquitis?
5. ¿Cómo es la tos que acompaña la bronquitis?
6. ¿Por qué pueden asfixiarse los niños que padecen del garrotillo?
7. ¿Qué es la traqueotomía?
8. ¿Cuál es la diferencia entre el asma intrínseca y extrínseca?
9. ¿Qué es la tuberculosis?
10. ¿A quiénes afecta más la tuberculosis?
11. ¿Qué indica que el organismo está afectado por el bacilo tuberculoso?
12. ¿Cuáles son algunos síntomas de la tuberculosis?
13. ¿Qué es el enfisema?
14. ¿De qué sufren los pacientes afectados por enfisema?
15. ¿Qué es la pleura?
16. ¿Qué es la pleuresía?

Capítulo 9
EL CORAZON Y EL APARATO CIRCULATORIO

El corazón es el músculo más poderoso del organismo. Como todo músculo, necesita el ejercicio. Una falta de ejercicio y una dieta rica en colesterol y grasas saturadas son la causa principal de la trombosis coronaria o el infarto del miocardio que es mortal para mucha gente. Antes de los 50 años de edad, los hombres son víctimas más que las mujeres. Después de los 50 años, el porcentaje es igual para hombres como para mujeres.

Las enfermedades congénitas

Las deformaciones o defectos congénitos se forman durante la formación del feto. A menudo, no aparecen hasta la madurez y a veces a edad avanzada. La mayoría de las veces, una intervención quirúrgica es necesaria para rectificar una anomalía cardíaca. Las técnicas modernas de cirugía efectúan verdaderos milagros. La prevención es muy importante. Toda mujer encinta debe evitar el uso de medicamentos, salvo aquéllos recetados, y abstenerse del alcohol y del tabaco. También, la rubéola durante el embarazo puede causar lesiones cardíacas en el feto. Además, durante los primeros tres meses, las mujeres embarazadas no deben hacer viajes largos en avión ni subir a alturas muy elevadas; la falta de oxígeno puede causar una lesión cerebral, una deficiencia mental o la ceguera.

La fiebre reumática

Esta enfermedad bastante frecuente puede causar lesiones cardíacas graves. Generalmente, se debe a una infección de estreptococo—una angina o una faringitis. Afecta mayormente a niños pequeños. No se sabe por qué algunos niños son más susceptibles que otros a esta enfermedad. Junta con una fiebre elevada aparece una inflamación de las articulaciones grandes, y después de las pequeñas, de allí el término «reumatismo poliarticular agudo» que se usa igualmente para describir esta enfermedad. El peligro es que los síntomas pueden ser mínimos o hasta ausentes, y todavía se afecta el corazón. Por eso hay que tratar toda infección estreptocócica inmediatamente con antibióticos, igual si hay o no alguna evidencia de fiebre reumática.

La insuficiencia cardíaca

Existe la insuficiencia cardíaca cuando el corazón no es bastante fuerte para alimentar de sangre los pulmones y otros órganos. Esto se debe principalmente a

EL CORAZON

Ventrículo izquierdo del
corazón abierto

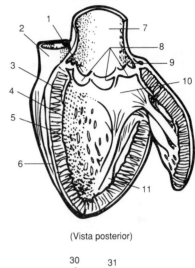

(Vista anterior)

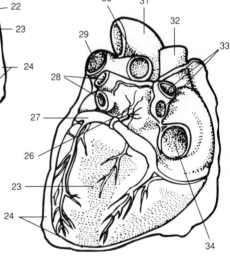

(Vista posterior)

1 Arteria coronaria derecha
2 Arteria pulmonar
3 Miocardio
4 Endocardio
5 Ventrículo izquierdo
6 Epicardio
7 Aorta
8 Válvulas semilunares aórticas
9 Arteria coronaria izquierda
10 Válvula bicúspide (mitral)
11 Músculos papilares
12 Aurícula derecha
13 Vena cava superior
14 Tronco arterial braquiocefálico
15 Arteria carótida primitiva izquierda
16 Arteria subclavia izquierda
17 Aorta
18 Arteria pulmonar izquierda
19 Cono arterioso pulmonar
20 Aurícula izquierda

21 Arteria y vena coronarias izquierdas
22 Ventrículo derecho
23 Ventrículo izquierdo
24 Pericardio
25 Arteria y vena coronarias derechas
26 Aurícula izquierda
27 Seno coronario
28 Venas pulmonares izquierdas
29 Arteria pulmonar izquierda
30 Arteria pulmonar derecha
31 Aorta
32 Vena cava superior
33 Venas pulmonares derechas
34 Vena cava inferior

LA CIRCULACION DE LA SANGRE

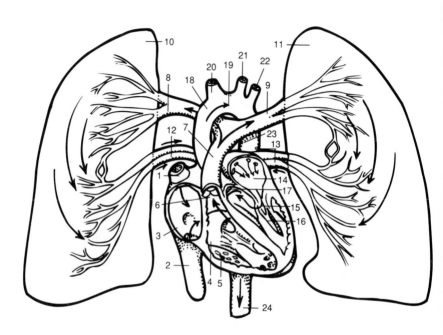

1	Vena cava superior	13	Venas pulmonares izquierdas
2	Vena cava inferior	14	Aurícula izquierda
3	Aurícula derecha	15	Válvula bicúspide (mitral)
4	Válvula tricúspide	16	Ventrículo izquierdo
5	Ventrículo derecho	17	Válvula semilunar aórtica
6	Válvula semilunar pulmonar	18	Aorta ascendente
7	Tronco pulmonar	19	Cayado aórtico
8	Arteria pulmonar derecha	20	Tronco arterial braquiocefálico
9	Arteria pulmonar izquierda	21	Arteria carótida primitiva izquierda
10	Pulmón derecho	22	Arteria subclavia izquierda
11	Pulmón izquierdo	23	Aorta descendente (torácica)
12	Venas pulmonares derechas	24	Aorta descendente (abdominal)

la arteriosclerosis, a la hipertensión arterial o al reumatismo poliarticular agudo. El síntoma más frecuente es una respiración cada vez más dificultosa que causa crisis de ahogo. Obviamente, primero hay que tratar las causas de la enfermedad, y si hay reumatismo poliarticular, tratar de reducir las lesiones cardíacas. El reposo y las vacaciones son recomendables. Pero uno de los factores más importantes es el estado de ánimo del enfermo; de hecho, la ansiedad no hace más que agravar las cosas. Se trata la insuficiencia cardíaca con la digitalis y los diuréticos que aumentan la secreción de orinas. En los casos más graves, hay que recurrir a una intervención quirúrgica.

Los trastornos del ritmo cardíaco

Las arritmias cardíacas Las arritmias cardíacas son muy comunes y casi siempre benignas. Con tal de que los latidos no sean demasiado violentos o rápidos, no hay por qué alarmarse.

La bradicardia La bradicardia se manifiesta por el latido lento del corazón. La causa puede ser la diabetes, la ictericia o algunas enfermedades infecciosas. Los anestésicos como el éter y el cloroformo también pueden causar la bradicardia.

La taquicardia La taquicardia es una aceleración del ritmo cardíaco a más de 100 pulsaciones por minuto; una frecuencia normal es de 60 a 80 pulsaciones por minuto. Una frecuencia tan alta como las 100 pulsaciones por minuto puede ser normal después de hacer ejercicio, durante una crisis emocional o durante las reglas, el embarazo y la menopausia. Si la taquicardia se debe a una enfermedad, se debe tratar. Una forma de taquicardia que se llama «paroxística» no tiene causa conocida; aparece repentinamente y es muy fuerte: la frecuencia cardíaca puede ser de 180 pulsaciones por minuto hasta las 250. El acceso puede durar horas y suele terminar tan rápidamente como aparece. Si los accesos son frecuentes, se debe recurrir a medicamentos para regularizar el ritmo cardíaco.

La extrasístole La extrasístole es un latido de corazón suplementario. Es un síntoma corriente, casi siempre sin ninguna gravedad, pero es alarmante para la persona que la sufre. A menudo viene de la fatiga o de la tensión nerviosa. Un sedante ligero generalmente es suficiente para restablecer el ritmo cardíaco. El ejercicio es también una manera eficaz de hacer desaparecer las extrasístoles.

La fibrilación auricular La fibrilación auricular es un ritmo cardíaco rápido acompañado de palpitaciones. En ciertos casos es inofensivo, pero en otros casos, especialmente si es frecuente, puede causar una insuficiencia cardíaca y, por consiguiente, una embolia. Se trata la fibrilación auricular con diferentes medicamentos. El reposo es absolutamente esencial.

La fibrilación ventricular La fibrilación ventricular causa pulsaciones rápidas y desordenadas; el corazón no puede asegurar sus funciones, la tensión arterial cae y hay una total ausencia de pulso. La mayoría de los hospitales someten el corazón a las excitaciones eléctricas para restablecer el ritmo cardíaco.

LAS ARTERIAS

Arterias superficiales
de la cabeza y el cuello

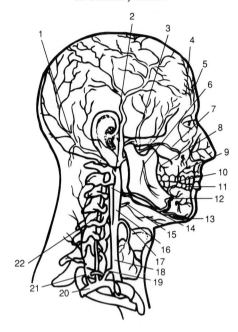

Circulación de las
vísceras abdominales

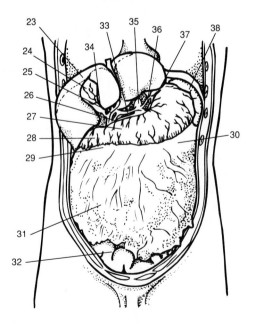

1 A. occipital
2 A. temporal occipital
3 A. temporal profunda
4 A. supraorbitaria o frontal exterr
5 A. frontal interna
6 A. alveolar inferior
7 A. infraorbitaria
8 A. bucal
9 A. del labio superior
10 A. facial
11 A. del labio inferior
12 A. mentoniana
13 A. submentoniana
14 A. carótida interna
15 A. lingual
16 A. carótida externa
17 A. tiroidea superior
18 A. carótida primitiva
19 A. tiroidea inferior
20 A. subclavia
21 Tronco costocervical
22 A. vertebral
23 Hígado
24 Vesícula biliar
25 A. gastroduodenal
26 A. pilórica o gástrica derecha
27 Estómago
28 Duodeno
29 A. gastroepiploica derecha
30 A. gastroepiploica izquierda
31 Epiplón mayor
32 Intestinos
33 A. hepática
34 A. cística
35 Tronco celiaco
36 A. esplénica
37 A. gástrica izquierda
38 Bazo

Circulación del tubo digestivo

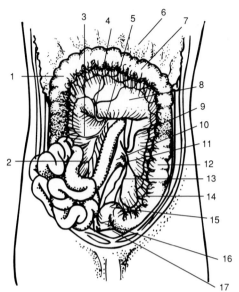

Circulación profunda
del abdomen

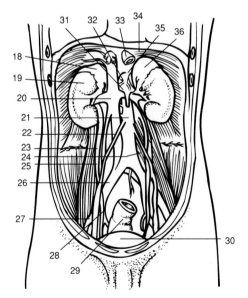

1 Colon ascendente
2 A. cólica derecha inferior
3 A. cólica derecha superior
4 A. cólica media
5 A. mesentérica superior
6 Epiplón mayor
7 Colon transverso
8 Mesocolon transverso
9 A. cólica izquierda superior
10 Aorta abdominal
11 A. mesentérica inferior
12 Colon descendente
13 A. hemorroidal superior
14 A. sigmoidea
15 Colon sigmoide
16 Recto
17 Vejiga urinaria
18 Glándula suprarrenal izquierda
19 Riñón derecho
20 Vena cava inferior
21 Aorta
22 A. espermática (ovárica)
23 V. espermática (ovárica)
24 A. mesentérica inferior
   (cortada)
25 Uréter derecho
26 A. iliaca primitiva derecha
27 A. iliaca externa
28 A. iliaca interna
29 Recto
30 Vejiga
31 A. mesentérica superior
   (cortada)
32 Tronco celiaco (cortado)
33 Esófago
34 Diafragma
35 A. diafragmática inferior
36 Glándula suprarrenal derecha

La crisis cardíaca o el infarto del miocardio

Es la afección más mortífera de nuestros tiempos. Una constricción de la arteria coronaria crea un trombo o coágulo de sangre que interrumpe el aporte de sangre al corazón y causa la necrosis del músculo cardíaco. Con un electrocardiograma se descubre el trombo por la desaparición de la onda. Las señas precursoras pueden ser los vómitos, los sudores fríos, un presentimiento angustioso de peligro o dolores intensos en el pecho. La rapidez del tratamiento es lo que determina la probabilidad de que la víctima sobreviva. Es común que la crisis sobrevenga horas después. Un 85% de los enfermos hospitalizados sobreviven la primera crisis, pero ellos deben después revisar su modo de vida para aumentar la probabilidad de supervivencia.

El estado de choque

La causa es desconocida. Ocurre que el corazón no se alimenta bastante de sangre. Bien sea por una causa inicial benigna—una picadura de insecto, una cortadura, etc.—el estado de choque puede resultar en la muerte y debe tratarse en seguida. La hospitalización es necesaria para poder paliar cualquier eventualidad grave.

La hipertensión arterial

La tensión arterial es la presión sanguínea determinada por varios factores, especialmente el volumen de sangre que los ventrículos expulsan en un minuto y por la resistencia al paso de la sangre opuesta por las arteriolas. La tensión arterial asegura la propulsión de la sangre por todo el cuerpo; sin ella, la sangre no circularía. La tensión normal es de 120 a 140 sobre 70 a 90 milímetros de mercurio, pero varía constantemente según la actividad física o mental, lo cual es normal. No obstante, si la tensión arterial se encuentra constantemente muy elevada, se pueden producir lesiones arteriales que resultan en afecciones cerebrales vasculares y la apoplejía. En la mayoría de los casos (90%) se desconoce la causa de la enfermedad. No se sabe por qué ciertas personas contraen la enfermedad y otras, no. Sin embargo sí se conocen los factores que la agravan:

• La sal. Es recomendable un régimen alimenticio sin sal.
• La píldora anticonceptiva (contraceptiva). Las mujeres que la toman deben controlar su tensión cuidadosamente y dejar de tomar la píldora si se agrava la hipertensión.
• El embarazo. La hipertensión a veces es señal de toxemia en un estado avanzado de embarazo. Por eso, las mujeres encintas deben controlar su tensión arterial.
• Los choques emocionales. Ciertos medicamentos, tales como la cortisona, que se utilizan para tratar otras enfermedades, deben discontinuarse en caso de hipertensión.
• La obesidad.
• La falta de ejercicio.

El control de todos estos factores es muy eficaz cuando se trata de dominar la hipertensión arterial.

La arteriosclerosis y la aterosclerosis

La arteriosclerosis es un endurecimiento de las arterias, y la aterosclerosis es el depósito de colesterol u otras sustancias lipoideas en la túnica interior de las arterias. Desgraciadamente, en ciertos casos los síntomas no aparecen hasta las etapas avanzadas de la enfermedad cuando ya es demasiado tarde para reprimirla. Antes de los 50 años afecta mayormente a los hombres, pero después de los 50 años es la afección más mortífera para ambos sexos. La aterosclerosis es la causa principal de la crisis cardíaca.

Porque los síntomas no aparecen hasta después de muchos años, es importante someterse a un examen médico completo con electrocardiograma para descubrir cualquier desorden cardiovascular. Hay muchas medidas que pueden disminuir significativamente el riesgo de enfermedades cardiovasculares si se toman desde joven:

• hacer ejercicio físico, en particular el que estimula el sistema cardiovascular —ejercicio aeróbico, ciclismo, jogging, etc.
• alimentarse de manera sana, controlando el colesterol y los triglicéridos.
• controlar el peso.

	MUJERES				HOMBRES		
cm	osamenta fina	osamenta mediana	osamenta fuerte	cm	osamenta fina	osamenta mediana	osamenta fuerte
147	42 kg	46 kg	54 kg	157	51 kg	56 kg	64 kg
150	43	47	55	160	52	58	65
152	44	49	57	163	54	59	67
155	45	50	58	165	55	60	69
157	46	51	59	168	56	62	71
160	48	53	61	170	58	64	73
163	49	54	63	173	60	65	75
165	50	56	65	175	62	67	77
168	52	58	66	178	64	69	79
170	54	59	68	180	65	71	81
173	55	60	70	183	67	74	84
175	57	62	72	185	69	75	86
178	59	63	74	188	71	78	88
180	61	65	76	191	73	80	90
183	63	67	79	193	74	82	93
185	64	68	81	196	76	85	95

• controlar la tensión (véase los párrafos sobre la hipertensión arterial).
• no fumar. La nicotina es un vaso-constrictor y aumenta los riesgos de crisis cardíaca. El peligro para las mujeres es mayor que para los hombres.
En una palabra, un buen estado de salud general es la mejor prevención posible.

ESTUDIO DE PALABRAS

Ejercicio 1   Study the following cognates that appear in this chapter.

el músculo	la orina	los triglicéridos
el organismo	la arritmia	los lípidos
el ejercicio	la bradicardia	la nicotina
la dieta	la ictericia	el ritmo
el colesterol	la diabetes	
la grasa saturada	el anestésico	arterial
la causa	el éter	vascular
la trombosis	el cloroformo	mortal
el infarto del miocardio	la taquicardia	congénito
la deformación	la aceleración	cardíaco
el defecto	la pulsación	paroxístico
el feto	la menopausia	suplementario
la formación	la extrasístole	inofensivo
la anomalía	la fatiga	ventricular
la técnica	la tensión nerviosa	físico
la prevención	el sedante	mental
la lesión	la embolia	elevado
el oxígeno	el pulso	precursor
la fiebre reumática	la constricción	circulatorio
la infección	la arteria	cerebral
el estreptococo	el trombo	coronario
la faringitis	la necrosis	
el síntoma	el electrocardiograma	rectificar
el antibiótico	la desaparición	reducir
la arteriosclerosis	los vómitos	agravar
la hipertensión	el choque	aumentar
el reumatismo	la actividad	regularizar
la ansiedad	la apoplejía	circular
la digitalina	la toxemia	variar
el diurético	la obesidad	afectar
la secreción	el depósito	

Ejercicio 2   Complete each expression with the appropriate word(s).

1. cholesterol deposit   un depósito de _____
2. heart rhythm   el _____ cardíaco
3. state of shock   el estado de _____
4. mild sedative   un _____ ligero
5. fetal malformation   la deformación del _____
6. physical activity   la actividad _____
7. congenital defect   el defecto _____
8. circulatory system   el aparato _____
9. saturated fats   las grasas _____

Ejercicio 3   Give the word or expression being defined.
1. de los nervios
2. del corazón
3. de las arterias
4. de los vasos
5. del cerebro
6. adicional
7. de la mente
8. la tensión arterial alta (elevada)

Ejercicio 4   Match the word or expression in Column A with its definition in Column B.

A	B
1. mortal	a. el producto de la concepción de mamíferos en los últimos estados de desarrollo dentro del útero
2. susceptible	
3. la causa	
4. el síntoma	b. que causa la muerte
5. el feto	c. el exceso de peso corporal
6. la anomalía	d. capaz de coger una enfermedad
7. la aceleración	e. volver exacto, corregir
8. la obesidad	f. la fuente, la razón
9. agravar	g. el fenómeno que manifiesta o revela una enfermedad
10. rectificar	
11. la ansiedad	h. una irregularidad o desviación
12. el diurético	i. hacer más serio
	j. algo que induce la secreción de líquidos
	k. la acción de aumentar la velocidad
	l. la tensión nerviosa

Ejercicio 5   Select the appropriate word(s) to complete each statement.
1. El tabaco contiene _____.
   a. lípidos   b. fibras   c. nicotina
2. _____ es un medicamento que se usa en el tratamiento de ciertas enfermedades o condiciones cardíacas.
   a. La nicotina   b. Los triglicéridos   c. La digitalina
3. _____ le hace orinar al paciente.
   a. Un diurético   b. Un lípido   c. Una secreción
4. _____ tranquiliza el organismo.
   a. Un diurético   b. Un sedante   c. Una tensión
5. El latido del corazón y de las arterias es la _____.
   a. aceleración   b. gravedad   c. pulsación
6. Las sustancias orgánicas llamadas «grasas» son _____.
   a. lípidos   b. fibras   c. secreciones

Ejercicio 6   Select what is being defined.
1. la obstrucción de un vaso sanguíneo por un coágulo o cuerpo extraño
   a. el infarto   b. la embolia   c. la apoplejía
2. el músculo del corazón
   a. la necrosis   b. la sístole   c. el miocardio
3. el movimiento de la contracción del corazón
   a. la necrosis   b. la sístole   c. el miocardio
4. una lesión en los tejidos debida a un problema circulatorio causado por un
   trombo o una embolia
   a. el infarto   b. el miocardio   c. la apoplejía
5. la formación de coágulos en los vasos sanguíneos
   a. el infarto   b. la necrosis   c. la trombosis
6. la hemorragia cerebral que suspende bruscamente el sentido y el movimiento
   a. la apoplejía   b. la toxemia   c. la necrosis
7. el latido acelerado del corazón
   a. la taquicardia   b. la extrasístole   c. la embolia
8. la tensión arterial siempre elevada
   a. la taquicardia   b. la extrasístole   c. la hipertensión

Ejercicio 7   Match the English word or expression in Column A with its
Spanish equivalent in Column B.

A	B
1. heart	a. la pared
2. blood pressure	b. la etapa
3. hardening	c. el corazón
4. wall	d. el latido
5. stage	e. la respiración
6. lack	f. la tensión arterial
7. medicine, medication	g. el coágulo
8. attack	h. el endurecimiento
9. slowing	i. la lentitud
10. heartbeat	j. la constricción
11. pulse	k. la crisis cardíaca, el ataque del corazón
12. heart attack	
13. breathing	l. la falta
14. shrinking, stricture	m. el medicamento
15. blood clot	n. la crisis, el acceso
16. to detect	o. el pulso
	p. detectar

Ejercicio 8   Complete each expression with the appropriate word(s).
1. the wall of the blood vessels   la _____ de los vasos
                                    sanguíneos
2. normal heartbeat   el _____ normal del corazón

3. hardening of the arteries   el _____ de las arterias
4. heart attack   la crisis _____
5. the initial stages of the illness   las _____ iniciales de la
enfermedad
6. blood pressure   la tensión _____
7. a slowing of the heartbeat   una _____ de los latidos
del corazón
8. a lack of exercise   una _____ de ejercicio

Ejercicio 9 Complete each statement with the appropriate word(s).
1. La _____ normal es 135/75.
2. El _____ es el número de pulsaciones de las arterias por minuto.
3. El depósito de colesterol es frecuentemente la causa de un _____ de
los vasos sanguíneos.
4. Un _____ es una masa semisólida que se forma en la sangre.
5. La arteriosclerosis es frecuentemente la causa de una _____
cardíaca.
6. La digitalina es un _____ eficaz en el tratamiento de ciertos
trastornos cardíacos.
7. La _____ consiste en la inspiración y la exhalación (expiración).

Ejercicio 10 Match the English word or expression in Column A with its
Spanish equivalent in Column B.

A	B
1. chest pains	a. la insuficiencia cardíaca
2. cold sweats	b. la onda
3. wave	c. los dolores intensos en el pecho
4. electric shocks	d. encinta, embarazada
5. state of mind	e. el embarazo
6. pregnancy	f. la regla
7. pregnant	g. la articulación
8. menstrual period	h. los sudores fríos
9. cardiac insufficiency, heart failure	i. el ahogo
10. joint	j. las excitaciones eléctricas
11. way of life, life-style	k. el estado de ánimo
12. choking	l. los trastornos del ritmo cardíaco
13. irregular heart rhythms	m. paliar
14. to alleviate, lessen	n. la píldora anticonceptiva
15. birth control pill	o. el peso
16. weight	p. el modo de vivir

Ejercicio 11 Complete each statement with the appropriate word(s).
1. El _____ intenso _____ puede ser un indicio (una
manifestación) de una crisis cardíaca.
2. Las _____ pueden reanimar a una persona que ha sufrido un ataque
del corazón.

3. El sarampión durante el _____ puede ser muy peligroso para el feto.
4. Una señora _____ debe abstener del uso del alcohol y del tabaco porque estas dos sustancias son muy peligrosas para el feto.
5. El cardiólogo estudia y analiza las _____ del electrocardiograma.
6. Los _____ del ritmo cardíaco son anormalidades en el ritmo.
7. Muchas veces la _____ de ejercicio y el exceso de _____ son causas de la hipertensión.
8. No hay duda que el estado de _____ puede afectar la salud.
9. Muchas personas que han tenido un ataque del corazón tienen que cambiar su _____ si quieren prolongar su vida.
10. En el caso de muchos trastornos y muchas enfermedades cardíacas, la hospitalización es necesaria para _____ cualquier eventualidad o consecuencia grave.
11. La náusea y los _____ fríos pueden ser síntomas precursores de una crisis cardíaca.
12. Uno de los efectos secundarios de la _____ puede ser la elevación de la tensión arterial.

COMPRENSION

Ejercicio 1   True or false?
1. El corazón es un músculo fuerte.
2. El corazón necesita ejercicio.
3. Un infarto del miocardio es frecuentemente mortal.
4. Recientemente han aparecido muchas técnicas nuevas y eficaces en la cirugía coronaria y cardíaca.
5. La fiebre reumática es muy rara.
6. La fiebre reumática afecta mayormente a los ancianos.
7. Otro término que significa la fiebre reumática es el reumatismo poliarticular agudo.
8. Los síntomas de la fiebre reumática son siempre severos.
9. El corazón alimenta los pulmones de sangre.
10. La ansiedad puede agravar los trastornos cardíacos.
11. Las arritmias cardíacas son comunes y casi siempre benignas.
12. La extrasístole es siempre una condición grave.
13. En los hospitales se trata la extrasístole con excitaciones eléctricas.
14. Durante una crisis cardíaca la onda en el electrocardiograma desaparece.
15. No se conoce la causa exacta del choque.
16. Es normal que la tensión arterial varíe según la actividad física o mental del individuo.
17. Los síntomas de la arteriosclerosis no se manifiestan hasta que la enfermedad llegue a una etapa avanzada.
18. La arteriosclerosis es la causa principal de la crisis cardíaca.
19. El electrocardiograma puede detectar un trastorno cardiovascular.

Ejercicio 2   Answer.
1. ¿Qué puede causar una dieta rica en colesterol y grasas saturadas?
2. ¿Cuándo ocurren las deformaciones congénitas?
3. ¿Por qué no se detectan los defectos congénitos en seguida?
4. En muchos casos, ¿qué es necesario para rectificar una anomalía cardíaca?
5. ¿Cuáles son los síntomas de la fiebre reumática?
6. ¿Con qué se debe tratar una infección estreptocócica?
7. ¿Cuándo existe la insuficiencia cardíaca?
8. ¿Cuál es un síntoma de la insuficiencia cardíaca?
9. ¿Qué hacen los diuréticos?
10. ¿Cuál es una frecuencia normal de las pulsaciones cardíacas?
11. ¿Qué puede aumentar de una manera normal esta frecuencia de pulsaciones?
12. ¿Qué causa la fibrilación ventricular?
13. ¿Qué hacen las excitaciones eléctricas?
14. Durante una crisis cardíaca, ¿por qué no llega la sangre al corazón?
15. ¿Cuáles son algunos indicios precursores de una crisis cardíaca?
16. ¿Qué aumenta las posibilidades de supervivencia para el paciente que está sufriendo una crisis cardíaca?
17. ¿Cuál es la tensión arterial normal?
18. ¿Por qué es importante hacer un examen médico completo con electrocardiograma cada dos años?

Ejercicio 3   Complete each of the following statements.
1. Una mujer encinta debe evitar…
2. La rubéola durante el embarazo puede causar…
3. La fiebre reumática puede causar…
4. La fiebre reumática es causada por…
5. Se trata la insuficiencia cardíaca con…
6. Se puede tratar la extrasístole con…
7. Durante un estado de choque el corazón no…
8. La tensión arterial siempre elevada causa…
9. Cinco factores que influyen negativamente en la hipertensión son…
10. Algunas medidas que se pueden tomar para reducir los riesgos de enfermedades cardiovasculares son…

Ejercicio 4   Identify and describe each of the following heart problems.
1. la bradicardia
2. la taquicardia
3. la taquicardia paroxística
4. la extrasístole
5. la fibrilación auricular
6. el infarto del miocardio
7. la hipertensión arterial
8. la arteriosclerosis

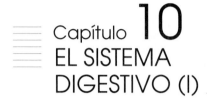

Capítulo 10
EL SISTEMA DIGESTIVO (I)

Las enfermedades del aparato digestivo son las más comunes después del catarro. La tecnología moderna permite examinar los órganos del aparato digestivo sin tener que operar. Las oclusiones o las perforaciones intestinales ahora se controlan mucho mejor que antes.

El esófago

Es un tubo que va de la boca al estómago y por el que pasan los alimentos. Los músculos situados a lo largo del esófago aseguran el descenso de los alimentos. El movimiento ondulatorio de estos músculos se llama «peristáltico».

La úlcera del esófago Se parece a una úlcera gastroduodenal. Si no se trata, puede resultar en una constricción del esófago. Los síntomas son ardor del estómago, eructos ácidos, pérdida de apetito, enflaquecimiento y salivación. Se recomienda un régimen alimenticio libre de platos estimulantes o picantes. La leche cada dos horas o hasta cada hora alivia el malestar.

La esofagitis Es una inflamación de la pared interior del esófago. Hay muchas causas: alimentos irritadores, medicamentos ácidos, secuelas de enfermedades infecciosas, vómitos. El tratamiento es como el de la úlcera del esófago: un régimen alimenticio severo y el uso frecuente de los antiácidos.

La hernia hiatal (diafragmática) Es un aumento de la abertura del orificio diafragmático para el paso del esófago, con penetración de una porción del estómago. Los dolores pueden hacer temer una crisis cardíaca. Puede causar una esofagitis. El enfermo debe comer seis comidas ligeras por día y evitar tragar aire.

El estómago

Los trastornos digestivos son síntomas de problemas gastrointestinales. A menudo se relacionan con una tensión nerviosa. El ritmo de vida acelerado no es bueno para la digestión. Se come muy de prisa; no se mastican bien los alimentos; no se hace bastante ejercicio. Los ardores de estómago son el resultado. Estos dolores que aparecen más o menos a una hora después de comer pueden ser intensos y hacer creer, equivocadamente, que se trata de una angina de pecho. Los antiácidos son eficaces. Las náuseas, los dolores de cabeza y los sudores fríos son también un resultado del modo de vida. Los flatos se deben a la acumulación de gases en el tubo digestivo. La aerofagia (la deglución excesiva del aire) es la causa principal. Los flatos salen del estómago por la eructación y de los intestinos por la emisión de gases. La mejor manera de luchar contra el estreñimiento es hacer ejercicio.

La gastritis aguda Es una inflamación de la membrana mucosa del estómago. Se debe generalmente al abuso del alcohol o a demasiados medicamentos basados en la aspirina, el alquitrán, etc. Las comidas picantes son perjudiciales. Los dolores gástricos son intensos; se pierde el apetito, hay vómitos de sangre y sangre en las heces. Con frecuencia, el reposo basta para reponer al enfermo. Si el enfermo no puede comer, se le nutre por vía intravenosa. En el caso de las gastritis corrosivas causadas por los venenos, se requiere un lavado de estómago.

La úlcera gastroduodenal Este tipo de úlcera parece ser una reacción del humano al medio ambiente. Afecta a los ansiosos, a los que sufren de fobias, a los perfeccionistas. Es el mal de la agresividad. Es una llaga en el estómago o el duodeno, el comienzo del intestino delgado, que destruye la pared. El ácido clorhídrico en el jugo gástrico es responsable. Las personas con sangre del grupo sanguíneo O son los más susceptibles a una úlcera de este tipo. Las complicaciones más graves son la hemorragia masiva y la perforación. La presencia de sangre en las heces a menudo indica una úlcera. Igual que para todos los trastornos digestivos, el tratamiento es un régimen alimenticio ligero y regular. Se debe evitar las especias, el café, el té, el alcohol. Y, como se ha dicho anteriormente, las personas que sufren de una úlcera deben pensar en una profesión tranquila y deben hacer mucho ejercicio para deshacerse de su agresividad.

La gastroenteritis aguda Se debe a una inflamación de la membrana mucosa del estómago y de los intestinos. La causa es, en general, un abuso del alcohol, una gripe intestinal o una intoxicación alimentaria. También puede ser causada por los medicamentos o por las intoxicaciones por metales pesados tales como el cadmio o el mercurio.

Otra forma de gastroenteritis se debe a los alimentos contaminados por las bacterias del grupo salmonela. Entre las 12 y 48 horas después de comer, aparecen náuseas, calambres y vómitos. El tratamiento es el mismo que para la gastroenteritis aguda: el reposo y el ayuno, la total ausencia de alimentos, mientras que duren las náuseas y los vómitos. Jamás se debe comer alimentos que no huelen totalmente frescos o que han permanecido mucho tiempo en el frigorífico o nevera[1]. Hay que sospechar sobre todo de las aves[2] y los huevos. Las carnes—de res, de cerdo[3] y de cordero[4]—también pueden estar contaminadas.

---

[1]*refrigerator*   [2]*poultry*   [3]*pork*   [4]*lamb*

LAS VISCERAS

Las vísceras en relación con el esqueleto axal
(Vista anterior)

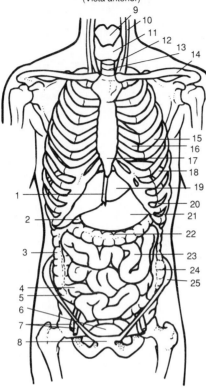

Vísceras de la digestión
(Vista anterior)

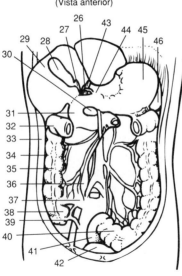

1 Ligamento falciforme del hígado
2 Vesícula biliar
3 Colon ascendente
4 Ileon
5 Ciego
6 Vejiga urinaria
7 A. y V. femorales
8 Sínfisis púbica
9 Cartílago tiroides
10 V. yugular interna
11 Glándula tiroides
12 A. carótida primitiva
13 Tráquea
14 Clavícula
15 Pulmón izquierdo
16 Corazón
17 Esternón
18 Diafragma
19 Hígado
20 Bazo
21 Estómago
22 Colon transverso
23 Yeyuno
24 Colon descendente
25 Cresta iliaca
26 Conducto hepático primitivo
27 Conducto cístico
28 Vesícula biliar
29 Hígado
30 Páncreas
31 Duodeno
32 Colon transverso
33 Peritoneo
34 Colon ascendente
35 Cintilla longitudinal del colon
36 Mesenterio
37 Ileon
38 Ciego
39 Apéndice vermiforme
40 Colon sigmoideo
41 Recto
42 Vejiga urinaria
43 V. porta
44 A. hepática
45 Estómago
46 Bazo

LAS VISCERAS

Vísceras en relación
con el esqueleto axial
(Vista posterior)

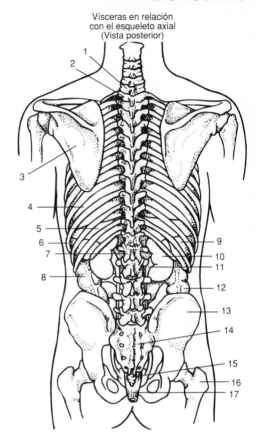

1 Séptima vértebra cervical
2 Primera vértebra torácica
3 Omoplato
4 Lóbulo inferior del pulmón izquierdo
5 Diafragma
6 Bazo
7 Primera vértebra lumbar
8 Colon descendente
9 Hígado
10 Riñón
11 Uréter
12 Colon ascendente
13 Pelvis (iliaco)
14 Sacro
15 Cóccix
16 Fémur
17 Recto
18 Diafragma
19 Bazo
20 Riñón
21 Glándula suprarrenal
22 Aorta abdominal
23 A. y V. renales
24 Hígado
25 Vena cava inferior
26 Colon ascendente
27 Pelvis (iliaco) (cortado)
28 Colon sigmoide
29 Cabeza del fémur
30 Recto
31 M. glúteo mayor (cortado)
32 Ano

Vísceras del abdomen y la pelvis
(Vista posterior)

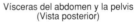
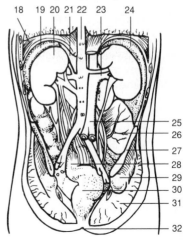

ESTUDIO DE PALABRAS

Ejercicio 1   Study the following cognates that appear in this chapter.

el sistema	la crisis	la gastroenteritis
el órgano	la esofagitis	la salmonela
la oclusión	la tensión	
la perforación	el ritmo de vida	digestivo
el esófago	acelerado	ondulatorio
el tubo	la digestión	peristáltico
el músculo	la náusea	gastroduodenal
el descenso	la acumulación	ácido
la úlcera	el gas	interior
la constricción	la aerofagia	irritador
el síntoma	el intestino	hiatal
el apetito	la gastritis	cardíaco
la inflamación	la membrana	gastrointestinal
la secuela	el abuso	nervioso
los vómitos	el alcohol	intenso
el antiácido	la aspirina	mucoso
la hernia	la fobia	gástrico
el orificio	el perfeccionista	masivo
el diafragma	la agresividad	intestinal
la penetración	el duodeno	infeccioso
la porción	el ácido clorhídrico	
la diarrea	la hemorragia	aliviar
la bacteria		

Ejercicio 2   Match the verb in Column A with its noun form in Column B.

A	B
1. acumular	a. el descenso
2. perforar	b. la úlcera
3. abusar	c. la penetración
4. ulcerar	d. la acumulación
5. descender	e. el abuso
6. penetrar	f. la perforación

Ejercicio 3   Select the word being defined.
1. la salida de sangre fuera de los vasos
   a. la úlcera   b. la hemorragia   c. la perforación
2. el cierre patológico de un conducto causado frecuentemente por una obstrucción
   a. la oclusión   b. la perforación   c. la úlcera
3. la abertura patológica de los intestinos o del estómago
   a. la oclusión   b. la perforación   c. la úlcera

4. dícese de la contracción del esófago y los intestinos para permitir la deglución y la digestión
   a. gastrointestinal   b. peristáltico   c. mucoso
5. del estómago
   a. digestivo   b. cardíaco   c. gástrico

Ejercicio 4   Give the word or expression being defined.
1. las heces líquidas y frecuentes
2. una inflamación del esófago
3. el whisky, la cerveza, el vino
4. de los intestinos
5. severo
6. lo contrario de «exterior»
7. lo que sigue, que viene después
8. una abertura en el cuerpo
9. un tumor blando producido por la salida de una víscera a través de la membrana que la encierra
10. la deglución involuntaria de aire

Ejercicio 5   Complete each expression with the appropriate word(s).
1. loss of appetite   la pérdida de _____
2. hiatal hernia   la hernia _____
3. nervous tension   la _____ nerviosa
4. alcohol abuse   el abuso del _____
5. digestive system   el sistema _____
6. gastric juices   los jugos _____
7. hydrochloric acid   el _____ clorhídrico
8. massive hemorrhage   la _____ masiva
9. mucous membrane   la _____ mucosa
10. fast pace of living   el ritmo de vida _____

Ejercicio 6   Match the English word or expression in Column A with its Spanish equivalent in Column B.

A	B
1. liver	a. la vesícula biliar
2. gall bladder	b. el hígado
3. small intestine	c. el eructo, la eructación
4. mouth	d. el jugo gástrico
5. belch, belching	e. agudo
6. wall	f. aliviar
7. strict (food) diet	g. el régimen alimenticio
8. to chew	h. la boca
9. to swallow	i. tragar
10. to relieve	j. masticar

11. acute	k. el intestino delgado
12. gastric juice	l. la pared
13. fast (no food)	m. el ayuno
14. swallowing	n. perjudicial
15. constipation	o. el estreñimiento
16. harmful	p. la gripe intestinal
17. intestinal virus	q. la deglución

Ejercicio 7   Complete each statement with the appropriate word(s).

1. El no puede comer nada. El médico le ha recetado el _____.
2. No puede comer alimentos picantes, salados, grasosos, etc. El tiene que seguir un _____.
3. El sufre de la gastritis _____.
4. Es necesario _____ bien los alimentos antes de _____ los alimentos.
5. Un _____ es una emisión sonora por la boca de gases acumulados en el estómago.
6. El esófago es el tubo que va de la _____ al estómago.
7. _____ es un órgano pequeño muscular que recibe la bilis del hígado, la concentra y la secreta (segrega) en el duodeno.
8. Muchos alimentos son _____ al funcionamiento del sistema digestivo y debemos evitar comerlos.
9. Lo contrario de la «diarrea» es el _____.
10. Los antiácidos pueden _____ los _____ digestivos.
11. Una _____ puede causar calambres y diarrea.
12. El estómago contiene _____.
13. La acción de tragar es la _____.

Ejercicio 8   Match the English word or expression in Column A with its Spanish equivalent in Column B.

A	B
1. heartburn	a. el grupo sanguíneo
2. cold sweats	b. el trastorno
3. stool, feces	c. el lavado del estómago
4. sore	d. el calambre
5. food poisoning	e. el ardor de estómago
6. blood type	f. el malestar
7. to feed intravenously	g. el flato
8. pumping of one's stomach	h. los sudores fríos
9. weight loss (thinning)	i. el dolor de cabeza
10. discomfort	j. la hez, las heces
11. opening	k. el enflaquecimiento
12. pain	l. la abertura
13. upset, disorder	m. la llaga

14. headache
15. flatulence
16. cramp

n. el dolor
o. la intoxicación alimentaria
p. nutrir por vía intravenosa

Ejercicio 9   Give the word or expression being defined.
1. vaciar el contenido del estómago en el hospital
2. la pérdida de peso
3. lo que causa un rasgón, una quemadura o un absceso
4. el excremento
5. O, A, B, AB
6. lo que causan las carnes contaminadas
7. la molestia, un dolor ligero
8. la acumulación de gases en el tubo digestivo
9. la contracción involuntaria de un músculo comúnmente en el estómago o en los intestinos
10. un desorden o una perturbación
11. lo que hay que hacer para una persona que no puede comer por su cuenta

Ejercicio 10   Complete each statement with the appropriate word(s).
1. Una aspirina puede aliviar un _____.
2. Los _____ pueden acompañar una fiebre alta.
3. Los alimentos picantes pueden causar el _____ del estómago.
4. Si uno sufre de una intoxicación alimentaria grave, es posible que sea necesario un _____.
5. Si el enfermo no puede alimentarse, es necesario nutrirlo _____.
6. Hay muchos tipos de _____ digestivos que son muy comunes.
7. Por lo general, el _____ es más soportable que el _____.
8. Una úlcera o una herida que no se cierra es una _____.

Ejercicio 11   Answer each of the following questions.
1. ¿Cuál es su grupo sanguíneo?
2. ¿Ud. ha sufrido una intoxicación alimentaria?
3. ¿Ud. tiene frecuentemente un dolor de cabeza?
4. ¿Ud. tiene de vez en cuando una pérdida de apetito?
5. ¿Ud. tiene de vez en cuando un ardor de estómago?
6. Si Ud. tiene ardores de estómago, ¿toma Ud. aspirinas o antiácidos?

COMPRENSION

Ejercicio 1   True or false?
1. Las enfermedades del sistema digestivo son bastante comunes.
2. Es necesario hacer una intervención quirúrgica para examinar minuciosamente los órganos del aparato digestivo.
3. De vez en cuando los que tienen una hernia hiatal creen que están sufriendo una crisis cardíaca.

4. No es raro que los trastornos digestivos se relacionen con la tensión nerviosa.
5. Los flatos salen del estómago o de los intestinos.
6. La gastritis aguda es una inflamación de la membrana mucosa de los intestinos.
7. El abuso del alcohol puede causar la gastroenteritis.
8. La comida contaminada por la bacteria del grupo salmonela puede causar una forma de gastroenteritis.

Ejercicio 2   Answer.
1. ¿Qué hay en el esófago para asegurar el descenso de los alimentos?
2. ¿Qué se recomienda para el tratamiento de una úlcera del esófago?
3. ¿Qué es una hernia hiatal?
4. ¿De qué resultan los ardores de estómago?
5. ¿Qué se debe hacer si el enfermo no puede tragar los alimentos?
6. ¿Cuándo es necesario un lavado de estómago?
7. ¿A qué tipo de persona afecta una úlcera gastroduodenal?
8. ¿Qué es una úlcera gastroduodenal?
9. ¿Qué causa una úlcera gastroduodenal?

Ejercicio 3   Identify the following.
1. el tubo por el cual pasan los alimentos de la boca al estómago
2. una inflamación de la pared interna del esófago
3. una toxina mortal que se encuentra en la comida que no está fresca

Ejercicio 4   Complete each of the following statements.
1. Los síntomas de una úlcera del esófago son...
2. Las causas de la esofagitis son...
3. La apariencia (presencia) de sangre en las heces puede ser indicio de...
4. Las causas de la gastritis aguda son...
5. Algunas complicaciones graves de una úlcera gastroduodenal son...
6. El flato es...
7. Una intoxicación alimentaria puede causar...

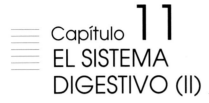

Capítulo 11
EL SISTEMA
DIGESTIVO (II)

Los intestinos

Las enfermedades que afectan los intestinos son muchos. Antiguamente eran a menudo mortíferos. Hoy día, la mayoría son totalmente controlables.

La apendicitis El apéndice íleocecal es una prolongación delgada y hueca que se halla en la parte inferior del intestino ciego[1]. Parece que no desempeña ninguna función para el organismo. La apendicitis es una inflamación de este apéndice que, si se perfora, puede causar una peritonitis, enfermedad frecuentemente mortal. El apéndice se encuentra más o menos al lado derecho del vientre. La apendicitis se anuncia con unos dolores en la región del apéndice que es sensible a la presión. Las náuseas y la fiebre son comunes, en cuyo caso una intervención quirúrgica es necesaria. De hecho, mientras más se tarde, mayor es el riesgo de una peritonitis. La apendicitis afecta sobre todo a los jóvenes, quienes generalmente se recuperan rápidamente de la operación.

La peritonitis Todos los órganos vitales tienen una membrana que los protege. El peritoneo es una membrana serosa que envuelve las vísceras abdominales. Esta membrana forma una bolsa estanca[2]. No obstante, si se perfora, las toxinas, las bacterias, la sangre o la orina pueden penetrar en esta bolsa y causar una enfermedad muy grave— la peritonitis. Los enfermos con frecuencia mueren de toxemia, de deshidratación o de choque. Es una enfermedad difícil de tratar, porque hay que determinar la causa, lo cual rara vez resulta fácil. Esta enfermedad es muy peligrosa para los ancianos, quienes no suelen sobrevivirla.

El estreñimiento Se debe mayormente a la falta de ejercicio. Por esta razón afecta principalmente a los viejos o a los inválidos. Otra causa es el empleo rutinario de laxantes o enemas (lavativas). El estrés, hasta mínimo, como en el caso de un viaje, puede causar el estreñimiento. Pero es fácil de evitar el estreñimiento. La evacuación regular se asegura con una alimentación sana que incluye la fruta y la fibra y el ejercicio físico rutinario. Mucha gente cree que se debe evacuar diariamente. Es una idea errónea que suele causar una ansiedad inútil.

---

[1]*caecum* [2]*watertight sac*

La colitis Después del catarro, ésta es la enfermedad más común. Es una enfermedad que afecta sobre todo a la gente ansiosa e intranquila. Se debe en gran parte a fenómenos afectivos—el divorcio, la muerte de una persona amada. La alternancia de la diarrea con el estreñimiento es frecuente, y también los dolores en la parte superior derecha del abdomen. Los gases se acumulan en el intestino y provocan una distensión abdominal muy molestosa. La psicoterapia es la mejor manera de curar la enfermedad. En algunos casos, no se debe tomar laxantes, a pesar de que proveen un alivio temporero.

La oclusión intestinal Es la detención absoluta de materias fecales en un punto del intestino. Los síntomas son los calambres abdominales, los vómitos, el estreñimiento y la distensión. Los síntomas son comunes y suelen pasar después de unos días. Si persisten, se debe actuar en seguida. No es siempre fácil determinar precisamente la causa de la oclusión.

El hígado

Es el órgano que más funciones desempeña. Produce los agentes que efectúan la coagulación de la sangre. Controla la secreción biliar necesaria para absorber los lípidos. Protege el organismo contra toda sustancia química peligrosa. Estas son solamente algunas de sus funciones.

La hepatitis infecciosa o hepatitis A Fue recientemente cuando se aisló el virus A. Se transmite de persona a persona o por medio de agua contaminada por excrementos humanos. Hay que sospechar de los lugares donde las instalaciones sanitarias son defectuosas, especialmente los restaurantes de dudosa limpieza. Los mariscos sacados de aguas contaminadas también son peligrosos. La hepatitis infecciosa es una enfermedad contagiosa que afecta mayormente a los jóvenes. Las personas infectadas sin saberlo pueden transmitir la enfermedad a otros durante el período de incubación, que es de unos 25 a 35 días. Se puede o no sufrir de ictericia, pero la presencia de bilirrubina en la sangre es un buen indicador. La bilirrubina es un pigmento amarillo derivado de la degradación orgánica de la hemoglobina que tiñe la bilis.

La hepatitis serosa o hepatitis B La hepatitis B se parece a la hepatitis A, pero es mucho más grave y se transmite de otra forma. Con frecuencia es causada por inyecciones con jeringas contaminadas. El virus B es muy resistente; para eliminarlo, se requiere 30 minutos de esterilización. Las transfusiones de sangre todavía son la principal causa de contaminación. Hoy se analiza la sangre de donantes con sumo cuidado antes de usarla. El virus también está presente en la saliva y en el semen. Los síntomas son similares a los de la hepatitis A. Además una urticaria aparece antes de la aparición de la ictericia. La hepatitis B es mucho más grave que la de tipo A porque conlleva el riesgo de complicarse con una cirrosis del hígado.

La cirrosis del hígado Esta enfermedad se caracteriza por las granulaciones rosadas del hígado que ya no puede efectuar sus múltiples funciones. La causa en la mayoría de los casos es el alcoholismo. El virus de la hepatitis B es también responsable. Es una enfermedad muy grave que puede ser estabilizada si se suprime totalmente el consumo de alcohol. La abstinencia total del alcohol es esencial para sobrevivir esta enfermedad, que es, con frecuencia, mortal.

La vesícula biliar

Este órgano almacena la bilis que produce el hígado. La bilis es un líquido amarillo cuando sale del hígado, pero que se vuelve verde-marrón en la vesícula biliar. Contiene las sales biliares que contribuyen a la emulsificación y a la digestión de las grasas.

Los cálculos biliares La presencia de cálculos en la vesícula o en las vías biliares es más frecuente entre las mujeres que entre los hombres. La obesidad favorece esta enfermedad. Las causas no son bien conocidas, pero se sospechan las malas costumbres alimentarias y la obesidad. Como remedio, los enfermos deben seguir un régimen alimenticio estricto: nada de alimentos cocinados en grasa, nada de dulces, ni de legumbres que incitan el flato—col o repollo, habas o judías secas.

El páncreas

Es una glándula situada detrás del estómago. Es al mismo tiempo exocrina y endocrina. Produce el jugo pancreático que contiene las enzimas que actúan sobre las grasas, las proteínas y los almidones. Secreta hormonas, incluso la insulina. Una secreción insuficiente es la causa de la diabetes.

La pancreatitis aguda Es una inflamación del páncreas que afecta mayormente a las personas que sufren de cálculos biliares o de alcoholismo. Se presenta con ciertas otras enfermedades como las paperas, la mononucleosis infecciosa y durante el embarazo. Las formas más graves son difíciles de distinguir de ciertas otras enfermedades, tales como la crisis cardíaca, la perforación de una úlcera gastrointestinal o una apendicitis. No obstante, se requiere una rápida intervención quirúrgica. Un páncreas que no funciona debidamente puede desarrollar una peritonitis, una complicación gravísima.

La pancreatitis crónica Las dos pancreatitis tienen las mismas causas, pero son dos enfermedades distintas. En la pancreatitis crónica, las crisis de pancreatitis aguda causan daños al páncreas. La mayoría de los enfermos sufren de diabetes, otros de alcoholismo o de una cirrosis del hígado. Es una enfermedad muy grave que muy poca gente generalmente sobrevive. El tratamiento es difícil y el dolor es a menudo insoportable. La ablación total o parcial del páncreas da unos resultados desiguales. Las medicinas sólo pueden aliviar el dolor.

ESTUDIO DE PALABRAS _____

Ejercicio 1   Study the following cognates that appear in this chapter.

el intestino	la secreción	controlable
la apendicitis	el lípido	vital
el apéndice	la hepatitis	seroso
la prolongación	la incubación	erróneo
la inflamación	la ictericia	temporero
la peritonitis	la bilirrubina	intestinal
las náuseas	el pigmento	fecal
el órgano	la degradación	infectado
la membrana	la hemoglobina	orgánico
el peritoneo	la inyección	resistente
la toxina	la jeringa	exocrino
la bacteria	la esterilización	endocrino
la orina	la transfusión	crónico
la toxemia	la saliva	insoportable
la deshidratación	el semen	total
el choque	la urticaria	parcial
la causa	la cirrosis	contagioso
el inválido	la granulación	mortal
el laxante	el virus	
la enema	el líquido	perforar
el estrés	la emulsificación	recuperarse
la evacuación	la digestión	proteger
el excremento	la obesidad	penetrar
la ansiedad	el remedio	determinar
la colitis	la glándula	resultar
la alternancia	la enzima	evacuar
el abdomen	la proteína	acumular
el gas	la hormona	persistir
la distensión	la insulina	controlar
la psicoterapia	la diabetes	absorber
la oclusión	la pancreatitis	transmitir
la materia	la mononucleosis	
el síntoma	la ablación	
la coagulación		

Ejercicio 2   Complete each expression with the appropriate word(s).

1. fecal matter   la materia _____
2. abdominal cramps   los calambres _____
3. infectious hepatitis   la _____ infecciosa
4. infectious mononucleosis   la mononucleosis _____

5. contagious disease   la enfermedad _____
6. incubation period   el período de _____
7. sterile syringe   la _____ esterilizada
8. blood transfusion   la _____ de sangre
9. cirrhosis of the liver   la _____ del hígado
10. vital organs   los órganos _____
11. total removal   la ablación _____
12. emotional stress   el _____ emocional
13. pancreatic juices   los jugos _____

Ejercicio 3   Select the word being defined.

la diarrea   la perforación   la pancreatitis
la mononucleosis   la peritonitis   la hepatitis
la oclusión   la apendicitis

1. las heces líquidas y frecuentes
2. una inflamación del páncreas
3. una inflamación del apéndice
4. una inflamación del hígado
5. una obstrucción
6. una abertura patológica de los intestinos, del estómago

Ejercicio 4   Match the word or expression in Column A with its definition in Column B.

A	B
1. el lípido	a. una glándula que vacía sus secreciones en la sangre
2. la proteína	
3. la bilis	b. una macromolécula que contiene un gran número de aminoácidos
4. la saliva	
5. la insulina	c. la grasa
6. una glándula endocrina	d. un microbio unicelular
7. una glándula exocrina	e. una glándula que envía su secreción a una superficie recubierta de epitelio, el envío puede ser de manera directa o mediante un conducto
8. el semen	
9. la toxina	
10. la bacteria	
	f. líquido viscoso que secreta el hígado y que se acumula en la vesícula biliar
	g. un veneno
	h. el líquido claro en la boca
	i. el líquido emitido por las glándulas reproductoras del hombre
	j. líquido que secreta el páncreas y que se usa en el tratamiento de la diabetes

Ejercicio 5   Give the word or expression being defined.
1. que puede causar la muerte
2. dar protección
3. la acción de disminuir el malestar o el dolor
4. entrar, pinchar
5. durar mucho tiempo
6. por un período limitado de tiempo
7. de los intestinos
8. las heces

Ejercicio 6   Match the English word or expression in Column A with its Spanish equivalent in Column B.

A	B
1. stomach	a. el flato
2. large (small) intestine	b. el estreñimiento
3. liver	c. las paperas
4. gall bladder	d. el embarazo
5. starch	e. el almidón
6. stone	f. el vientre
7. enema	g. estanco
8. airtight, gastight	h. el intestino grueso (delgado)
9. removal	i. el hígado
10. fatal	j. la vesícula biliar
11. constipation	k. la lavativa
12. relief	l. el cálculo
13. cramp	m. el alivio
14. donor	n. la ablación
15. flatulence	o. mortífero
16. mumps	p. el calambre
17. pregnancy	q. almacenar
18. to store	r. el donante

Ejercicio 7   Complete each statement with the appropriate word(s).
1. Una bolsa _____ no deja salir (rezumar) ni filtrar los líquidos ni los gases.
2. La _____ almacena la bilis producida por el hígado.
3. El intestino va del estómago al ano y se divide en dos partes: el intestino _____ y el intestino grueso.
4. La peritonitis puede ser _____. Es una condición muy grave.
5. Los analgésicos dan _____ a los pacientes pero no los pueden curar.
6. Una masa sólida o concreción pétrea (de piedra) que se forma en la vejiga, en los riñones o en la vesícula biliar es un _____.

7. Cuando uno tiene que evacuar (defecar) no se debe esperar porque puede causar el _____.
8. Una contracción muscular involuntaria y dolorosa en el estómago o intestino es un _____.
9. El _____ es un órgano que tiene muchas funciones, una de las cuales es la producción de la bilis que se _____ en la vesícula biliar.
10. Si uno sufre de pancreatitis crónica, el dolor puede ser tan insoportable que se recomienda la _____ total o parcial del páncreas. La _____ se efectúa por una intervención quirúrgica.
11. Muchos cereales y vegetales contienen reservas de _____.
12. Al que da sangre para usar en transfusiones se le llama _____.
13. La _____ es un tratamiento para el estreñimiento pero no se recomienda su utilización repetida.
14. En los seres humanos el período de _____ es unos nueve meses.
15. Las _____ afectan más a los niños que a los ancianos.
16. Los gases acumulados en el estómago o en el intestino pueden causar el _____.

COMPRENSION

Ejercicio 1   True or false?
1. Hay muchas enfermedades intestinales.
2. Hoy día la mayoría de las enfermedades intestinales son mortíferas.
3. El apéndice es un órgano que tiene muchas funciones vitales.
4. Todos los órganos vitales tienen una membrana que los protege.
5. El uso repetido de laxantes y lavativas es un tratamiento eficaz para el estreñimiento.
6. Es absolutamente necesario evacuar todos los días.
7. El hígado, como el apéndice, es un órgano que tiene muy pocas funciones.
8. La hepatitis A es muy contagiosa.
9. El páncreas es una glándula exocrina y endocrina.
10. La pancreatitis crónica es una enfermedad grave. Frecuentemente es mortífera.

Ejercicio 2   Answer.
1. ¿Por qué se restablecen (se recuperan) rápidamente la mayoría de los pacientes operados del apéndice?
2. ¿Por qué es difícil tratar la peritonitis?
3. ¿Cómo se puede evitar el estreñimiento?
4. ¿Cuáles son algunas funciones del hígado?
5. ¿Cómo puede la persona que tiene hepatitis infecciosa transmitirla sin saberlo?

6. ¿Cuál de las dos hepatitis es la más grave, la hepatitis infecciosa o la hepatitis serosa?
7. ¿Cómo se transmite la hepatitis serosa (B)?
8. ¿Por qué es importante el jugo pancreático?
9. ¿A los síntomas de qué otra enfermedad se parecen los síntomas de la pancreatitis?

Ejercicio 3   Describe the following.
1. el apéndice
2. la peritonitis
3. la oclusión intestinal
4. la bilis
5. la cirrosis del hígado
6. el páncreas

Ejercicio 4   Give the symptoms of the following diseases or disorders.
1. la apendicitis
2. la peritonitis
3. la colitis
4. la oclusión intestinal

Capítulo 12
LA MUJER: EL APARATO GENITAL, EL EMBARAZO Y EL PARTO

El aparato genital de la mujer

El aparato genital de la mujer es mucho más complejo que el del hombre por obvias razones. Por otra parte, los órganos genitales de la mujer son internos y, por consiguiente, son más frágiles. La función de los ovarios es la de producir un óvulo o huevo por mes. Este huevo va desde la trompa (de Falopio) de donde se dirige al útero. En el camino, puede ser fecundado por un espermatozoide, en cuyo caso se implantará en la cavidad uterina donde se formará un feto. Si no se fecunda, saldrá del cuerpo durante las reglas.

La menopausia

Es el término definitivo de las reglas que representa, de hecho, la desaparición de las hormonas femeninas. Según la tradición, la menopausia era una experiencia traumática que afectaba la vida emocional y sexual de las mujeres. No es así. En realidad, en cuanto a los placeres sexuales, muchas mujeres gozan de un recrudecimiento de actividad sexual ya que no hay necesidad de medidas preventivas. Los trastornos relacionados con la menopausia provienen, sobre todo, de «ideas convencionales» en cuanto a la vejez, especialmente de las que tratan de la mujer. En ciertos casos, un tratamiento hormonal es indicado, pero con precaución, porque los efectos secundarios pueden incluir las hemorragias y depresiones nerviosas.

Las reglas

La mayoría de las adolescentes comienzan sus reglas entre los 12 y 14 años. Es anormal que no aparezcan las reglas hasta los 16 años. La ausencia de reglas puede indicar la presencia de un tumor, por ejemplo.

El síndrome premenstrual Durante mucho tiempo, se minimizaba la importancia de esta afección. Los síntomas aparecen como a una semana antes de las reglas y se manifiestan por los dolores de cabeza, una agresividad anormal y una inestabilidad emocional. Aunque se reconoce la existencia de esta afección, todavía no se sabe, realmente, cómo tratarla eficazmente.

LOS GENITALES FEMENINOS

Genitales femeninos
externos e internos

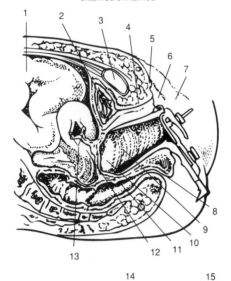

Vías genitales femeninas
(Corte frontal)
(Vista anterior)
Al lado derecho de la figura
se ilustra el ciclo estral

Espermatozoide

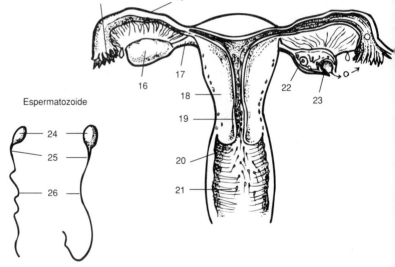

1 Intestino	13 Extremos cortados de la trompa uterina y del ligamento redondo del útero	21 Vagina
2 Vejiga urinaria		22 Cuerpo lúteo
3 Sínfisis púbica		23 Folículo ovárico roto, con liberación del ovocito que viaja por el oviducto, sitio en que es fecundado por el espermatozoide
4 Uretra	14 Extremidad fimbriada	
5 Clítoris	15 Trompas uterinas (oviductos)	
6 Labio menor	16 Ovario	
7 Labio mayor	17 Ligamento ovárico	
8 Ano	18 Cuerpo uterino (fondo del útero)	24 Cabeza
9 Vagina		25 Pieza intermedia (cuello)
10 Cuello uterino	19 Mucosa que reviste el conducto del cuello uterino	26 Cola
11 Recto		
12 Utero	20 Abertura uterina	

LOS GENITALES FEMENINOS

Principio del embarazo

1 Trompa uterina
2 Ovario
3 Utero
4 Embrión
5 Sacro
6 Cóccix
7 Recto
8 Vejiga urinaria
9 Ano
10 Vagina
11 Uretra
12 Sínfisis del pubis
13 Intestinos
14 Placenta
15 Ombligo
16 Utero
17 Cordón umbilical
18 Feto
19 Sínfisis púbica
20 Vejiga urinaria
21 Uretra
22 Vagina

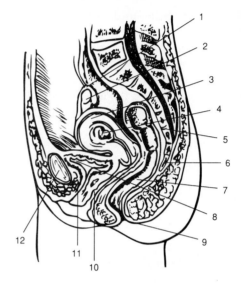

Utero al término del embarazo

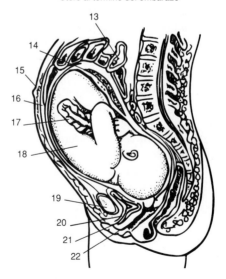

La dismenorrea o las reglas dolorosas Una gran parte de las mujeres sufren de reglas dolorosas. A menudo se debe a un estado de ansiedad o a una falta de ejercicio físico. A veces son necesarios los antiespasmódicos. El mejor remedio sigue siendo el de las abuelas: una bolsa de agua caliente sobre el vientre.

Los tumores y los quistes

Es mejor sacar un quiste ovárico, aunque sea benigno, pues puede transformarse en un tumor maligno. Cualquier sangría sospechosa debe ser objeto de una profunda investigación médica.

El fibroma del útero La gran mayoría de los tumores del útero son benignos. A veces pueden ser muy grandes (tan grandes que una mujer puede parecer estar encinta aunque no lo sea). Puede impedir el embarazo o ser la causa de un aborto. Los fibromas a menudo causan hemorragias durante las reglas. Una histerectomía es entonces recomendable.

El quiste o el tumor benigno del seno Algunas mujeres tienden a tener quistes duros en la parte superior de sus senos. Hay que asegurar que son benignos. A pesar de que no son, de ninguna manera, señal de cáncer, se deben examinar cada seis meses. Los tumores malignos del seno se tratan en el capítulo 15.

El embarazo

Es raro que el embarazo no conlleve algunos trastornos de poca importancia y totalmente normales, tales como dolores de cabeza, náuseas durante los primeros meses, estreñimiento, ardores de estómago, flato. En algunos casos, no se puede tomar medicamentos para aliviar el malestar—ni laxantes, ni calmantes, ni antiácidos, ni aspirina. Un régimen rico en proteínas, en hierro y calcio es esencial tanto para la madre como para el niño que ella lleva.

El aborto espontáneo o malparto Los malpartos son muy frecuentes y ocurren casi siempre durante los primeros tres meses. Pueden ser provocados por afecciones glandulares, rayos X, medicamentos como los antibióticos o por infecciones. Se considera que después de los tres meses, la posibilidad de aborto espontáneo es mínima. Aunque el malparto es, a menudo, un choque emocional para una mujer encinta, se debe recordar que se trata de un rechazo natural del organismo para poner fin al embarazo o a un feto que no se está formando debidamente.

La toxemia gravídica Esta enfermedad aparece durante los últimos tres meses del embarazo. Afecta, en general, a las mujeres primíparas. Esta enfermedad puede producir convulsiones, coma y, en los casos más extremos, la muerte. Las mujeres afectadas de toxemia deben guardar cama si el parto todavía queda lejos. Si es posible, se provoca el parto artificialmente.

El parto

En general, el parto se realiza sin problemas. Un parto natural ocurre sin la intervención física o psíquica de un médico. Cuando el ginecólogo provoca o controla el parto por medio de medicamentos o de instrumentos como el fórceps, se trata de un parto dirigido. El médico puede, por ejemplo, aplicar una anestesia epidural para eliminar los dolores del trabajo de parto. En algunos casos, cuando el parto eutócico puede resultar peligroso, el médico puede hacer una operación cesárea. Hoy, muchas mujeres optan por el parto indoloro, un método que requiere una preparación psicológica y unos ejercicios especiales para suprimir el miedo y aliviar los dolores del parto.

ESTUDIO DE PALABRAS

Ejercicio 1   Study the following cognates that appear in this chapter.

la ginecología	la ansiedad	genital
el ginecólogo	el antiespasmódico	interno
el órgano	el remedio	frágil
la función	el fibroma	femenino
el ovario	la histerectomía	traumático
el útero	las náuseas	emocional
el espermatozoide	el laxante	sexual
la cavidad	el calmante	preventivo
el feto	el antiácido	hormonal
la desaparición	la aspirina	nervioso
la hormona	la afección	adolescente
el efecto	el rayo X	anormal
la hemorragia	la toxemia gravídica	ovárico
la depresión	la convulsión	benigno
el tumor	el coma	maligno
el síndrome	el fórceps	glandular
el síntoma	la anestesia	
la agresividad	la operación cesárea	implantarse
la inestabilidad		transformarse
la dismenorrea		fecundar

Ejercicio 2   Complete each expression with the appropriate word(s).
1. side effects   los _____ secundarios
2. nervous tension   la tensión _____
3. Fallopian tube   la trompa de _____
4. traumatic experience   una experiencia _____
5. preventive measure   una medida _____
6. sexual activity   la actividad _____
7. benign tumor   el tumor _____
8. ovarian cyst   el quiste _____
9. abnormal bleeding   la sangría _____
10. hormonal treatment   el tratamiento _____

Ejercicio 3   Give the word or expression being defined.
1. no normal
2. el producto de la concepción antes de llegar a término

3. fertilizar
4. la cesación natural de la ovulación y menstruación de una mujer
5. la sustancia producida por una glándula
6. la tensión nerviosa
7. canceroso
8. la ablación del útero
9. una formación patológica que se desarrolla en cualquier parte del cuerpo
10. no maligno

Ejercicio 4   Match the English word or expression in Column A with its Spanish equivalent in Column B.

A	B
1. egg	a. el quiste
2. pregnancy	b. la regla
3. pregnant	c. el huevo
4. delivery	d. la primípara
5. menstrual period	e. los dolores del parto
6. to fertilize	f. el rechazo
7. problem	g. el embarazo
8. stomach	h. encinta, embarazada
9. cyst	i. provocar el parto
10. miscarriage	j. la anestesia epidural
11. abortion	k. el parto
12. to induce labor	l. el malparto
13. labor pains	m. fecundar
14. natural childbirth	n. el trastorno
15. bleeding	o. el parto indoloro
16. rejection	p. el aborto
17. epidural anesthesia, saddleblock	q. el vientre
18. first pregnancy (primiparous)	r. el fibroma
19. breast	s. la sangría
20. fibrous tumor	t. el seno

Ejercicio 5   Complete each statement with the appropriate word(s).
1. Los ovarios producen un _____ por mes.
2. Si el huevo es _____ por un espermatozoide, se formará un feto.
3. Si el huevo no es _____, saldrá del cuerpo durante _____.
4. Cualquier _____ excesiva o anormal puede ser manifestación de una condición seria que necesita un examen médico profundo.
5. Un _____, es decir, un tumor hecho de tejidos fibrosos, es siempre benigno.
6. La mujer _____ va a parir, es decir, que va a dar a luz a un bebé.
7. El _____ dura de 270 a 280 días y termina en el parto.

8. El _____ es la expulsión del feto antes del tiempo en que el feto es viable, es decir, que puede vivir.
9. El _____ tiene lugar unos nueve meses después de la concepción.
10. Es una mujer _____. Es la primera vez que pare.
11. En terminología moderna, el _____ es un rechazo provocado del feto, y el malparto es el _____ natural del feto.

Ejercicio 6   Give the word or expression being defined.
1. el abdomen, el estómago
2. el pecho
3. el período entre la fecundación y el parto
4. el flujo sanguíneo que se produce cada mes en la mujer que no está encinta
5. el óvulo
6. las perturbaciones, los problemas, los malestares
7. una especie de saco o vejiga membranosa que se forma dentro del cuerpo y cuyo contenido es líquido

COMPRENSION

Ejercicio 1   True or false?
1. El aparato genital del hombre es más complejo que el de la mujer.
2. Los órganos genitales de la mujer son internos.
3. La menopausia causa la cesación de toda actividad sexual.
4. Los tratamientos hormonales pueden causar efectos secundarios.
5. Un quiste ovárico benigno puede transformarse en un tumor maligno.
6. La mayoría de los tumores del útero son benignos.
7. La mayoría de los malpartos ocurren durante los primeros tres meses del embarazo.
8. La toxemia gravídica suele afectar a las mujeres primíparas.

Ejercicio 2   Answer.
1. ¿Cuál es la función del ovario?
2. ¿Adónde va el óvulo o huevo?
3. ¿Qué ocurre si el huevo es fecundado?
4. ¿Dónde se implanta el huevo fecundado?
5. ¿Qué ocurre cuando el huevo no es fecundado?
6. ¿Por qué no son necesarias las medidas preventivas después de la menopausia?
7. ¿A qué edad tienen la mayoría de las adolescentes la regla?
8. ¿Cuáles son los síntomas del síndrome premenstrual?
9. ¿Por qué se debe sacar un quiste ovárico aunque sea benigno?
10. ¿Cuándo se recomienda una histerectomía?

11. Si una mujer suele tener quistes duros en la parte superior de los senos, ¿qué se debe determinar en seguida?
12. ¿Cuáles son algunos trastornos totalmente normales durante el embarazo?
13. ¿Qué puede provocar un malparto?
14. ¿Cuál es la diferencia entre un parto indoloro y un parto dirigido?

Ejercicio 3   Identify each of the following.
1. la menopausia
2. la dismenorrea
3. el malparto
4. la toxemia gravídica

Capítulo 13
LOS HUESOS, LAS ARTICULACIONES, LOS MUSCULOS

Los huesos

La osteomielitis Esta enfermedad es causada por una bacteria estafilocócica. Afecta mayormente a los niños. Es una enfermedad grave que puede producir un envenenamiento de la sangre y la muerte. El hueso sufre una necrosis; en los niños puede causar una retardación de crecimiento y deformaciones óseas. El tratamiento con antibióticos debe iniciarse rápidamente porque los secuestros óseos son difíciles de combatir por los antibióticos. Los secuestros son fragmentos óseos que se desprenden del hueso a causa de una infección. Hoy día la osteomielitis ya no ocasiona el número de muertes que ocasionaba en el pasado, pero sigue siendo una posible complicación cuando hay una fractura abierta o herida por algún accidente.

El mal de Paget o la osteítis deformante Es una enfermedad de causa desconocida. Afecta a las personas mayores de los 30 años. Ataca los huesos de las extremidades inferiores, de la pelvis, de la columna vertebral y del cráneo. La enfermedad progresa muy lentamente—20 o 30 años. No se conoce ningún tratamiento. El ejercicio físico es útil para retardar la invalidez.

La desviación de la columna vertebral Las desviaciones de la columna vertebral son múltiples. La más corriente es la escoliosis que es una desviación lateral. Existen muchas causas: el raquitismo, la poliomielitis. Pero a veces se ignora totalmente la causa. Las desviaciones de la columna vertebral son tratables si se descubren pronto: un tratamiento de quinesiterapia y, a veces, se recomienda el uso de un corsé diseñado para rectificar la desviación.

La luxación del hombro Ocurre generalmente después de un accidente pero puede ocurrir de nuevo al efectuar cierto movimiento como al fregar el suelo. No hay mucho que se puede hacer, a no ser que se determine cuáles son los movimientos que provocan la dislocación y no hacerlos.

La luxación congénita de la cadera El hueso del muslo sale de la cavidad articular de la cadera. Se trata de una sola cadera o de las dos. La luxación congénita de la cadera es cinco veces más frecuente entre las hembras que entre los varones. Es la cadera izquierda la que más se afecta. En el pasado no se notaba hasta que el niño trataba de andar y se caía. Era entonces demasiado tarde para rectificar el defecto y el enfermo se quedaba cojo para el resto de su vida. Hoy día, se examinan a los recién nacidos inmediatamente para determinar si existe una luxación y, si existe, reducirla.

Las articulaciones

La artrosia Es una enfermedad de la vejez. La artrosia aparece después de los 50 años. Afecta mayormente a las mujeres después de la menopausia. Al contrario de lo que cree mucha gente, el ejercicio es esencial para mantener las articulaciones en buen estado. También es importante limitar el peso que las articulaciones tienen que soportar. Las técnicas modernas han facilitado el reemplazo de ciertas articulaciones: la cadera, la rodilla, la mano y los dedos. No obstante, el ejercicio físico es casi siempre aconsejable.

La bursitis Es una inflamación de una bolsa serosa. Las bolsas separan la piel de los huesos, los huesos de los tendones, etc. Afecta el hombro, la rodilla o la cadera. Hay poco que se puede hacer para aliviar una bursitis. Un sedante y el hielo son el tratamiento más eficaz.

Los músculos

El lumbago Es un síntoma muy frecuente que puede ser muy doloroso. Las causas son varias: la tensión nerviosa, la falta de ejercicio físico, el embarazo, la artritis, una hernia discal. Aparece casi siempre después de que la persona haya hecho un esfuerzo en levantar un objeto pesado. A veces la persona no puede incorporarse por sí sola. El reposo, los masajes y el ejercicio físico moderado son un alivio. Es recomendable ejercer los músculos con movimientos que los relajan, sobre todo si uno tiene una ocupación sedentaria.

La tortícolis Esta afección común se debe generalmente a la mala posición del cuerpo durante el sueño o a un esfuerzo desacostumbrado. El calor en forma de compresas o una ducha caliente alivia el dolor.

El golpe en la nuca Cualquier golpe violento en la nuca, por un frenazo brusco[1] por ejemplo, aunque generalmente de poca importancia, puede tener complicaciones graves, tales como lesiones intracraneales. Otra vez, el calor y los masajes alivian el dolor.

La lesión del menisco de la rodilla La rodilla es una de las articulaciones más frágiles del organismo. Los meniscos o cartílagos entre el fémur y la tibia se desgarran fácilmente y pueden causar un bloqueo de la rodilla. Muchos atletas sufren de esta afección y una intervención quirúrgica entonces es necesaria. La cirugía artroscópica es un gran avance en este campo.

La torcedura del tobillo Los ligamentos se desgarran y se toma mucho tiempo para que se cicatricen. A veces se dice que una torcedura es peor que una fractura. Una torcedura, aunque benigna, es todavía muy dolorosa y la hinchazón es bastante. Si existe un desgarro de ligamentos, hay que ponerle un yeso para evitar cualquier repetición.

---

[1] *jam on the brakes*

ESTUDIO DE PALABRAS

Ejercicio 1 Study the following cognates that appear in this chapter.

el músculo	el lumbago	estafilocócico
la osteomielitis	la tensión	nervioso
la bacteria	la artritis	físico
la necrosis	la hernia discal	discal
la retardación	el masaje	lateral
la deformación	la desviación	tratable
el tratamiento	la escoliosis	congénito
el antibiótico	el raquitismo	articular
el secuestro	la poliomielitis	frágil
el fragmento	la quinesiterapia	artroscópico
la infección	el corsé	muscular
la complicación	la tortícolis	
la fractura	la compresa	iniciar
la osteítis deformante	la lesión	combatir
la extremidad	la dislocación	atacar
la pelvis	la cavidad	progresar
la artrosia	el defecto	retardar
la menopausia	el cartílago	soportar
la bursitis	el fémur	facilitar
la inflamación	la tibia	aliviar
la bolsa (bursa)	el bloqueo	rectificar
el tendón	el movimiento	
la columna	el atleta	
el sedante	la cirugía	

Ejercicio 2 Complete each expression with the appropriate word(s).

1. spinal column   la _____ vertebral
2. herniated disk   la _____ discal
3. growth retardation   la _____ de crecimiento
4. bone fragments   los _____ óseos
5. moderate physical exercise   el ejercicio _____ moderado
6. muscular relaxation   el relajamiento _____
7. nervous tension   la _____ nerviosa
8. congenital defect   el _____ congénito
9. cold compress   la _____ fría
10. staphylococcal infection   una infección _____

Ejercicio 3 Match the definition in Column A with the word it defines in Column B.

A	B
1. lo contrario de «mental»	a. lateral
2. lo contrario de «fuerte»	b. rectificar

3. lo que alivia la tensión nerviosa   c. iniciar
4. de las articulaciones   d. el movimiento
5. del lado   e. físico
6. que se puede tratar   f. tratable
7. corregir   g. frágil
8. el ejercicio, la actividad   h. la lesión
9. la herida, la llaga   i. el sedante
10. comenzar   j. articular

Ejercicio 4   Match the English word or expression in Column A with its Spanish equivalent in Column B.

A	B
1. bone	a. el menisco
2. joint	b. el envenenamiento de la sangre
3. cartilage (meniscus)	c. el cráneo
4. skull	d. el hueso
5. hip	e. el hombro
6. knee	f. la articulación
7. shoulder	g. la mano
8. nape of the neck	h. la cadera
9. blood poisoning	i. el dedo
10. growth	j. la rodilla
11. hand	k. la nuca
12. finger	l. el crecimiento
13. thigh	m. el muslo

Ejercicio 5   Give the word or expression being defined.
1. la parte dura y sólida del esqueleto del cuerpo humano
2. el lugar no rígido donde se unen dos o más huesos
3. la capa de cartílago que hay entre ciertos huesos y articulaciones como la rodilla
4. la parte de la pierna de la cadera a la rodilla
5. la parte del cuerpo donde se unen el muslo y el tronco
6. la parte del cuerpo donde la parte inferior de la pierna se une con el muslo
7. la parte del cuerpo que se extiende de la muñeca al extremo de los dedos
8. la caja ósea del cerebro
9. la parte superior del tronco, de donde nace el brazo
10. la acción de hacerse más grande, de desarrollarse

Ejercicio 6   Match the English word or expression in Column A with its Spanish equivalent in Column B.

A	B
1. dislocation	a. el varón
2. sprain	b. la invalidez
3. whiplash	c. la luxación, la dislocación

4. dislocated shoulder	d. doloroso
5. to tear, rip	e. la torcedura
6. to set (a bone)	f. reducir
7. to scar, heal	g. el golpe en la nuca
8. bony	h. la falta
9. wound	i. cicatrizarse
10. disability	j. la hembra
11. painful	k. la luxación del hombro
12. lack	l. óseo
13. male	m. desgarrarse
14. female	n. la herida
15. stiff neck	o. la tortícolis

Ejercicio 7   Complete each statement with the appropriate word(s).
1. La _____ puede resultar más dolorosa que una fractura.
2. La _____ es la dislocación de un hueso de su articulación.
3. Un frenaje brusco en un automóvil es una causa común del _____.
4. La _____ es siempre dolorosa pero casi nunca es seria ni peligrosa.
5. Hay que _____ una fractura y enyesarla.
6. Pero no se puede _____ una torcedura.
7. Los ligamentos y los cartílagos pueden _____ fácilmente.
8. El cráneo es una caja _____ que contiene y protege el cerebro.
9. Lo contrario de «varón» es _____.
10. Algunas heridas se _____ rápidamente y otras no.
11. Lo que causa dolor o sufrimiento es _____.
12. Una _____ de ejercicio físico puede causar muchos problemas.
13. Algunas enfermedades de los huesos pueden resultar en la _____ parcial o total.

Ejercicio 8   Match the English word or expression in Column A with its Spanish equivalent in Column B.

A	B
1. sprain	a. el peso
2. swelling	b. el reposo
3. lame	c. la hinchazón
4. newborn	d. la torcedura
5. old age	e. relajar
6. rest	f. cojo
7. weight	g. la vejez
8. to relax	h. el recién nacido

Ejercicio 9   Complete each statement with the appropriate word(s).
1. El infante que acaba de nacer es un _____.
2. Hay que examinar detenidamente a los _____ para asegurar que no existe ningún defecto congénito.

3. Los músculos tienen que _____ de vez en cuando.
4. La _____ y el dolor pueden ser síntomas de una torcedura.
5. No es raro que una _____ sea más dolorosa que una fractura.
6. Es necesario controlar el _____ para evitar muchos problemas físicos.
7. El _____ anda con un bastón que sirve para darle soporte.
8. La infancia, la niñez, la adolescencia, la madurez y la _____ son etapas de la vida.

COMPRENSION

Ejercicio 1   True or false?
1. La osteomielitis se debe a la vejez.
2. El mal de Paget es una enfermedad tratable.
3. La artrosia afecta más a los hombres que a las mujeres.
4. Hoy día es posible reemplazar ciertas articulaciones como la cadera, la rodilla, etc.
5. La escoliosis es la desviación más corriente de la columna vertebral.
6. La tortícolis afecta la rodilla.
7. La luxación congénita afecta más a los varones que a las hembras.
8. El momento de rectificar la luxación congénita de la cadera es cuando el niño empieza a andar.

Ejercicio 2   Answer.
1. ¿Qué puede causar la necrosis del hueso en un niño?
2. ¿Qué puede retardar la invalidez causada por el mal de Paget?
3. ¿A qué edad aparece la artrosia?
4. ¿Qué miembros afecta la bursitis?
5. ¿Cuáles son algunas causas del lumbago?
6. ¿Cuándo son tratables las desviaciones de la columna vertebral?
7. ¿Qué se puede hacer para evitar la recidiva de una luxación del hombro?
8. En el pasado, ¿cuándo se manifestaba una luxación congénita de la cadera?
9. Hoy día, ¿qué se hace para detectar la luxación congénita de la cadera?
10. ¿Qué son los meniscos?
11. ¿Quiénes sufren frecuentemente de una lesión del menisco de la rodilla?
12. ¿Por qué puede ser más grave una torcedura que una fractura?

Ejercicio 3   Give the term being described.
1. una enfermedad grave que puede producir el evenenamiento de la sangre o la muerte
2. los fragmentos óseos que se desprenden del hueso cuando existe una infección
3. una desviación lateral de la columna vertebral
4. un choque brutal en la nuca
5. el hueso del muslo ha salido de la cavidad articular de la cadera
6. una de las articulaciones más frágiles del organismo

Capítulo 14
LOS RIÑONES Y EL SISTEMA UROGENITAL

Los riñones

Los riñones se encuentran a cada lado de la columna vertebral, debajo de la caja torácica. Los riñones extraen los desechos de la sangre como la urea y el ácido úrico, y almacenan las sustancias útiles para el organismo como el sodio y el potasio. Purifican más de mil kilogramos de sangre por día.

La nefritis Es una inflamación de los riñones provocada por el germen de estreptococo presente en la garganta, por ejemplo. El germen inicia la enfermedad, pero no se encuentra en los riñones. La nefritis ataca mayormente a los niños pequeños y a los adolescentes. Es una enfermedad que puede resultar muy grave y que debe tratarse con grandes dosis de antibióticos. Requiere la hospitalización en caso de complicaciones que pueden ser fatales.

La infección del riñón Es una inflamación bacteriana de los riñones. Muchas enfermedades pueden ocasionar este tipo de infección: la diabetes, la tuberculosis o los cálculos renales (mal de piedra). Esta enfermedad a menudo afecta a las mujeres jóvenes, en particular, si están encintas o tienen una infección ginecológica. Las mujeres deben prestar atención especial a la higiene urogenital para evitar tales infecciones. Durante esta enfermedad, las micciones son frecuentes y dolorosas, y las orinas son poco abundantes. En los casos más graves, existe la anuria, es decir, la total retención de orina. Incluso después de curarse, el paciente debe someterse a exámenes periódicos para asegurar que la infección no se haya hecho crónica.

Los cálculos renales (El mal de piedra) Es una afección común, sobre todo entre los hombres. El tamaño de los cálculos varía desde el de un grano de arena hasta el de una pelota de pimpón. La mayoría de los cálculos son difíciles de disolver. Los cálculos deben ser evacuados por los riñones, el uréter, la vejiga y la uretra. En caso contrario, será necesaria una intervención quirúrgica. El pasaje de los cálculos se acompaña de dolores muy intensos. Y, desgraciadamente, la expulsión de un cálculo no significa la curación. Con frecuencia, otros cálculos siguen o están a punto de formarse.

La uremia Esta enfermedad se debe a un malfuncionamiento de los riñones, que no llegan a eliminar los desechos, especialmente la urea, que se mantienen en la sangre. Las complicaciones de la uremia a menudo son mortales: la edema pulmonar, la hipertensión, la hemorragia gastrointestinal, la insuficiencia cardíaca.

EL APARATO URINARIO

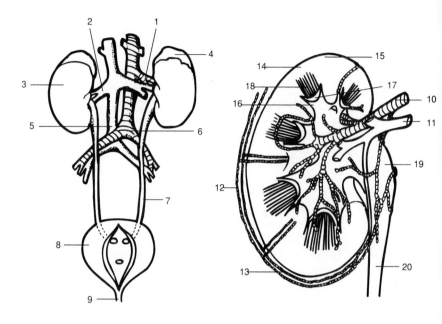

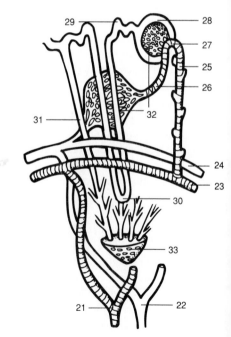

1   Arteria renal
2   Vena renal
3   Riñón
4   Cápsula suprarrenal
5   Vena cava inferior
6   Aorta abdominal
7   Urétero
8   Vejiga urinaria
9   Uretra
10 Arteria renal
11 Vena renal
12 Asa arterial
13 Asa venosa
14 Cápsula renal
15 Substancia cortical
16 Papila
17 Cáliz
18 Pirámide de Malpighio
19 Pelvicilla
20 Urétero
21 Arteria renal
22 Vena renal
23 Asa arterial
24 Asa venosa
25 Arteria aferente
26 Arteria eferente
27 Glomérulo
28 Cápsula de Bowmann
29 Tubo contorneado de Ferrein
30 Asa de Henle
31 Tubo recto de Bellini
32 Capilares
33 Papila

El tratamiento se complica por las secuelas de la uremia, tales como la hipertensión o la deshidratación. En los casos tratables, el empleo de un riñón artificial mantiene al enfermo en vida hasta que los riñones puedan funcionar de nuevo normalmente. En los casos más graves, un trasplante de riñón puede ser indicado.

La vejiga

Los cálculos de la vejiga Los cálculos renales pueden pasar a la vejiga y quedarse allí. Con frecuencia, son expulsados naturalmente. Sin embargo, a veces hay que introducir un catéter (una sonda) en la vejiga, pasando por la uretra, para extraer un cálculo renal.

La cistitis Es una inflamación de la vejiga que puede ser o descendente (de los riñones a la vejiga) o ascendente (de la uretra a la vejiga). La cistitis afecta más a las mujeres y, en particular, a las mujeres embarazadas. No solamente son más frecuentes y dolorosas las micciones, sino que, a menudo, son improductivas. El tratamiento con sulfamidas u otros antibióticos es eficaz. El tratamiento debe seguirse escrupulosamente, aunque desaparezcan los síntomas, para evitar que la cistitis se vuelva crónica.

La próstata

La próstata es una glándula que secreta el líquido prostático que protege los espermatozoides en el medio vaginal. Este líquido también nutre los espermatozoides que se dirigen al óvulo.

La prostatitis Esta inflamación de la próstata resulta también en una infección de la uretra. Se debe a una infección semejante a la sinusitis, una angina o una infección dental. El tratamiento con antibióticos es eficaz, pero debe ser inmediato porque la septicemia o el envenenamiento de la sangre es una posible complicación.

El adenoma de la próstata Esta enfermedad afecta a uno de cada tres hombres después de los 50 años y a uno de cada dos después de los 60. Es un tumor benigno que jamás es maligno. Se encuentra sobre todo en los hombres cuyas ocupaciones les impiden orinar cuando deben: pilotos y camioneros, por ejemplo. El adenoma de la próstata puede ocasionar cálculo en los riñones, la vejiga o el uréter. Lo más peligroso de la retención de orinas causada por el adenoma es el riesgo de una lesión de la vejiga. La orina debe ser evacuada por cateterismo (sondeo). Si el adenoma es demasiado grande, una intervención quirúrgica será necesaria.

Los testículos

La ectopia testicular Uno de los testículos, o los dos, no descienden y se quedan bloqueados entre el abdomen y el escroto. La ausencia de testículos puede ocasionar la esterilidad. Los síntomas también pueden ser temporeros; hay que averiguar si se trata de una ectopia permanente. Con frecuencia, el testículo desciende al escroto (a la bolsa) con la pubertad y no hay que hacer nada. Como tratamiento, se dan hormonas masculinas a la edad de los 4 años. Por lo general,

EL APARATO SEXUAL MASCULINO

Vísceras de la pelvis masculina
(Vista lateral)

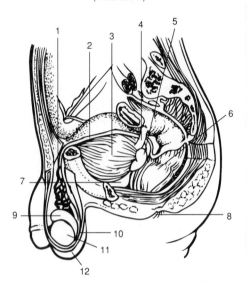

Pelvis masculina
(Corte sagital)

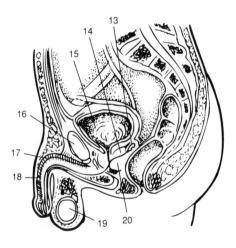

1 Vs. espermáticas
2 Conducto deferente
3 Vejiga urinaria
4 Uréter
5 Vesículas seminales
6 Recto
7 Próstata
8 Ano
9 Epididimo
10 Túnica vaginal
11 Testículos
12 Escroto
13 Vesícula seminal
14 Conducto eyaculatorio
15 Vejiga urinaria
16 Sínfisis púbica
17 Uretra
18 Pene
19 Testículo
20 Próstata

esto provoca el descenso del testículo a la bolsa. Si no, habrá que recurrir a una intervención quirúrgica.

La orquitis Es una inflamación del testículo. Se debe a un golpe, una infección o a las paperas (parótidas). Puede causar la esterilidad. Se acompaña de dolores intensos, de tiritones y de fiebre. Si la orquitis no viene de las paperas, los antibióticos y el reposo traen una recuperación relativamente rápida. Si las paperas son la causa, hay que ponerle al enfermo inyecciones de suero y de gamaglobulina. Es bueno que los niños varones contraigan las paperas antes de la pubertad, antes de que las paperas puedan afectarles las gónadas.

ESTUDIO DE PALABRAS

Ejercicio 1   Study the following cognates that appear in this chapter.

la urea	el catéter	abundante
el ácido úrico	la cistitis	total
la sustancia	la sulfamida	crónico
el sodio	la próstata	intenso
el potasio	la glándula	pulmonar
el kilogramo	el líquido	gastrointestinal
la nefritis	el espermatozoide	artificial
la inflamación	la prostatitis	descendente
el germen	la sinusitis	ascendente
el estreptococo	la septicemia	prostático
la dosis	el adenoma	benigno
el antibiótico	el tumor	maligno
la hospitalización	la lesión	testicular
la complicación	el cateterismo	temporero
la infección	el testículo	permanente
la diabetes	la ectopia	masculino
la tuberculosis	el escroto	femenino
la higiene	la esterilidad	
la orina	el síntoma	purificar
la anuria	la pubertad	requerir
la retención	la hormona	curar
el uréter	la orquitis	variar
la uretra	la gamaglobulina	disolver
el pasaje	la gónada	evacuar
la expulsión		extraer
la curación	úrico	formar
el malfuncionamiento	fatal	eliminar
el edema	mortal	complicar
la hipertensión	bacteriano	secretar
la hemorragia	ginecológico	orinar
la deshidratación	urogenital	descender
el trasplante	frecuente	ascender

Ejercicio 2   Match the verb in Column A with its noun form in Column B.

A	B
1. descender	a. la retención
2. funcionar	b. el extracto
3. inflamar	c. el descenso
4. hospitalizar	d. la purificación
5. retener	e. el funcionamiento
6. malfuncionar	f. el malfuncionamiento
7. extraer	g. la inflamación
8. secretar	h. la hospitalización
9. purificar	i. la secreción
10. complicar	j. la complicación

Ejercicio 3   Complete each expression with the appropriate word(s).
1. retention of urine   la retención de _____
2. uric acid   el ácido _____
3. thoracic cage   la caja _____
4. genitourinary disease   una enfermedad _____
5. bacterial infection   una infección _____
6. male hormones   las _____ masculinas
7. artificial kidney   el riñón _____
8. chronic cystitis   la cistitis _____
9. total retention   la retención _____
10. benign tumor   el tumor _____
11. pulmonary edema   el edema _____
12. ectopy of the testicles   la _____ testicular

Ejercicio 4   Select the appropriate word(s) to complete each statement.
1. _____ es un líquido.
   a. La orina   b. El hueso   c. La uretra
2. La retención de la orina es la _____.
   a. cistitis   b. anuria   c. deshidratación
3. _____ aparece durante la adolescencia.
   a. La hospitalización   b. El malfuncionamiento   c. La pubertad
4. La _____ de la orina es una función del aparato urogenital.
   a. descendencia   b. expulsión   c. secreción
5. A la bolsa que encierra los testículos se le llama «bolsa» o _____.
   a. próstata   b. escroto   c. hormona masculina
6. Los riñones _____ el ácido úrico de la sangre.
   a. secretan   b. extraen   c. producen
7. La próstata es una glándula que _____ una gran parte del semen.
   a. extrae   b. purifica   c. secreta
8. _____ es una tensión arterial siempre elevada.
   a. La hipertensión   b. El adenoma arterial   c. La septicemia

9. _____ es el canal que conduce la orina de la vejiga.
   a. El testículo   b. La uretra   c. El uréter
10. El sodio _____ la hipertensión.
   a. necesita   b. provoca   c. purifica

Ejercicio 5   Give the word or expression being defined.
1. lo contrario de «parcial»
2. una herida, una llaga, una contusión
3. que progresa lentamente y que dura mucho
4. lo contrario de «contaminar»
5. lo contrario de «femenino»
6. de los pulmones
7. de la bacteria
8. de siempre
9. lo contrario de «permanente»
10. que resulta inevitablemente en la muerte

Ejercicio 6   Match the English word or expression in Column A with its Spanish equivalent in Column B.

A	B
1. kidney	a. la vejiga
2. bladder	b. el riñón
3. wastes	c. los tiritones
4. kidney stone	d. los desechos
5. urination	e. la secuela
6. kidney transplant	f. la sonda, el sondeo
7. blood poisoning	g. mantener en vida
8. chills	h. el cálculo renal
9. probe, probing, catheter	i. almacenar
10. to keep alive	j. la micción
11. follow-up	k. el trasplante de riñón
12. to store	l. las paperas
13. mumps	m. el envenenamiento de la sangre

Ejercicio 7   Complete each statement with the appropriate word(s).
1. Los _____ se encuentran a cada lado de la columna vertebral en la caja torácica.
2. Los riñones extraen de la sangre _____ como, por ejemplo, la urea y el ácido úrico.
3. La _____ es la bolsa abdominal donde se acumula la orina.
4. Los _____ pueden formarse en la vejiga, en los riñones y en la vesícula biliar.
5. _____ es una función normal del organismo pero si existen infecciones como la cistitis, por ejemplo, las _____ pueden ser frecuentes y dolorosas.

6. Frecuentemente es necesario hacer _____ para extraer los cálculos renales.
7. Los _____ acompañan frecuentemente la fiebre.
8. La uremia es una enfermedad grave que puede tener muchas complicaciones, a veces fatales. En los casos tratables de esta enfermedad, es necesario utilizar un riñón _____ para _____ al enfermo en vida hasta que sus riñones se restablezcan para poder funcionar de nuevo.
9. La orina se _____ en la vejiga hasta que la persona orina.
10. Las _____ es una enfermedad de los niños que puede tener complicaciones serias en los adolescentes varones.

COMPRENSION

Ejercicio 1   True or false?
1. El germen de estreptococo se encuentra en los riñones y provoca la nefritis.
2. El pasaje de los cálculos es doloroso.
3. La expulsión de un cálculo significa la curación, es decir, una indicación que no existen más cálculos.
4. La uremia se debe al malfuncionamiento de la vejiga.
5. Un riñón artificial puede curar a un paciente que sufre de uremia.
6. Hoy en día un reemplazo de riñón, o sea, un trasplante de riñón, es una posibilidad en los casos más serios de las enfermedades renales.
7. Los cálculos que se forman en los riñones pueden pasar a la vejiga y quedarse allí.
8. El adenoma de la próstata es un tumor que es casi siempre maligno.
9. Si el adenoma se pone muy grande hay que operarlo.
10. La ectopia testicular puede provocar la esterilidad.
11. Es mejor no tratar la ectopia testicular y esperar hasta que el testículo descienda al escroto durante la pubertad.

Ejercicio 2   Answer.
1. ¿Dónde se encuentran los riñones?
2. ¿Cuál es su función?
3. ¿A quiénes afecta la nefritis con más frecuencia?
4. ¿Cómo se trata la nefritis?
5. ¿Cuál es una causa de infección renal?
6. Después de un ataque de anuria, ¿por qué debe el paciente someterse a exámenes periódicos?
7. ¿Cómo deben ser evacuados los cálculos renales?
8. ¿Cuáles son algunas complicaciones de la uremia?
9. ¿Cuándo hay que introducir una sonda en la vejiga?
10. ¿Cuál es un tratamiento eficaz de la cistitis?

11. ¿Qué es la próstata?
12. ¿Por qué es mejor que los adolescentes contraigan las paperas antes de la pubertad?

Ejercicio 3   Identify the following.

1. la anuria
2. los cálculos renales
3. la uremia
4. la cistitis
5. la prostatitis
6. la ectopia testicular
7. la orquitis

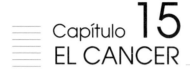

Capítulo 15
EL CANCER

El cáncer es un tumor maligno formado por una multiplicación anormal de las células del organismo. La mayoría de los tumores no son malignos; son benignos y sin consecuencia. Pero algunos pueden resultar malignos y así cancerosos. El tejido canceroso se forma por divisiones celulares anormales. El tejido entonces invade los tejidos vecinos. Después, las células se desprenden del tumor, penetran en los vasos sanguíneos o linfáticos y forman otros tumores; ésta es la metástasis. Esta descripción vale para la mayoría de los tipos de cáncer que son, en otros aspectos, muy distintos los unos de los otros. Igualmente, cada cáncer específico, como el cáncer de pulmón, de seno, etc., puede tener varias formas. El cáncer afecta en general a las personas maduras o viejas. No es frecuente entre los niños y los jóvenes. Entre las mujeres, aparece a menudo entre los 20 y 40 años; entre los hombres, después de los 50. Los cánceres específicos son más frecuentes en algunos países que en otros: la leucemia en los EE.UU., el cáncer del estómago en el Japón, el cáncer del seno en los Países Bajos, el cáncer del pulmón en Escocia. Israel tiene la tasa más baja de cáncer del útero. Para todos los casos de cáncer, la detección temprana es de primera importancia, porque muchos cánceres pueden curarse si se descubren a tiempo.

El cáncer del seno

Es el cáncer que afecta a las mujeres con más frecuencia en los países industrializados. Se encuentra a menudo en las mujeres cuyas madres han sufrido del mismo cáncer, así como en las mujeres que nunca han tenido hijos. El tratamiento es primero quirúrgico: la excisión/ablación del tumor o del seno entero (mastectomía radical) y de los ganglios linfáticos seguida de una radioterapia para destruir todas las células cancerosas que todavía se encuentran en el organismo. En los casos más graves se recurre a la quimioterapia. La radiografía del seno o mamografía permite descubrir el cáncer antes de que se pueda sentir un tumor con el tacto. Igualmente importantes son los exámenes médicos frecuentes.

El cáncer del ovario

Es un cáncer difícil de descubrir porque los tumores del ovario no producen síntomas hasta que lleguen a un tamaño considerable. Hay que notar que la mayoría de los tumores ováricos son benignos, aunque los síntomas son los mismos que presentan los tumores malignos. Se opera para sacar el útero, los trompos y los ovarios. Después se aplica la radioterapia o la quimioterapia.

El cáncer de la próstata

Este tipo de cáncer afecta a los hombres mayores de 60 años. Presenta los mismos síntomas que el adenoma de la próstata (véase el capítulo 14), por lo que se precisa un examen médico minucioso para determinar de qué enfermedad se trata. En la mayoría de los casos, se opera para extirpar la próstata y después se aplica la quimioterapia.

El cáncer del pulmón

No cabe duda de que el tabaco es la causa principal del cáncer del pulmón; siendo así, es relativamente fácil de evitar. Otra causa, más difícil de evitar, es la contaminación de la atmósfera en las grandes ciudades. El cáncer del pulmón es difícil de tratar porque muchos casos son inoperables. La intervención quirúrgica puede ser una neumonectomía (la excisión de un pulmón) o una lobectomía (la excisión de un lóbulo de pulmón). La radioterapia y la quimioterapia se utilizan, sobre todo en los casos inoperables. Como para todos los cánceres, una detección temprana aumenta la probabilidad de sobrevivir.

El cáncer de la piel

Este es el tipo más común de cáncer y el más curable. Una de las razones es que se manifiesta muy obviamente en la piel desde el principio y así puede ser tratado a tiempo. No obstante, existe un tipo de cáncer cutáneo que es muy peligroso, el melanoma maligno. Es una enfermedad a menudo mortal, por la rapidez con que se forma la metástasis.

El cáncer del cerebro

La presión que ejerce el tumor sobre el cerebro ocasiona trastornos graves que afectan la mayoría de las funciones vitales: debilidad muscular, trastornos de coordinación, de comportamiento y también cambios de personalidad. Toda intervención quirúrgica en el cerebro es obviamente delicada, pero gracias al progreso de las técnicas quirúrgicas, la excisión o ablación de un tumor cerebral es cada vez más fácil. La radioterapia y la quimioterapia siguen la intervención. Es una de las formas de cáncer que afecta a los niños. Es la causa del 28% de las muertes por cáncer antes de los 15 años de edad.

La leucemia

Es el tipo de cáncer más frecuente entre los niños. Se manifiesta por un aumento en el número de glóbulos blancos en la sangre y una reducción en los otros elementos componentes de la sangre. Hay muchos tipos de leucemias según el tipo de glóbulos blancos involucrados: leucemia monocítica, linfoide o mieloide. La leucemia aguda afecta mayormente a los niños, y la leucemia crónica a las personas mayores de 50 años. Lo que puede determinar con certeza si existe o no la leucemia es una toma de médula ósea (tuétano). Ha habido grandes adelantos en el tratamiento de la leucemia durante los últimos años, gracias a las nuevas terapias químicas. La probabilidad de supervivencia ha mejorado bastante y hasta se habla de posibles curas.

ESTUDIO DE PALABRAS

Ejercicio 1   Study the following cognates that appear in this chapter.

el cáncer	el tabaco	radical
el tumor	la causa	ovárico
la multiplicación	la intervención	principal
la división	la neumonectomía	operable
la célula	la lobectomía	curable
el organismo	el lóbulo	tratable
la metástasis	el melanoma	vital
la leucemia	la presión	muscular
el útero	la función	delicado
el estómago	la debilidad	componente
la detección	la coordinación	monocítico
el tratamiento	la personalidad	linfoide
la excisión	el progreso	mieloide
la ablación	la técnica	crónico
la mastectomía	el elemento	celular
el ganglio	el linfoma	cutáneo
la radioterapia	la terapia	
la quimioterapia	la cura	formar
la mamografía		invadir
el ovario	benigno	penetrar
el síntoma	maligno	curar
la trompa	canceroso	determinar
la próstata	anormal	aplicar
el adenoma	linfático	aumentar
el examen	específico	operar

Ejercicio 2   Complete each expression with the appropriate word(s).

1. benign tumor — el tumor _____
2. malignant tumor — el _____ maligno
3. cancerous tumor — el tumor _____
4. cancerous cells — las _____ cancerosas
5. cancerous tissue — el tejido _____
6. cellular division — la _____ celular (de células)
7. abnormal cellular division — la división _____ de células
8. type of cancer — el tipo de _____
9. early detection — la _____ temprana
10. surgical intervention — la _____ quirúrgica
11. radical mastectomy — la mastectomía _____
12. lymph(atic) glands — los ganglios _____
13. malignant melanoma — el melanoma _____

14. thorough medical exam   el _____ médico minucioso
15. skin cancer   el _____ de la piel
16. coordination problems   los trastornos de _____
17. personality change   el cambio de _____
18. constituent elements   los _____ constituyentes
19. vital functions   las funciones _____

Ejercicio 3 Match the word in Column A with its opposite in Column B.

A	B
1. la división	a. anormal
2. normal	b. inoperable
3. benigno	c. principal
4. operable	d. la debilidad
5. la fuerza, el poder	e. disminuir, reducir
6. menor	f. la multiplicación
7. aumentar	g. maligno

Ejercicio 4 Give the word or expression being defined.
1. de las células
2. entrar profundamente
3. el conjunto de células que tienen la misma estructura y función
4. la aparición en el organismo de un fenómeno patológico anteriormente presente en otra parte del cuerpo
5. la acción de detectar o descubrir
6. hacer una intervención quirúrgica
7. de la piel
8. el vientre
9. la extirpación
10. un rayo X de las mamas, del seno
11. completo, total
12. que se puede operar
13. que se puede tratar
14. que se puede curar
15. que se desarrolla lentamente pero que dura mucho
16. frágil, no muy fuerte

Ejercicio 5 Match the English word or expression in Column A with its Spanish equivalent in Column B.

A	B
1. lung	a. desprenderse de
2. breast	b. la probabilidad de sobrevivir (de supervivencia)
3. skin	c. el adelanto
4. blood vessel	d. el glóbulo
5. brain	e. agudo
6. bone marrow	

7. leukemia
8. excision, removal
9. to take out, remove
10. acute
11. corpuscle
12. advancement
13. chance of survival
14. to separate from

f. quitar, sacar, extirpar
g. la excisión, la ablación, la extirpación
h. la leucemia
i. la médula ósea
j. el cerebro
k. el vaso sanguíneo
l. la piel (cutáneo)
m. el seno
n. el pulmón

Ejercicio 6   Complete the following names for types of cancer.
1. lung cancer   el cáncer del _____
2. breast cancer   el cáncer del _____
3. ovarian cancer   el cáncer del _____
                         el cáncer _____
4. cancer of the prostate   el cáncer de la _____
5. brain cancer   el cáncer del _____
                         el cáncer _____
6. skin cancer   el cáncer de la _____
                         el cáncer _____

Ejercicio 7   Complete each statement with the appropriate word(s).
1. La _____ total del seno es una mastectomía radical.
2. _____ es mejor si se detecta el cáncer muy temprano.
3. En el desarrollo del cáncer, las células cancerosas _____ del tumor y penetran los vasos sanguíneos.
4. Muchas veces es necesario _____ el tumor canceroso quirúrgicamente.
5. El tabaco es la causa principal del cáncer del _____.
6. Recientemente ha habido muchos _____ en el tratamiento de varios tipos de cáncer.
7. La leucemia se manifiesta por un aumento de _____ blancos en la sangre.
8. La sangre circula por las venas, las arterias y los _____.
9. Hay una diferencia entre una enfermedad _____ y una enfermedad crónica. Una enfermedad _____ es grave y de poca duración mientras que una enfermedad _____ es de desarrollo lento y de larga duración.
10. La _____ es una sustancia blanda y grasa que se halla en un conducto en el centro de los huesos.
11. El _____ está encerrado en la caja cerebral o el cráneo.
12. Un aumento en el número de _____ blancos en la sangre puede ser una manifestación de la existencia de una condición grave.

COMPRENSION

Ejercicio 1   Select the appropriate word(s) to complete each statement.
1. El cáncer es un tumor (benigno / maligno).
2. Un tumor canceroso es un tumor formado por una (multiplicación / reducción) anormal de células en el organismo.
3. La mayoría de los tumores son (benignos / malignos).
4. El tejido canceroso se forma por una (división / multiplicación) celular (anormal / normal).
5. Las células cancerosas se (desprenden del / unen con el) tumor.
6. Las células cancerosas (penetran / extraen) los vasos sanguíneos.
7. Los otros tumores que forman estas células son (quistes / metástasis).
8. Se utiliza la (radioterapia / radiografía) para destruir las células cancerosas en el organismo.
9. La mayoría de los tumores ováricos son (benignos / malignos).
10. El cáncer de la piel es el (más / menos) curable.
11. El cáncer del cerebro afecta mayormente a los (jóvenes / viejos).
12. La leucemia (aguda / crónica) afecta mayormente a los jóvenes.

Ejercicio 2   True or false?
1. La mayoría de los cánceres son los mismos o semejantes el uno al otro.
2. El cáncer afecta mayormente a los jóvenes.
3. Los diferentes cánceres existen en todos los países y más o menos con las mismas tasas.
4. El cáncer del seno tiende a afectar a la mujer cuya madre ha tenido este cáncer.
5. Muy pocas señoras que no han tenido niños sufren del cáncer del seno.
6. La mamografía permite la detección del cáncer antes de que se pueda sentir un tumor con el tacto.
7. El cáncer de la próstata afecta mayormente a los hombres que tienen más de 60 años de edad y manifiesta los mismos síntomas que el adenoma de la próstata.
8. La radioterapia y la quimioterapia se usan en el tratamiento del cáncer pulmonar inoperable.
9. Aún hoy es imposible tratar el cáncer del cerebro.
10. La leucemia es un tipo de cáncer que afecta más a los niños que a los adultos.

Ejercicio 3   Answer.
1. En todos los casos de la existencia del cáncer, ¿qué es de importancia primordial?
2. ¿Qué es una mastectomía radical?
3. En el tratamiento del cáncer del seno, ¿qué sigue a la mastectomía?

4. ¿Por qué es difícil detectar el cáncer ovárico (del ovario)?
5. ¿Qué se saca (se extirpa) si existe el cáncer ovárico?
6. ¿Qué se usa como tratamiento posoperatorio?
7. ¿Cuál es la causa principal del cáncer del pulmón?
8. ¿Por qué es difícil de tratar el cáncer del pulmón?
9. ¿Cuál es la diferencia entre una neumonectomía y una lobectomía?
10. ¿Cuál es un cáncer cutáneo muy grave?
11. ¿Cómo se manifiesta la leucemia?
12. ¿Qué hay que examinar para determinar con certeza la existencia (presencia) de la leucemia?

Capítulo 16
LAS ENFERMEDADES MENTALES

Las enfermedades mentales son múltiples y a menudo se relacionan con trastornos físicos. Hoy día, los psicólogos y los psiquíatras reconocen la interdependencia del ánimo y del cuerpo, ya que una enfermedad mental puede manifestarse en forma de una enfermedad física y viceversa.

El estrés

La vida moderna, con todas las formas de presión que ejerce sobre el individuo, crea un ambiente que engendra el estrés. Las causas de estrés varían según la edad de los individuos. Cuando son jóvenes, las causas de estrés son el matrimonio, las relaciones padres-hijos, los problemas financieros. A los 50 son, en cambio, las relaciones con esposos o compañeros de vida y las relaciones con sus propios hijos que pronto serán adultos. Hay muchas maneras de confrontar el estrés. La más sencilla es empezar a reconocer el problema que causa el estrés y hacer ejercicios de relajo físico que contribuyen a reducir las reacciones negativas del estrés. En casos extremos, se recetan calmantes para reducir el estado de ansiedad.

Las neurosis

Son las afecciones que muestran un mal funcionamiento del sistema nervioso sin que haya lesión anatómica ni alteración de la personalidad. Las principales neurosis son la ansiedad, la astenia o debilitación general, las obsesiones, las fobias y la histeria. A menudo se recetan benzodiazapinas que tienen propiedades ansiolíticas.

Los trastornos de carácter

Son muchos. Los principales son los siguientes.

La paranoia La paranoia envuelve el orgullo, la desconfianza, el mal juicio, una tendencia a las interpretaciones que engendran un delirio y reacciones agresivas.

La esquizoidia La esquizoidia hace sobresalir la emotividad, la timidez. Los individuos esquizoides son muy tímidos e introvertidos.

El histrionismo El histrionismo hace que el enfermo afecte un comportamiento teatral y exagerado.

El narcisismo El narcisismo se caracteriza por una falta de buen sentido y de autocrítica que conduce a un amor morboso por su propia persona.

La apatía La apatía se caracteriza por una pasividad, una falta de confianza en sí mismo que hace que el enfermo no pueda tomar ninguna decisión.

En la mayoría de los casos las intervenciones psicológicas son eficaces si se efectúan en grupo desde el principio. Una terapia individual a largo plazo puede ser necesaria.

La esquizofrenia

Esta enfermedad antes se llamaba «demencia precoz» porque afectaba mayormente a los jóvenes. El enfermo se aisla del mundo y rompe el contacto con la realidad. Se refugia en su propio mundo en un estado de autismo. Los tratamientos modernos neurolépticos y la psicoterapia han mejorado mucho las probabilidades de recuperación.

La sicosis maníaco-depresiva

Esta sicosis se caracteriza por una alternación de exaltación y de depresión. Son trastornos de temperamento tales como la manía o la melancolía. En el caso del enfermo maníaco-depresivo, se trata de un trastorno bipolar donde la manía y la depresión son parte del mismo trastorno. Durante mucho tiempo se consideraba que los maníaco-depresivos eran esquizofrénicos. Debido al descubrimiento del litio, se ve ahora que son dos afecciones diferentes. El litio reduce la severidad de los accesos en el 80% de los casos.

La demencia tipo Alzheimer

Lleva el nombre del neurólogo alemán que la descubrió. Es una enfermedad muy frecuente entre los ancianos. Se caracteriza por una demencia grave con grandes trastornos de memoria y una total desorientación de tiempo y espacio. En pocos años, sobreviene una magrez extrema y un empeoramiento del estado general que lleva a la muerte.

Se puede decir que el siglo XX es realmente el período que ha visto unos adelantos impresionantes en el tratamiento de todas las enfermedades mentales.

ESTUDIO DE PALABRAS

Ejercicio 1 Study the following cognates that appear in this chapter.

el psicólogo	la reacción	la alteración
el psiquíatra	el caso	la personalidad
la psiquiatría	la ansiedad	la astenia
la interdependencia	la neurosis	la debilitación
el estrés	la afección	la obsesión
el individuo	el funcionamiento	la fobia
la causa	el sistema	la histeria
el problema	la lesión	la benzodiazapina

el litio	el tratamiento	bipolar
la propiedad	la psicoterapia	anatómico
la paranoia	la recuperación	ansiolítico
el delirio	la sicosis	agresivo
la interpretación	la exaltación	esquizoide
la esquizoidia	la depresión	tímido
la emotividad	el temperamento	introvertido
la timidez	la manía	teatral
el histrionismo	la melancolía	exagerado
el comportamiento	la severidad	en grupo
el narcisismo	el neurólogo	individual
la autocrítica	el anciano	neuroléptico
la apatía	la memoria	maníaco-depresivo
la pasividad	la desorientación	
la falta	el espacio	relacionarse
la confianza	la tensión	engendrar
la decisión		confrontar
la intervención	mental	contribuir
la terapia	psicológico	reducir
la esquizofrenia	múltiple	caracterizarse
la demencia precoz	físico	aislarse
el contacto	negativo	refugiarse
la realidad	extremo	
el autismo	nervioso	

Ejercicio 2   Complete each expression with the appropriate word(s).

1. mental illness la enfermedad _____
2. physical problems los trastornos _____
3. mental problems los _____ mentales
4. nervous system el sistema _____
5. nervous tension la _____ nerviosa
6. personal stress el _____ personal
7. to reduce anxiety _____ la ansiedad
8. state of anxiety el estado de _____
9. state of depression el estado de _____
10. aggressive reaction una _____ agresiva
11. psychiatric intervention la _____ psiquiátrica
12. group therapy la _____ en grupo
13. individual therapy la terapia _____
14. manic-depressive psychosis la _____ maníaco-depresiva
15. memory loss la pérdida de _____
16. total disorientation la _____ total

Ejercicio 3   Select the term being described.

la obsesión	la fobia	la timidez	el narcisismo
la astenia	la depresión	la histeria	el delirio
la demencia	la ansiedad	el autismo	la pasividad

1. una idea absurda fija que tiene un individuo de la cual no se puede librar
2. un temor desproporcionado, obsesivo y persistente hacia un objeto, una situación o una persona
3. cualquier respuesta emocional excesiva, una excitación que se aproxima al delirio
4. un estado mental desorientado causado por emociones, pasiones o intoxicaciones; un trastorno psicológico manifestado por la persistencia de ideas que no tienen nada que ver con la realidad (alucinaciones e ilusiones)
5. el estado de fatiga o debilidad sin razón física ni causa orgánica
6. el amor casi exclusivo de su propia persona, una admiración exagerada de sí mismo
7. una falta de confianza en sí mismo
8. la apatía, la falta de energía, la naturaleza o índole de una persona pasiva
9. un estado patológico de sufrimiento o padecimiento manifestado por el pesimismo y una falta de entusiasmo por la vida
10. el deterioro o la pérdida de las facultades intelectuales, poder de raciocinio, memoria y voluntad a causa de una enfermedad orgánica del cerebro; se caracteriza por confusión, desorientación y estupor de diferentes grados; es una condición progresiva e irreversible
11. una gran agitación, inquietud o angustia
12. un fenómeno psicopatológico que se caracteriza por un interés en su propio mundo, por la tendencia a desinteresarse del mundo exterior y a ensimismarse; puede resultar en una pérdida de contacto con la realidad y la imposibilidad de mantener contacto o relaciones con otros individuos

Ejercicio 4   Match the word or expression in Column A with its definition in Column B.

A	B
1. de una sola persona	a. la índole o condición de una persona, su manera de ser
2. ansiolítico	
3. el carácter	b. una clase de medicamentos que puede reducir la sicosis
4. la alteración	
5. morboso	c. el cambio
6. excesivo	d. reunir, juntar una cosa con otra
7. aislarse	e. individual
8. neuroléptico	f. enfermo, no sano, mórbido
9. asociar	g. una idea fija, una obsesión
10. la manía	h. que disminuye o reduce el nivel o grado de ansiedad
	i. separarse de los otros
	j. demasiado, exagerado

Ejercicio 5   Match the English word or expression in Column A with its Spanish equivalent in Column B.

A	B
1. pride	a. el amor
2. mind, spirit	b. la relajación
3. body	c. recetar
4. mistrust	d. el empeoramiento
5. behavior	e. el trastorno
6. lack of confidence	f. el mal juicio
7. attack	g. el sentido
8. tranquilizer	h. el calmante
9. sense	i. el acceso
10. bad judgment	j. la falta de confianza
11. problem	k. el comportamiento
12. worsening	l. la desconfianza
13. to prescribe	m. el cuerpo
14. relaxation	n. el ánimo
15. love	o. el orgullo

Ejercicio 6   Complete each statement with the appropriate word(s).

1. Todo el mundo debe tener _____ propio y _____ en sí mismo hasta un punto razonable.
2. La _____ se manifiesta por una disposición a sospechar el mal en otros.
3. Una _____ indica que uno no se da cuenta de sus posibilidades.
4. Todos sufren de vez en cuando de un _____ de ansiedad. Es totalmente normal.
5. La gente nos juzga por nuestro _____.
6. El siempre hace tonterías, cosas estúpidas. El no tiene _____ común.
7. El siempre toma la decisión errónea que no le traerá resultados positivos. La verdad es que él tiene mal _____.
8. Se recetan _____ para ciertas enfermedades mentales.
9. El médico o psiquíatra tiene que _____ los medicamentos que contienen sustancias controladas.
10. Hay diferentes tipos de _____ mentales y físicos.
11. El no tiene _____. No quiere hacer nada.
12. El _____ y el _____ son interdependientes.
13. Se nota un _____ en su condición. Yo veo sólo indicaciones negativas.

COMPRENSION

Ejercicio 1   True or false?

1. Las enfermedades mentales no se relacionan casi nunca con trastornos físicos.
2. La edad que tenemos no tiene nada que ver con las causas del estrés en nuestra sociedad. Son siempre las mismas; no cambian con la edad.

3. En los casos extremos del estrés, el médico recetará calmantes para reducir el estado de ansiedad del paciente.
4. La esquizofrenia se llamaba también «la demencia precoz».
5. Aún hoy día es imposible curar la esquizofrenia.
6. La manía es un ejemplo de una sicosis maníaco-depresiva.
7. Los maníaco-depresivos son esquizofrénicos.
8. La enfermedad de Alzheimer se caracteriza por una pérdida de memoria y una total desorientación de tiempo y espacio.

Ejercicio 2   Answer.
1. ¿Qué interdependencia reconocen los psicólogos y los psiquíatras?
2. ¿Cuáles son algunas causas del estrés?
3. ¿Qué se puede hacer para confrontar el estrés?
4. ¿Qué es la neurosis?
5. ¿Qué es la astenia?
6. ¿Por qué se recetan las benzodiazapinas para tratar las neurosis?
7. ¿A quiénes afecta mayormente la esquizofrenia?

Ejercicio 3   Complete each statement with the appropriate word(s).
1. Las neurosis principales son _____, _____ y _____.
2. Los principales trastornos de carácter son _____, _____, _____, _____ y _____.
3. Se trata la sicosis maníaco-depresiva con _____.

Ejercicio 4   Describe or define each of the following terms.
1. la paranoia
2. la esquizoidia
3. el histrionismo
4. el narcisismo
5. la dependencia
6. la sicosis maníaco-depresiva
7. la enfermedad de Alzheimer

Segunda parte

SERVICIOS MEDICOS

Capítulo 17
LA SALUD: COMO PRESERVARLA

Desde hace siglos la gente se ha preocupado por su salud. Ya en el siglo V antes de Cristo, Herodoto describió las medidas que tomaban los egipcios: el aseo personal, los baños frecuentes y el vestido sencillo. Pero eran los hebreos y los griegos quienes le dieron mayor importancia a la higiene y así a la salud. Ellos reconocieron que la salud corporal, la salud mental y la higiene, tanto personal como comunitaria, estaban estrechamente ligadas. El día de descanso cada semana de los hebreos era una medida que cuidaba de la salud igual que de la religión; de la misma forma funcionaba la prohibición de la carne de cerdo. En cuanto a los griegos, ellos enfatizaban el ejercicio, los deportes, la salud corporal, así como el aseo y la dieta.

El aseo personal

Hoy día, sobre todo en los países industrializados, el aseo personal ha llegado a nivel de obsesión. La publicidad nos ofrece cientos de marcas de jabón, de crema dental, de desodorantes. Nos bañamos o duchamos todos los días, pagamos cualquier precio por evitar la transpiración, aunque algunas medidas no son sanas. En nuestro afán (deseo) por conseguir lo mejor en el aseo personal, en la limpieza, a veces corremos el riesgo de destruir las defensas naturales del cuerpo humano. Es obvio que el aseo personal, la limpieza del cuerpo, es esencial para mantener la salud. Tampoco se debe olvidar los dientes. La higiene dental es muy importante. Todos los niños saben que se deben lavar los dientes después de cada comida. También deben aprender a usar el hilo dental y a cepillarse los dientes verticalmente comenzando en las encías.

La alimentación

A pesar de que hoy son raros los casos de escorbuto o de beriberi, dos enfermedades causadas por deficiencias alimenticias, todavía hay mucha gente que carece de uno o más alimentos. Por otra parte, si se acepta la relación entre la obesidad, la enfermedad y la longevidad, es indiscutible que la alimentación juega un papel importantísimo en mantener la salud. El número de calorías que requiere una persona depende de su metabolismo y del nivel de su actividad física. La edad, el sexo, el tamaño y las condiciones climatológicas también son factores. Por lo general, se considera que un hombre de 25 años, de tamaño mediano y de actividad física moderada requiere unas 2900 calorías diarias.

Las proteínas (carnes y huevos) Las proteínas son especialmente importantes durante los períodos de crecimiento, es decir, para los niños y los adolescentes, igual que para las mujeres embarazadas.

Los carbohidratos (Los azúcares) Son los alimentos más baratos. Son la fuente de energía más eficaz para el cuerpo humano. Los carbohidratos representan la mitad de una dieta normal.

Los lípidos (Las grasas) Estos son otra fuente importante de energía. En los EE.UU. el consumo de lípidos tiende a ser mayor que en otros países. Se recomienda generalmente que las personas con un alto nivel de colesterol sigan un régimen pobre en lípidos.

Los minerales Hay muchos minerales que son esenciales para el cuerpo humano. El calcio, por ejemplo, es absolutamente necesario para los huesos y los dientes. Es particularmente importante durante el período del embarazo. El hierro es esencial para la sangre. Las mujeres en particular lo requieren porque pierden sangre durante la menstruación.

Las vitaminas Las vitaminas son indispensables para el buen funcionamiento del organismo. Funcionan como catalizadores que permiten numerosas reacciones biológicas. Hay vitaminas hidrosolubles (C y B) y vitaminas liposolubles (A y D).

La vitamina A (legumbres, grasas de animal, aceite de hígado de bacalao) juega un papel importante en la vista, el crecimiento y la cicatrización de heridas. La vitamina C (legumbres, frutas) juega un papel importante en el metabolismo y ayuda al organismo a combatir las infecciones. La vitamina D (pescado, huevos) es la vitamina del crecimiento. Es indispensable para los recién nacidos. La piel, por la acción de los rayos solares ultravioletas, produce la vitamina D. Las vitaminas B, B1 tiamina, B2 riboflavina, B9 ácido fólico, etc. (cereales, legumbres, levadura), juegan un papel importante en el funcionamiento del hígado y de las células nerviosas.

Lo más recomendable es que se mantenga un régimen alimenticio equilibrado y variado durante todo el año.

El ejercicio y el recreo

El deseo de mantenerse en buena forma física es, para muchas personas, una preocupación constante. La bicicleta está de moda otra vez, y también el «jogging» y los ejercicios aeróbicos. Los fabricantes de equipo deportivo se hacen ricos. El número de estudiantes que participan en los deportes universitarios ha cuadruplicado a partir de los años 60. No cabe duda, el ejercicio físico ayuda a mantenerse en forma y a conservar la salud. Más y más, los médicos les recomiendan el ejercicio a los que padecen de enfermedades cardíacos, por ejemplo, y a los que sufren de la artritis. No obstante, según una encuesta a nivel nacional, más de la mitad de los adultos norteamericanos respondieron que nunca hacen ejercicio. Las personas que pertenecen a los niveles menos instruidos de la población no comprenden bien cómo el ejercicio puede mejorar la salud y la calidad de la vida. Una tercera parte de los niños norteamericanos y el 62% de los adultos son demasiado gordos.

El recreo es una actividad de pasatiempo u ocio que no necesariamente requiere el ejercicio físico. Gracias al recreo, la vida se hace más agradable, creando la salud mental, social y física. Cuando el recreo interrumpe la rutina cotidiana y el aburrimiento, le da al individuo un sentido de éxito y le hace gozar de la vida. Por sí solo, el recreo no puede garantizar la salud, pero junto con otros factores que afectan la salud, puede contribuir a mejorar mucho la salud mental tanto como la salud en general.

ESTUDIO DE PALABRAS

Ejercicio 1   Study the following cognates that appear in this chapter.

la higiene	el mineral	humano
la dieta	el calcio	dental
la obsesión	la menstruación	normal
la crema dental	el funcionamiento	esencial
el desodorante	el organismo	indispensable
la defensa	el catalizador	biológico
el beriberi	la reacción	hidrosoluble
la deficiencia	el animal	liposoluble
la obesidad	la infección	solar
la longevidad	el rayo	ultravioleta
el número	la tiamina	equilibrado
la caloría	la riboflavina	variado
la vitamina	el ácido fólico	constante
el metabolismo	la preocupación	aeróbico
la actividad	la artritis	cardíaco
el sexo	la calidad	
el factor	la rutina	mantener
la proteína	el individuo	conservar
el adolescente		requerir
el carbohidrato	personal	producir
la energía	corporal	participar
el lípido	mental	interrumpir
el consumo	físico	garantizar
el colesterol	natural	

Ejercicio 2   Complete each expression with the appropriate word(s).
1. mental health   la salud _____
2. physical health   la salud _____
3. dental hygiene   la higiene _____
4. personal hygiene   la _____ personal
5. body hygiene   la _____ corporal
6. physical exercise   el ejercicio _____
7. natural defenses   las _____ naturales

8. human body   el cuerpo _____
9. physical activity   la actividad _____
10. vitamin deficiency   una _____ de vitaminas
11. source of energy   la fuente de _____
12. cholesterol level   la tasa (el nivel) de _____
13. biological reaction la reacción _____
14. animal fats   las grasas de _____
15. solar rays   los _____ solares
16. ultraviolet rays   los _____ ultravioletas
17. quality of life   la _____ de la vida
18. daily routine   la _____ cotidiana

Ejercicio 3   Fill out personally.

Nombre: _____
Domicilio: _____
Sexo: Masculino _____   Femenino _____
Edad: _____
Tamaño: Grande _____   Mediano _____   Pequeño _____

Ejercicio 4   True or false?
1. Las frutas contienen vitaminas.
2. Un organismo tiene células.
3. El ejercicio físico es necesario para mantenerse en buena forma.
4. El cuerpo humano tiene defensas naturales contra infecciones bacterianas y virales.
5. Un buen régimen (Una buena dieta) incluye vitaminas, calorías, minerales, proteínas y grasas.

Ejercicio 5   Select the appropriate word(s) to complete each statement.
1. Uno debe _____ en los deportes.
   a. participar   b. funcionar   c. recomendar
2. _____ de vitaminas puede causar un problema serio.
   a. Un grado   b. Un período   c. Una deficiencia
3. Una tasa elevada de _____ es peligrosa.
   a. colesterol   b. proteína   c. células
4. Si uno tiene una tasa elevada de colesterol, hay riesgo de _____.
   a. energía   b. obesidad   c. trastornos cardíacos
5. Algunos individuos tienen _____ negativas contra ciertas medicinas.
   a. defensas   b. catalizadores   c. reacciones

Ejercicio 6   Match the word or expression in Column A with its opposite in Column B.

A	B
1. un adulto	a. un niño
2. soluble	b. dispensable

3. necesario   c. personal
4. físico   d. insoluble
5. comunitario   e. mental

Ejercicio 7   Match the English word or expression in Column A with its Spanish equivalent in Column B.

A	B
1. health	a. sano
2. illness, disease	b. la alimentación, los alimentos
3. cleanliness	c. la salud
4. healthy	d. el médico
5. food	e. la enfermedad
6. diet	f. la transpiración
7. build	g. el régimen, la dieta
8. bone	h. la limpieza, el aseo
9. growth	i. el día de descanso
10. blood	j. el tamaño
11. perspiration	k. el crecimiento
12. skin	l. el hueso
13. doctor	m. la piel
14. day of rest	n. la sangre

Ejercicio 8   Complete each statement with the appropriate word(s).
1. Un buen _____ alimenticio es esencial para conservar la salud.
2. El _____ personal es también importante para mantenerse en buena salud.
3. La _____, es decir, lo que comemos, juega un papel importante en la preservación de la salud.
4. Un hombre de _____ mediano necesita unas 2900 calorías diarias.
5. El calcio es un mineral importante para los _____ y también para el _____.
6. Se usa un desodorante para combatir el mal olor de la _____.
7. El domingo es _____.
8. La _____ circula por las venas y las arterias.
9. La _____ cubre el cuerpo de los seres humanos y los animales.
10. El quiere perder peso, por lo menos unos cinco kilos. Va a seguir un _____.
11. El beriberi es una _____ rara hoy día.
12. Si uno está enfermo, debe consultar al _____.

Ejercicio 9   Give the word or expression being defined.
1. las frutas, las legumbres (los vegetales), la carne y el pescado
2. el líquido que circula por las venas, arterias y vasos sanguíneos
3. el día que no trabajamos
4. la acción de hacerse más grande

5. lo que cubre o envuelve el cuerpo
6. lo contrario de «enfermo»
7. la parte dura y sólida del cuerpo humano y de el de los animales vertebrados
8. la limpieza, lo contrario de «la suciedad»

Ejercicio 10   Match the English word or expression in Column A with its Spanish equivalent in Column B.

A	B
1. tooth	a. el jabón
2. toothpaste	b. el diente
3. gum	c. la crema dental
4. dental floss	d. el hilo dental
5. dental hygiene	e. el baño
6. soap	f. la encía
7. shower	g. la higiene dental
8. bath	h. la ducha

Ejercicio 11   Complete each statement with the appropriate word(s).
1. Camay y Ivory son marcas de _____.
2. Crest es una marca de _____.
3. Para practicar la higiene dental hay que usar _____ y _____.
4. No le gustan los _____. Prefiere tomar una ducha.

Ejercicio 12   Match the English word or expression in Column A with its Spanish equivalent in Column B.

A	B
1. pregnant	a. mejorar
2. pregnancy	b. el embarazo
3. healing	c. el aceite de hígado de bacalao
4. wound, sore	d. embarazada, encinta
5. newborn	e. gordo
6. food	f. la alimentación, los alimentos
7. fat	g. el pescado
8. fats	h. el hierro
9. iron	i. las grasas
10. cod liver oil	j. (buena) forma
11. (good) shape	k. el recién nacido
12. fish	l. la herida, la llaga
13. cell	m. padecer, sufrir
14. sight	n. el escorbuto
15. recreation	o. la vista
16. scurvy	p. la medida
17. measure	q. el recreo
18. to suffer	r. la célula
19. to improve	s. la cicatrización

Ejercicio 13   Complete each statement with the appropriate word(s).
1. El cerdo, la carne de res (el bife) contienen _____ de animal.
2. Los _____, como el atún, el bacalao, etc., contienen vitamina D.
3. La señora Vargas está _____. Va a parir (dar a luz) en junio.
4. Para mantenerse en _____, es aconsejable (bueno) hacer ejercicios físicos.
5. El _____ rompe la rutina cotidiana.
6. La _____ de una herida sufrida por una persona sana puede ser muy rápida.
7. Las carnes contienen _____ que pueden aumentar la tasa de colesterol.
8. El _____ y el calcio son minerales.
9. La _____ es el elemento fundamental de los vegetales y animales. La _____ se compone de un protoplasma envuelto por una membrana que cubre un núcleo.
10. Es necesario examinar minuciosamente al _____ para determinar si existe algún defecto congénito.
11. La _____, el olfato y el tacto son tres de los cinco sentidos.
12. Hay que tomar _____ para mantener y conservar la salud.

Ejercicio 14   Put the following in the correct chronological order.
1. el viejo, la vieja (la vejez)
2. el infante, la infanta (la infancia)
3. el adolescente, la adolescente (la adolescencia)
4. el recién nacido, la recién nacida (la infancia)
5. el adulto, la adulta (la madurez)

COMPRENSION

Ejercicio 1   True or false?
1. Hasta recientemente el mantenimiento y la conservación de la salud no eran importantes para la mayoría de la gente.
2. Los griegos de la antigüedad consideraban importantes los deportes, la salud y la dieta.
3. Tratar de controlar la transpiración es siempre una medida sana.
4. En los países industrializados hay muchas enfermedades causadas por una deficiencia alimenticia.
5. Un individuo que tiene una tasa de colesterol elevada debe consumir menos lípidos y grasas de animal.
6. La obesidad no existe en los Estados Unidos.

Ejercicio 2   Answer.
1. ¿Toma Ud. una ducha o un baño todos los días?
2. ¿Ud. se lava (se cepilla) los dientes después de cada comida?
3. ¿Usa Ud. el hilo dental por lo menos cuatro veces a la semana?

4. ¿Ud. se cepilla los dientes verticalmente empezando en las encías?
5. ¿Cuántos años tiene Ud.?
6. ¿Cuál es su tamaño?
7. ¿Ud. consume cuántas calorías por día?
8. ¿Ud. sigue un régimen equilibrado en proteínas, carbohidratos, vitaminas y minerales?
9. ¿A Ud. le gusta mantenerse en buena forma?
10. ¿Qué hace Ud. para mantenerse en buena forma?

Ejercicio 3　Tell what food items are necessary for the following.

1. el crecimiento
2. la energía
3. los huesos
4. los dientes
5. la sangre
6. la vista
7. la cicatrización de las heridas
8. el metabolismo
9. la resistencia a las infecciones
10. la piel
11. el hígado
12. las células nerviosas

Capítulo 18
LA PREVENCION DE LAS ENFERMEDADES

Las enfermedades infecciosas

La tasa de mortalidad por enfermedades infecciosas ha bajado significativamente durante los últimos 50 años. En 1900, casi la tercera parte de la población de los EE.UU. murió de enfermedades infecciosas. Hoy menos de una muerte en diez se atribuye a las enfermedades infecciosas. Lamentablemente, no es así en muchos otros países del mundo. En los países menos desarrollados, la esperanza de vida es la mitad de lo que es en los EE.UU. En la India, el cólera es todavía endémico. La fiebre tifoidea y la disentería son frecuentes en México y en regiones de Centroamérica, Africa y Asia. Allí también se encuentran la viruela, la peste y la fiebre amarilla. Es notable que la mayor causa de muerte no son las enfermedades cardíacas sino la malaria. En los EE.UU. la mayoría de las enfermedades infecciosas no son severas. Sin embargo, la tuberculosis y la sífilis actualmente son relativamente frecuentes, y ciertas enfermedades virulentas como el SIDA (Síndrome de Inmunodeficiencia Adquirida) representan un problema gravísimo. Las enfermedades más comunes son los catarros, el sarampión y las anginas estreptocócicas.

La prevención de las enfermedades infecciosas Una de las medidas de prevención es el aislamiento de la fuente de la enfermedad. Esta medida no es muy eficaz por varias razones. El portador ya es contagioso durante el período de incubación, aunque no se manifiesten los síntomas.

Se puede intervenir en el medio ambiente. Por ejemplo, la pasteurización de la leche puede prevenir varias enfermedades. El drenaje de pantanos[1] destruye los mosquitos portadores de enfermedades. Pero la medida más eficiente contra las enfermedades infecciosas es la inmunización. La inmunización es muy eficaz para controlar enfermedades como la viruela, la difteria, la tos ferina, el sarampión, el tétano, la poliomielitis y la rubéola. La poliomielitis es un ejemplo impresionante de la eficacia de la inmunización. Entre 1950 y 1954, había 39.000 casos anuales. Treinta años más tarde había sólo 7. La inmunización es igual de eficaz contra la gripe, la fiebre tifoidea, el cólera y la tuberculosis.

Una prevención secundaria, pero no menos importante, es la prevención de todas las complicaciones que acompañan las enfermedades infecciosas. Para este fin es muy útil el empleo de una variedad de antibióticos.

---

[1] *swamps*

La tuberculosis Hoy día la tuberculosis sigue siendo una enfermedad muy difundida. Afecta mayormente a las capas sociales más bajas. La tuberculosis es la causa más importante de la incapacidad física y de la muerte. Por esta razón los servicios de sanidad o salud pública se esfuerzan en encontrar y tratar a los contagiosos para evitar la propagación de este mal. La mejor manera de evitar la propagación de la tuberculosis es con mejorar las condiciones de vida: la alimentación, la vivienda, etc. De manera más inmediata, la detección se efectúa por radiografías tomadas periódicamente en los lugares donde la tuberculosis se manifiesta con frecuencia. A pesar de que no todos están de acuerdo, parece que la vacuna antituberculosa BCG provee alguna protección contra la enfermedad.

Las enfermedades venéreas Las enfermedades venéreas (cuyo nombre viene de Venus, la diosa del amor) son las enfermedades transmitidas por el contacto sexual. La penicilina ha sido muy eficaz en combatir la sífilis, una de las más graves enfermedades venéreas. No obstante, existen muchos otros males venéreos como la gonorrea o blenorragia y el herpes genital. La hepatitis por virus que se transmite por vía sanguínea (inyección con jeringa no esterilizada) puede transmitirse también por la saliva o el semen. La mejor arma contra las enfermedades venéreas siempre es la prevención basada en la higiene, la detección y el tratamiento de todos los afectados. La higiene corporal es muy importante. El uso de preservativos (condones), espermaticidas y antisépticos vaginales ayudan también en la prevención de las enfermedades venéreas.

Igual que la tuberculosis, las enfermedades venéreas son una constante preocupación para las agencias de salud pública. La detección de los que han contraído una enfermedad por contacto sexual, y sus parejas[2], es de importancia especial para asegurar que todos reciban tratamiento.

El SIDA (Síndrome de Inmunodeficiencia Adquirida) El SIDA es una infección grave provocada por el virus de la inmunodeficiencia humana (VIH). Es la plaga de los 80 y 90. En 1981 se descubrieron cinco casos en los EE.UU. Para 1990 había millones. Este virus ataca el sistema inmune natural. El SIDA no es contagioso como el catarro o la gripe. Se transmite bajo las siguientes condiciones: las relaciones sexuales con personas infectadas por el virus; el intercambio de jeringas entre los drogadictos; las transfusiones de sangre contaminada por el virus; la contaminación del feto por una madre infectada del virus.

La gran mayoría de los portadores del virus no sufren de la enfermedad ni presentan ningún síntoma de enfermedad. Ellos mismos no saben que están infectados. Pueden mantenerse sanos durante toda la vida, pero ellos infectan a otros. La única manera de determinar si uno es portador es examinar una muestra de sangre y ver si es seropositiva o seronegativa. El ser seropositivo indica que uno es portador. El SIDA se transmite sobre todo por medio de la sangre o el semen. Por eso es que los drogadictos que intercambian jeringas son casi seguros de infectarse del SIDA por la transmisión directa de sangre.

---

[2]*partners*

La mejor manera de evitar el contagio con el virus es con el uso de preservativos (condones) durante el contacto sexual cuando uno no sabe si su pareja está infectada o no. La infección puede pasar igual de hombre a mujer como de mujer a hombre; se puede infectar con sólo un contacto. En cuanto a los drogadictos, con compartir una jeringa casi se asegura de infectarse de SIDA. Le toca a cada uno protegerse contra el SIDA.

Las enfermedades crónicas

Estas son las enfermedades que se desarrollan lentamente durante un período largo. En general, son casi siempre las dolencias que vienen con la edad, como las enfermedades cardíacas, el cáncer, la diabetes, la artritis, el glaucoma. En nuestros tiempos, gracias al progreso de la medicina, la vida se hace cada vez más larga. Mas del 11% de la población de los EE.UU. tiene 65 años de edad o más. En 1900 era el 4%. Se calcula que el 40% de la población sufre de enfermedades crónicas.

Durante mucho tiempo se consideraba que las enfermedades crónicas eran inevitables. El progreso médico ha hecho posible controlar muchas de estas enfermedades, pero no eliminarlas. Se cree que el 50% de las mujeres mayores de 65 años sufren de artritis; más del 10% de las personas de esa edad tienen diabetes. Algunos factores afectan las enfermedades crónicas.

• El nivel de vida. Uno de los más importantes es el nivel de vida. Las enfermedades crónicas son responsables de la incapacidad física y de la muerte de miles más de personas pobres que de gente de clase acomodada.

• La alimentación. Otro factor es la alimentación. Las enfermedades causadas por la mala alimentación son muy conocidas, y el problema de la obesidad es también grave. La obesidad provoca los males cardíacos y agrava la diabetes.

• El tabaco. En cuanto al tabaco, la relación entre el tabaco y el cáncer del pulmón se estableció hace ya mucho tiempo. Pero más y más se ve una conexión entre el tabaco y los males cardiovasculares y respiratorios.

Es evidente que la prevención de las enfermedades crónicas no se puede efectuar con la inmunización como en el caso de los males infecciosos. Sin embargo, la detección temprana de la enfermedad permite controlar su desarrollo. Por eso se recomienda un examen médico anual después de los 40 años de edad.

Las enfermedades cardiovasculares Las enfermedades del corazón y de los vasos sanguíneos son la mayor causa de muerte e incapacidad física en los EE.UU. Actualmente, aproximadamente el 50% de las muertes se deben a los males cardíacos. En 1900, era sólo el 20%. Este crecimiento se debe a que las personas de edad avanzada son más numerosas. De hecho, ha habido una baja en la tasa de mortalidad por fiebre reumática. Lo mismo no ha ocurrido con la arteriosclerosis y la hipertensión. Por cierto, el número de muertes por infarto ha crecido. Al mismo tiempo, el número de víctimas de ataques de apoplejía ha disminuido por un 60% a partir de 1950.

La arteriosclerosis y la hipertensión son muy comunes entre las personas mayores de los 40 años. Todavía no se conocen bien los factores etiológicos que intervienen en el desarrollo de estas dos enfermedades. Lo único que se sabe de la arteriosclerosis es que en los vasos afectados se encuentran depósitos de colesterol. Además, las personas que sufren de enfermedades de las arterias coronarias presentan una tasa elevada de colesterol. Se espera controlar la arteriosclerosis reduciendo la tasa de colesterol.

Por otra parte, la hipertensión y el tabaco predisponen a los enfermos a los problemas cardíacos. La obesidad también juega un papel importante. Las víctimas de estas dos enfermedades deben seguir un régimen alimenticio estricto sin sal y deben hacer ejercicio. Ellos deben cuidar de su peso y dejar de fumar. Estas precauciones pueden asegurar a la mayoría de las víctimas una vida larga y feliz.

El cáncer El cáncer sigue siendo la segunda causa de muertes en los EE.UU. Se trata de este mal en el capítulo 15.

Las enfermedades respiratorias crónicas Estas son la bronquitis, el enfisema pulmonar y el asma. Aunque las muertes por la pulmonía y la tuberculosis han disminuido en los últimos 50 años, las muertes por bronquitis y enfisema han aumentado. La razón es que los que antiguamente morían de tuberculosis o de pulmonía hoy sobreviven, pero luego sufren de males respiratorios. La prevención básica es evitar todo contacto con el aire contaminado o por el humo del tabaco o por otras fuentes.

La artritis Se calcula que en los EE.UU. más de 24 millones de personas sufren de artritis y que el 25% de ellos están físicamente incapacitadas. La prevención es difícil. Se cree que el ejercicio físico limita el desarrollo de esta enfermedad.

La diabetes Aproximadamente el 5% de la población sufre de diabetes. Las mujeres son dos veces más susceptibles que los hombres. La diabetes es también más frecuente entre la gente pobre y la gente obesa. La enfermedad se desarrolla rápidamente con la edad. No obstante, gracias a la insulina, la esperanza de vida se ha prolongado.

Los hijos de los diabéticos son casi seguros de sufrir del mal. Se llega a controlar la diabetes cuidando del peso y siguiendo un régimen alimenticio. Sin embargo, es muy importante detectar la diabetes, sobre todo en los individuos que vienen de familias donde existen casos de diabetes.

La pérdida de la vista El glaucoma es una condición que comienza, por lo general, después de los 40 años, sin que la enfermedad se perciba. Si no se descubre a tiempo, puede causar la ceguera. La detección temprana es de suma importancia.

La pérdida del oído La sordera infantil puede ser causada por la rubéola durante el embarazo de la madre. Toda infección del oído debe tratarse inmediatamente. Los programas de detección en las escuelas primarias ayudan a descubrir muchos casos de sordera. Gran número de niños pueden vivir una vida prácticamente normal, gracias a la ayuda de aparatos acústicos.

ESTUDIO DE PALABRAS

Ejercicio 1   Study the following cognates that appear in this chapter.

la mortalidad	la oncología	el sistema
la población	la bronquitis	el drogadicto
el cólera	el enfisema	la transfusión
la fiebre tifoidea	el asma	el feto
la disentería	la pulmonía	
la peste	la insulina	infeccioso
la malaria	el programa	contagioso
la tuberculosis	el drenaje	endémico
la sífilis	el mosquito	frecuente
el SIDA	la inmunización	severo
el problema	la difteria	grave
la prevención	el tétano	virulento
el aislamiento	la poliomielitis	anual
el período	la rubéola	secundario
la incubación	el caso	físico
el síntoma	la gripe	público
la pasteurización	la complicación	venéreo
el semen	el antibiótico	transmitido
el contagio	la incapacidad	transmisible
el cáncer	el servicio	sexual
la diabetes	la propagación	esterilizado
la artritis	la detección	vaginal
el glaucoma	la protección	inmune
el progreso	el contacto	natural
la medicina	la penicilina	seropositivo
el tabaco	la gonorrea	seronegativo
la conexión	el herpes genital	crónico
la cerviz	la hepatitis	cardíaco
la fiebre reumática	el virus	inevitable
la arteriosclerosis	la inyección	médico
la hipertensión	la jeringa	cardiovascular
el infarto	el tratamiento	respiratorio
el ataque	el condón	etiológico
la apoplejía	el espermaticida	coronario
el depósito	el antiséptico	estricto
el colesterol	la preocupación	básico
la víctima	la agencia	susceptible
la precaución	la plaga	obeso

bacteriano	infectar	reducir
evitable	calcular	afectar
	controlar	combatir
atribuir	eliminar	transmitir
representar	agravar	provocar
manifestar	detectar	presentar
intervenir	disminuir	

Ejercicio 2   Assign one or more of the following categories to each illness.

a. una enfermedad cardiovascular   d. una enfermedad venérea
b. una enfermedad pulmonar   e. una enfermedad transmisible
c. una enfermedad de los huesos   f. una enfermedad crónica

1. la hipertensión
2. la bronquitis
3. la artritis
4. la sífilis
5. la poliomielitis
6. el enfisema
7. la diabetes
8. el cólera
9. el reumatismo
10. el herpes genital
11. la tuberculosis
12. la fiebre tifoidea

Ejercicio 3   Match the verb in Column A with its noun form in Column B.

A	B
1. inmunizar	a. el ataque
2. complicar	b. la transmisión
3. transmitir	c. la predisposición
4. tratar	d. la inmunización
5. atacar	e. el depósito
6. predisponer	f. la complicación
7. depositar	g. el tratamiento
8. infectar	h. la eliminación
9. calcular	i. el efecto
10. controlar	j. la disminución
11. eliminar	k. el cálculo
12. disminuir	l. la reducción
13. reducir	m. el control
14. afectar	n. la infección

Ejercicio 4   Give an adjectival form for each of the following words.

1. la transmisión, transmitir
2. el virus
3. la bacteria

4. el sexo
5. evitar
6. la severidad
7. respirar
8. inmunizar
9. esterilizar
10. contagiar
11. infectar, la infección

Ejercicio 5   Complete each statement with the appropriate word(s).
1. Dos _____ de la gripe son la fiebre y el dolor de garganta.
2. Las enfermedades venéreas son transmisibles por el contacto _____.
3. Hay que usar una _____ esterilizada para hacer (administrar) una inyección.
4. Cada enfermedad tiene su propio período de _____.
5. La _____ que es un _____ no es eficaz en el tratamiento de enfermedades virales.

Ejercicio 6   Give the word or expression being defined.
1. que se puede transmitir
2. que se desarrolla lentamente pero que se prolonga, que es de larga duración
3. del corazón
4. lo que no se puede evitar
5. causado por un virus
6. causado por una bacteria
7. dícese de una enfermedad permanente o persistente en una región o en un país determinado

Ejercicio 7   Complete each expression with the appropriate word(s).
1. cholesterol level   la tasa de _____
2. cholesterol deposit   el _____ de colesterol
3. blood transfusion   una _____ de sangre
4. sterilized syringe   una jeringa _____
5. respiratory ailment   una enfermedad _____
6. natural causes   las _____ naturales
7. venereal disease   una enfermedad _____
8. incubation period   el período de _____
9. infectious disease   una enfermedad _____
10. sexual contact   el contacto _____
11. immune system   el sistema _____
12. public health agency   la agencia de salud _____
13. vaginal spermicide   el _____ vaginal
14. viral infection   una infección _____
15. secondary infection   una infección _____

Ejercicio 8   Match the English word or expression in Column A with its Spanish equivalent in Column B.

A	B
1. disease, illness	a. la muerte
2. mortality rate	b. los vasos sanguíneos
3. death	c. el catarro, el resfriado
4. life expectancy	d. la enfermedad, el mal
5. public health services	e. la angina estreptocócica
6. medical exam	f. los servicios de salud pública
7. to decrease	g. la vacuna
8. tonsillitis	h. la tasa de mortalidad
9. strep throat	i. bajar
10. cold	j. la esperanza de vida
11. blood vessels	k. la angina
12. carrier	l. el examen médico
13. to avoid	m. el nivel de vida
14. vaccine	n. evitar
15. standard of living	o. el portador

Ejercicio 9   True or false?

1. El catarro o resfriado es una enfermedad común.
2. La angina es una enfermedad grave.
3. El portador de una enfermedad transmisible puede ser contagioso sin saberlo.
4. Las enfermedades transmisibles son más esparcidas (frecuentes) en los países que tienen un nivel de vida alto.
5. Para prevenir enfermedades se recomienda un examen médico a intervalos de 10 años.
6. Es peligroso si la tasa de colesterol en los vasos sanguíneos es baja.
7. La esperanza de vida es superior en los países menos desarrollados.
8. Los países industrializados tienen la tasa de mortalidad más alta.
9. Existe una vacuna contra la poliomielitis.
10. Existe una vacuna contra el SIDA.
11. Una angina es más seria que un dolor de garganta.
12. La angina estreptocócica es bastante dolorosa.

Ejercicio 10   Match the English word or expression in Column A with its Spanish equivalent in Column B.

A	B
1. smallpox	a. la deficiencia, la falta
2. yellow fever	b. el drogadicto
3. measles	c. el desarrollo
4. whooping cough	d. el sarampión
5. transmitted through the blood	e. el intercambio

6. contraceptive, prophylactic	f. la prueba PAP
7. X ray	g. la viruela
8. drug addict	h. la muestra de sangre
9. blood sample	i. la fiebre amarilla
10. deficiency, lack	j. el preservativo, el condón
11. exchange	k. la tos ferina
12. ache, pain, ailment	l. fumar
13. development	m. la radiografía
14. to smoke	n. la dolencia
15. Pap test	o. transmitido por vía sanguínea

Ejercicio 11 Complete each statement with the appropriate word(s).
1. Algunas enfermedades que afectan a los niños son _____, _____ y _____.
2. Para determinar si uno es seropositivo o seronegativo, hay que tomar una _____.
3. El _____ abusa de las drogas.
4. No se debe _____ porque el tabaco es la causa de muchas enfermedades pulmonares o respiratorias.
5. Las _____ de los pulmones hechas regularmente pueden detectar temprano la tuberculosis.
6. Para evitar el SIDA hay que usar _____ durante las relaciones sexuales si no se sabe si su pareja está infectada o no.
7. El SIDA puede ser transmitido por _____ sexual.
8. El _____ de jeringas entre drogadictos es otra manera de transmitir el SIDA.
9. La _____ PAP detecta el cáncer de la cerviz.
10. La _____ es una enfermedad asociada más con los climas tropicales.

Ejercicio 12 Match the English word or expression in Column A with its Spanish equivalent in Column B.

A	B
1. lung	a. la sordera
2. heart	b. el corazón
3. weight	c. el pulmón
4. sight loss	d. la ceguera
5. blindness	e. el peso
6. hearing loss	f. el aparato acústico
7. deafness	g. la pérdida de la vista
8. hearing aid	h. la pérdida del oído

Ejercicio 13 Complete each statement with the appropriate word(s).
1. _____ y _____ son órganos vitales.
2. Si no se detecta el glaucoma puede resultar en _____.

3. Se puede controlar la hipertensión y la diabetes cuidando del _____.
La obesidad agrava estas dos condiciones.
4. La pérdida total del oído es _____.
5. La gente que ha sufrido una pérdida del _____ puede usar un
_____ cuyo propósito es el de amplificar los sonidos.

COMPRENSION

Ejercicio 1   True or false?
1. Actualmente se puede atribuir muchas muertes en los Estados Unidos a las enfermedades transmisibles.
2. Durante el período de incubación de una enfermedad transmisible, el portador contagioso siempre manifiesta síntomas de su enfermedad.
3. Aún hoy la tuberculosis es una enfermedad bastante esparcida en los Estados Unidos.
4. La penicilina permite combatir la sífilis eficazmente.
5. La mayoría de las enfermedades crónicas afectan a los viejos.
6. La inmunización puede prevenir las enfermedades crónicas.
7. Los que sufren de trastornos pulmonares o respiratorios siempre tienen una tasa de colesterol elevada.
8. Es muy fácil prevenir la artritis.
9. El glaucoma puede causar la sordera si no se detecta.
10. Con la ayuda de aparatos acústicos, mucha gente que ha tenido una pérdida del oído puede vivir normalmente.

Ejercicio 2   Answer.
1. ¿Dónde continúan siendo un problema las enfermedades transmisibles?
2. ¿Por qué no es siempre fácil aislar la fuente de una enfermedad?
3. ¿Cuál es una manera eficaz de protegerse contra las enfermedades transmisibles?
4. ¿Cuál es una manera de detectar temprano la tuberculosis?
5. ¿Qué son las enfermedades venéreas?
6. ¿Cómo se transmite la hepatitis viral?
7. ¿Cuál es la plaga de las últimas décadas?
8. ¿Bajo qué circunstancias es contagioso el SIDA?
9. Hoy día, ¿por qué está aumentando la esperanza de vida?
10. ¿Qué enfermedad puede detectar la prueba PAP?
11. ¿Por qué es aconsejable (se recomienda) un examen médico anual después de los 40 años?
12. ¿Cuál es la primera causa de muerte (mortalidad) o incapacidad en los Estados Unidos?
13. ¿Cuál es la segunda causa?
14. ¿Qué ha prolongado la esperanza de vida para los diabéticos?
15. ¿Qué se puede hacer para controlar la diabetes?

Ejercicio 3   Identify.
1. cuatro enfermedades transmisibles
2. tres enfermedades venéreas
3. cuatro enfermedades contra las cuales hay una inmunización
4. tres medidas para tratar de evitar o prevenir las enfermedades venéreas
5. cuatro enfermedades crónicas
6. tres enfermedades causadas o agravadas por el tabaco
7. tres enfermedades agravadas por la obesidad
8. tres factores que predisponen a los individuos a trastornos cardíacos
9. tres enfermedades respiratorias o pulmonares

Capítulo 19
LA ADMINISTRACION DE UN CENTRO MEDICO POLIVALENTE

La dirección

La dirección de un centro médico polivalente (multifuncional) u hospital general es la responsabilidad de una junta directiva (consejo de administración). Esta junta determina la política del hospital y toma las decisiones necesarias. La implementación de la política y de las decisiones tomadas por la junta es la responsabilidad del administrador general. Este tipo de organización se ha probado eficaz en muchas ocasiones, sobre todo cuando se trata de asuntos legales.

La organización y los comités Los que ejercen poder legal en la junta son elegidos; son el presidente, el vicepresidente, el secretario y el tesorero. El número de miembros puede variar considerablemente. Los comités permanentes generalmente son el comité ejecutivo, el comité común de consulta, el comité de finanzas, el comité profesional y el comité de planta y mantenimiento.

El comité ejecutivo tiene el poder de obrar a nombre de la junta total cuando ésta no está en sesión. Esto facilita el buen funcionamiento administrativo ya que sería difícil reunir rápidamente el número de miembros de la junta legalmente requisito para la toma de decisiones. El comité ejecutivo también revisa los puntos que figuran en la agenda y prepara un informe antes de someterlos a la junta directiva.

El comité común de consulta está formado por miembros de la junta directiva y los representantes del personal médico. Este comité asegura la comunicación entre la administración y los médicos. Está compuesto de un administrador y de un número igual de miembros de la junta directiva y de médicos.

El comité profesional cuida de la calidad del cuidado que se da a los pacientes. El comité revisa los servicios profesionales del centro igual que la selección de nuevos médicos.

La junta directiva La composición de la junta directiva depende del tipo de hospital o centro médico y de la comunidad a la que sirve. Es importante que la comunidad entera esté representada, es decir, todos los grupos socioeconómicos. Antiguamente se seleccionaba a los personajes más destacados de la comunidad. Hoy la representación es más imparcial. No todos están de acuerdo en cuanto a la presencia de médicos en la junta directiva. Hay una división de opiniones. Los que están en contra creen que el comité común de consulta basta para llevar la contribución médica necesaria a la junta. Pero la Asociación Nacional de Médicos y otros grupos de médicos se han declarado oficialmente a favor de la presencia de por lo menos un médico en la junta directiva.

Los administradores

Dirigir un centro médico es una tarea difícil y exige una gran variedad de talentos y mucha experiencia. De hecho, el administrador (director) es responsable de la formación de un equipo eficiente de médicos, enfermeros, farmacéuticos, dietistas, asistentes, técnicos y todas las otras personas que crean un ambiente apropiado para los pacientes.

Las cualidades requeridas Durante mucho tiempo, los administradores de servicios médicos no tenían ninguna formación especial, ni un título universitario. Hoy día, es posible obtener un título en gerencia de servicios médicos. En algunos casos, los estudios son de dos años; en otros casos, los candidatos deben hacer un año de residencia como administrador aprendiz. La mayoría de los centros, sobre todos los más grandes, reclutan su personal administrativo sólo entre aquellos candidatos que tienen esa clase de título.

Las responsabilidades En los grandes centros, los administradores supervisan y coordinan las actividades de más de 30 departamentos o servicios muy especializados cuyas funciones son administrativas, médicas o de soporte. El administrador cuenta con un número de ayudantes a quienes delega la autorización para cumplir con ciertas responsabilidades suyas.

Las responsabilidades del administrador son la coordinación de los servicios profesionales dedicados a los enfermos, la formación de un equipo administrativo eficaz y el desarrollo de nuevos programas para satisfacer las necesidades de la comunidad. Un administrador dinámico no limita sus actividades a una sola institución. Participa en las actividades y organizaciones profesionales a nivel local o nacional y contribuye así al desarrollo de programas nacionales en el campo del cuidado médico.

ESTUDIO DE PALABRAS _____

Ejercicio 1   Study the following cognates that appear in this chapter.

el hospital	el tesorero	la administración
el centro	el miembro	la calidad
la decisión	las finanzas	el paciente
la implementación	la planta	la composición
el tipo	el mantenimiento	la comunidad
la organización	la sesión	el grupo
el comité	el funcionamiento	la presencia
el presidente	la agenda	la división
el vicepresidente	la comunicación	la opinión
el secretario	el personal	la variedad

el talento	general	elegir
la experiencia	médico	variar
el dietista	legal	facilitar
el asistente	permanente	depender
el técnico	ejecutivo	representar
la cualidad	profesional	seleccionar
el título	socioeconómico	supervisar
el candidato	imparcial	coordinar
la residencia	responsable	delegar
el departamento	eficiente	participar
(servicio)	directivo	contribuir
la función	administrativo	
la autorización	universitario	
la institución	especializado	

Ejercicio 2   Match the verb in Column A with its noun form in Column B.

A	B
1. administrar	a. la asistencia, el asistente
2. comunicar	b. la supervisión, el supervisor
3. mantener	c. la elección
4. componer	d. la contribución
5. asistir	e. la administración, el administrador
6. funcionar	f. la participación, el participante
7. implementar	g. el funcionamiento, la función
8. supervisar	h. la comunicación
9. elegir	i. el mantenimiento
10. contribuir	j. la delegación, el delegado
11. participar	k. la coordinación, el coordinador
12. delegar	l. la composición
13. coordinar	m. la implementación

Ejercicio 3   Match the word or expression in Column A with its definition in Column B.

A	B
1. variar	a. los asuntos fiscales o monetarios
2. permanente	b. el programa
3. facilitar	c. fluctuar, cambiar
4. las finanzas	d. el enfermo
5. el comité	e. de siempre, fijo
6. la planta	f. dirigir
7. la agenda	g. el grupo responsable
8. el hospital general	h. hacer más fácil
9. el paciente	i. dar una parte de su autoridad a otro
10. delegar	j. los edificios, el equipo, etc.
11. administrar	k. el centro médico polivalente

Ejercicio 4   Complete each expression with the appropriate word(s).

1. committee members   los miembros del _____
2. medical personnel   el _____ médico
3. executive group   el _____ ejecutivo
4. administrative counsel   la junta _____
5. permanent committee   el comité _____
6. professional services   los _____ profesionales
7. medical groups   los grupos _____
8. administrative personnel   el personal _____
9. plant and maintenance   planta y _____
10. department head   el jefe del _____
11. university degree   el título _____
12. multicare health facility   el centro médico _____

Ejercicio 5   Match the English word or expression in Column A with its Spanish equivalent in Column B.

A	B
1. management	a. el equipo
2. board	b. el comité común de consulta
3. policy	c. la junta
4. to sit, meet	d. someter
5. exercise	e. la dirección
6. to review	f. el farmacéutico
7. to submit, present	g. el enfermero
8. report	h. la política
9. team	i. reunir(se)
10. to direct, manage	j. el ayudante
11. management of health services	k. ejercer
12. patient	l. el enfermo
13. aid	m. revisar
14. nurse	n. dirigir
15. pharmacist	o. el informe
16. joint conference committee	p. la gerencia de servicios médicos

Ejercicio 6   Select the appropriate word(s) to complete each statement.

1. El hospital de una gran ciudad es casi siempre _____.
   a. una clínica pequeña   b. un centro médico polivalente
   c. un gran equipo
2. El _____ médico comprende médicos, especialistas, enfermeros, técnicos, etc.
   a. tesorero   b. departamento   c. equipo
3. Los _____ tienen que quedarse en el hospital.
   a. enfermeros   b. ayudantes   c. enfermos
4. Los _____ ayudan a los médicos.
   a. secretarios   b. enfermeros   c. enfermos

5. El administrador de un gran centro médico polivalente debe tener un título en _____.
   a. el hospital   b. gerencia de servicios médicos   c. medicina
6. Es el _____ que se encarga de las finanzas.
   a. enfermero   b. tesorero   c. gerente

Ejercicio 7   Give the word or expression being defined.
1. un grupo de personas que hace el mismo trabajo
2. la persona que, bajo la dirección de un médico, cuida de los enfermos hospitalizados
3. administrar, supervisar, ejercer el control
4. el paciente
5. el que se encarga de las medicinas (los medicamentos)
6. el que ayuda o asiste
7. la gerencia, la administración
8. ver de nuevo, verificar
9. lo que prepara, por ejemplo, un comité para someterlo más tarde a una junta o consejo administrativo
10. el modo o la manera de dirigir algo como una empresa o un hospital
11. tener una reunión, juntarse
12. los servicios que ofrece un hospital

Ejercicio 8   Complete each statement with the appropriate word(s).
1. El comité ejecutivo tiene la autoridad o el poder de tomar acciones que normalmente se reservan para la junta directiva cuando los miembros de la junta no pueden _____.
2. El jefe del departamento o servicio de cirugía va a preparar _____ sobre las condiciones de las salas de operaciones para la junta directiva.
3. El va a _____ un plan para la expansión de los servicios quirúrgicos.
4. _____ de un centro médico polivalente es una tarea compleja e importante.

COMPRENSION

Ejercicio 1   Answer.
1. ¿Quién tiene la responsabilidad de la dirección de un centro médico polivalente?
2. ¿Cuáles son las responsabilidades de la junta directiva del hospital?
3. ¿Quién tiene la responsabilidad de implementar las decisiones de la junta directiva?
4. ¿Quién tiene el poder de actuar en nombre de la junta directiva?
5. ¿Quiénes forman el comité común de consulta?
6. ¿Cuáles son dos responsabilidades importantes del comité profesional?

7. ¿Qué y a quiénes tienen que supervisar los administradores de un centro médico polivalente?
8. ¿Qué hace un administrador dinámico?

Ejercicio 2   True or false?

1. La junta directiva (El consejo de administración) de un centro médico polivalente tiene cinco miembros.
2. El comité de finanzas asegura la comunicación entre la administración y los médicos.
3. Los miembros del consejo de administración o la junta directiva son empleados del hospital que reciben un salario por su trabajo.
4. No hay médicos en el comité común de consulta.
5. Es necesario que toda la comunidad que sirve el hospital esté representada en el consejo de administración (la junta directiva).
6. Hay por lo menos un médico en el consejo de administración.
7. Hace mucho tiempo que los administradores de servicios médicos tienen una formación especializada en el trabajo que hacen.
8. Hoy día la gran mayoría de los administradores de un hospital tienen su título en gerencia de servicios médicos.

Capítulo 20

MEDICO / ENFERMERO / PACIENTE / FAMILIA

Médico / paciente

La mayoría de los enfermos casi nunca dudan de la competencia de su médico. Con o sin razón, ellos creen que porque es médico, es competente. Y ellos le juzgan según los siguientes criterios. ¿Tiene verdadero interés en sus pacientes? ¿Estudia el problema en profundidad? ¿Muestra compasión y bondad? ¿Explica claramente la naturaleza de la enfermedad y el tratamiento que piensa emplear?

Cada vez más, las facultades de medicina enfatizan la comunicación entre el médico y su paciente. Hay verdadera comunicación cuando el receptor (el paciente) recibe el mensaje de la misma forma que el emisor (el médico) lo ha enviado. Muchos investigadores concuerdan en que el factor más importante para que haya buena comunicación es la credibilidad del emisor. La falta de credibilidad ocurre cuando los médicos no llegan a mostrar su interés en el paciente y su preocupación por el paciente y su familia. La comunicación es un fenómeno complejo e irreversible; toda acción, todo hecho tiene un aspecto comunicativo que se deja interpretar por un ser humano. Esta interpretación altera la información que la persona tiene y afecta su comportamiento.

La comunicación verbal es la más evidente. Las palabras son muy importantes. Si el médico emplea una jerga profesional que el paciente no comprende entonces imposibilita la comunicación. El médico no debe preguntarle al paciente «¿Comprende Ud.?», lo cual le pondrá al enfermo a la defensiva y le podrá intimidar, sino «¿Qué es lo que Ud. ha comprendido?». Un ambiente sereno que le permite al enfermo hacer preguntas si no ha comprendido bien es muy deseable. Ocurre que los médicos que no están muy seguros de sí mismos se esconden detrás de su jerga profesional. Como en todo, no es la cantidad de la conversación lo que importa, sino la calidad.

La comunicación no verbal es igual de importante, los gestos, por ejemplo. Hay algo así como 100.000 gestos que tienen un significado para la gente en todo el mundo: las expresiones de la cara, la posición del cuerpo, los movimientos, los brazos, las piernas, las manos, los dedos.

- El tono de voz enfatiza el mensaje que se da.
- Las zonas territoriales. Las zonas de movimiento se expanden a medida que las zonas de intimidad se contraen. Por ejemplo, una distancia de 6 a 18

pulgadas[1] es muy poca para un hombre norteamericano; sin embargo, esa distancia no le molesta nada a una norteamericana.

• La mirada. La mayoría de los norteamericanos aprenden, desde la niñez, que no se debe fijar la vista en nadie. Sin embargo, un médico tiene que mirar fijamente al enfermo y tiene que invadir su «territorio», o sea, su área íntima.

• El tacto. Las manos de un médico pueden comunicarle al paciente su compasión, su deseo de ayudar.

• El oído. No hay comunicación real si los interlocutores no se escuchan. Durante la entrevista médica, el médico debe escuchar al paciente e interpretar lo que dice... y lo que no dice.

Enfermero / paciente / familia

El cuidado del paciente exige una atención sostenida (continua) durante las 24 horas del día. La responsabilidad total le toca al enfermero o a la enfermera. Porque está al lado del enfermo durante todo el día y la noche, puede notar cualquier cambio en la condición del paciente, el más pequeño gesto, un grito de dolor, un ataque de tos, una comida sin tocar. La enfermera observa, pondera y organiza los síntomas. Ella decide si un síntoma es importante, si se debe imponer una vigilancia estricta o no. La constante presencia de la enfermera lleva al desarrollo de una relación muy estrecha entre la enfermera, el paciente y la familia. Se crea un ambiente de confianza tal que el enfermo le confía a la enfermera cosas que nunca le diría a otra persona. Durante la noche las ansiedades del paciente crecen en intensidad, pero la presencia serena y tranquilizadora de la enfermera es bastante para reducirlas.

Toda profesión tiene su código de ética que refleja los valores de la sociedad. Un individuo comienza su carrera mientras que todavía se rige por un sistema de valores personales que son producto de su ambiente cultural y religioso. Los dilemas se presentan cuando los valores del individuo entran en conflicto con los de la profesión o de la sociedad. Para algunas enfermeras, la vida debe conservarse a cualquier precio. Para otras, lo único que cuenta son los deseos del enfermo y de su familia. Algunas enfermeras se limitan a ser simplemente observadoras, sin jamás preguntar o dar su opinión sobre las decisiones morales que afectan al enfermo. Otras defienden los derechos del paciente y de su familia.

Las preocupaciones de orden moral son de gran importancia en la profesión de enfermería donde se toman decisiones críticas todos los días. Se trata, literalmente, de vida o muerte, de decidir si se va a cumplir con los deseos del paciente que sufre de forma inhumana y desenchufar[2] el aparato respiratorio que le mantiene vivo. También se ve el caso de la enfermera que quiere conservar la vida a toda costa y confronta a sus colegas porque ella no respeta el acuerdo tácito de no emplear medidas extraordinarias para mantener en vida a un recién nacido cuya probabilidad de sobrevivir es prácticamente nula. Y hay enfermeras que, por

---

[1]*inches*   [2]*unplug*

razones religiosas, no pueden aceptar el principio de que toda mujer embarazada tiene derecho a saber que el aborto es una posible alternativa.

Las enfermeras se confrontan con dilemas todos los días de su vida profesional. Pero es el SIDA, más que cualquier otra enfermedad, que les obliga a dar la cara a sus creencias y también a sus temores, no solamente su temor de infectarse con una enfermedad sobre la cual se conoce muy poco, sino su actitud personal ante los homosexuales y las drogas. Algunas enfermeras se niegan terminantemente a cuidar a los enfermos del SIDA. Muchas otras se dedican a cuidarlos a pesar de todo.

Se puede decir que las enfermeras invierten en las vidas de otras personas, pero al precio de sacrificio. Posiblemente el paciente o su familia no aprecia sus esfuerzos y hasta pueden mostrarse hostiles. Toda relación que la enfermera desarrolla con sus pacientes es pasajera e inevitablemente lleva a una pérdida afectiva para ella.

ESTUDIO DE PALABRAS

Ejercicio 1   Study the following cognates that appear in this chapter.

la competencia	el área	moral
el criterio	la intimidad	extraordinario
el interés	la distancia	nulo
el paciente	el síntoma	hostil
la profundidad	la presencia	respiratorio
el problema	la ansiedad	
la compasión	la sociedad	enfatizar
el tratamiento	el individuo	interpretar
la comunicación	el dilema	imposibilitar
el investigador	la profesión	intimidar
la credibilidad	la decisión	permitir
la preocupación	la alternativa	expandir
la familia	el contacto	contraer
el fenómeno	el homosexual	invadir
la acción	la droga	observar
el aspecto		ponderar
la defensiva	competente	organizar
la cantidad	complejo	imponer
la calidad	irreversible	reducir
el gesto	comunicativo	reflejar
la expresión	verbal	conservar
la posición	evidente	afectar
la naturaleza	sereno	defender
el movimiento	íntimo	confrontar
el tono	constante	infectar
la zona	observador	apreciar

Ejercicio 2   Match the verb in Column A with its noun form in Column B.

A	B
1. interesar	a. el movimiento
2. comunicar	b. la expansión
3. creer	c. la infección
4. defender	d. la decisión
5. mover	e. la contracción
6. decidir	f. el interés
7. permitir	g. la comunicación
8. enfatizar	h. el reflejo, la reflexión
9. expandir	i. la creencia, la credibilidad
10. contraer	j. el énfasis
11. invadir	k. la invasión
12. imponer	l. la defensa, la defensiva
13. reflejar	m. la imposición
14. infectar	n. el permiso

Ejercicio 3   Match the word in Column A with its definition in Column B.

A	B
1. competente	a. la opción
2. complejo	b. excepcional
3. el individuo	c. capaz, que tiene la aptitud para hacer algo
4. el dilema	
5. irreversible	d. hacer más grande, extender
6. la cantidad	e. el grado de perfección
7. la calidad	f. difícil, complicado
8. la alternativa	g. de palabra
9. verbal	h. la persona
10. evidente	i. poner en orden
11. sereno	j. el problema
12. extraordinario	k. claro, cierto
13. permitir	l. el número
14. expandir	m. dejar, lo contrario de «prohibir»
15. imposibilitar	n. hacer imposible
16. organizar	o. tranquilo
	p. que no se puede cambiar ni hacer de nuevo

Ejercicio 4   Complete each expression with the appropriate word(s).

1. artificial respirator   el aparato _____
2. extraordinary measures   las medidas _____
3. the nature of the illness   la _____ de la enfermedad
4. a lack of credibility   una falta de _____
5. human being   el ser _____
6. to put on the defensive   poner a la _____

4. Tomar la decisión de _____ el _____ que mantiene _____ a una persona que sufre de una manera inhumana es una cuestión moral y ética.
5. El _____ de una mujer embarazada de tener un aborto es otra cuestión moral y ética.
6. Cada mano tiene cinco _____.
7. De vez en cuando el paciente da un grito de _____ cuando está sufriendo mucho.
8. La _____ profesional de los médicos es muy compleja y no es raro que los pacientes no la comprendan.
9. Dos sentidos son el _____ y el _____.
10. La medicina es la profesión de los médicos y la _____ es la de los enfermeros.

Ejercicio 9 Complete each expression with the appropriate word(s).
1. facial expression   una mueca de la _____
2. body position   la posición del _____
3. leg movement   el movimiento de la _____
4. finger movement   el movimiento del _____
5. hand gesture   un gesto de la _____
6. a cry of pain   un grito de _____

Ejercicio 10 Give the word or expression being defined.
1. donde estudian o reciben su formación profesional los médicos
2. la profesión de los enfermeros
3. el vocabulario específico de una profesión
4. una expresión de la cara
5. lo que contiene una comunicación
6. encinta, que va a dar a luz
7. el tratamiento o lo que se da a los enfermos hospitalizados
8. lo que le permite a alguien hacer algo legalmente
9. la interviú
10. una máquina que le permite al enfermo respirar artificialmente
11. una relación íntima
12. una inquietud, lo que causa una ansiedad
13. lo que quiere o desea una persona
14. el que habla
15. no permitir que venga la muerte

COMPRENSION

Ejercicio 1   True or false?

1. Los enfermos suelen (tienden a) dudar siempre de la competencia de sus médicos.
2. En la comunicación el receptor recibe el mensaje y el emisor lo envía.
3. Es mejor que el receptor no reciba el mensaje de la misma forma que el emisor lo envía.
4. Se aconseja a los médicos usar siempre su jerga profesional para comunicar con sus pacientes.
5. La comunicación no verbal es tan importante como la comunicación verbal.
6. El médico no debe tocar nunca a su paciente.
7. Durante una entrevista médica, es sumamente importante que el médico escuche a su paciente y que interprete lo que le dice.
8. Lo que no dice el enfermo durante la entrevista médica no tiene ninguna importancia.
9. Afortunadamente los enfermos y sus familias siempre aprecian lo que hacen los enfermeros.
10. No es raro que el enfermo forme una relación estrecha con el enfermero o la enfermera.
11. A veces el paciente confiará algo al enfermero o a la enfermera que no confiaría a un miembro de la familia.

Ejercicio 2   Answer.

1. Hoy día, ¿qué consideran las facultades de medicina una parte importante de la formación profesional del médico moderno?
2. ¿Qué factor es importante en la realización de la verdadera comunicación?
3. ¿Cuándo crea el médico una falta de credibilidad?
4. ¿Por qué no le debe preguntar el médico al enfermo, «¿Ha comprendido Ud.?»?
5. ¿Cuál es la pregunta que le debe hacer?
6. ¿Quién tiene casi la responsabilidad total del cuidado del enfermo hospitalizado?
7. ¿Por qué confiará el paciente frecuentemente en el enfermero?
8. ¿Cuándo tienden a crecer en intensidad las ansiedades del enfermo?
9. ¿Por qué se niegan algunos enfermeros a cuidar a los pacientes que sufren del SIDA?

Ejercicio 3   Identify.
1. tres criterios importantes para juzgar la competencia de un médico
2. cuatro ejemplos de comunicación no verbal
3. tres indicios de un cambio físico en la condición de un enfermo

Ejercicio 4   Discuss the following controversial issues.
1. Se debe conservar la vida a toda costa.

   o

   Lo importante son los deseos del enfermo y de su familia.
2. El enfermero debe ofrecer su opinión sobre las decisiones morales que afectan al enfermo.

   o

   El enfermero debe ser un sencillo observador sin cuestionar nada ni ofrecer su opinión ni consejos.
3. Para decidir si se va a desenchufar el aparato respiratorio que mantiene vivo al paciente, se debe seguir los deseos del enfermo.

   o

   No se debe seguir sus deseos.

Capítulo 21
LOS DEPARTAMENTOS O SERVICIOS EN EL HOSPITAL

El laboratorio

El desarrollo del laboratorio médico refleja los enormes progresos realizados en la medicina en años recientes. Nuevos procedimientos y nuevos materiales han proporcionado una dimensión incalculable al diagnóstico, pronóstico y tratamiento de las enfermedades.

El laboratorio emplea métodos e instrumentos muy precisos para examinar los tejidos, las secreciones y excreciones con el fin de diagnosticar una enfermedad o determinar su causa. En general, los laboratorios son de dos tipos: el laboratorio clínico y el laboratorio anatómico. El laboratorio anatómico se encuentra cerca de la morgue o depósito de cadáveres. El director de laboratorio es un doctor en medicina, especialista en patología. El dirige un equipo de técnicos que reúnen toda la experiencia necesaria y proveen los análisis que se requieren. Los asistentes de laboratorio ayudan a los técnicos.

Las funciones del laboratorio El laboratorio clínico estudia los orines, la sangre, los contenidos gástricos, las bacterias, los parásitos y las modificaciones químicas en el cuerpo para ayudar a formular el pronóstico. El laboratorio anatómico estudia los tejidos, u ocularmente o con el microscopio. Las autopsias, que determinan la causa de muerte, se llevan a cabo en el laboratorio anatómico.

Las diferentes secciones del laboratorio

- La hematología es una rama de la medicina que se dedica al estudio y tratamiento de las enfermedades sanguíneas y de los órganos que forman la sangre. El laboratorio analiza todas las pruebas hematológicas que son muy valiosas para el diagnóstico.
- La sección química efectúa los análisis cualitativos y cuantitativos sobre los líquidos orgánicos y toda otra sustancia fisiológica, tales como las proteínas, los carbohidratos y los lípidos. El análisis de los orines es uno de los más comunes. Ningún examen médico se considera completo sin esta prueba.
- La bacteriología es el cultivo, el aislamiento y la identificación de las bacterias y otros microorganismos y sus toxinas que pueden estar presentes en el cuerpo humano.
- La serología estudia los sueros y sus propiedades. Estas pruebas son esenciales para la inmunología.
- La sección histológica prepara los tejidos para proceder al estudio de su estructura y de las células que los componen.

• La citología se ha incorporado al laboratorio recientemente. La citología estudia la célula viviente en todos sus aspectos.

El departamento o servicio de radiología

Este servicio se ocupa de la utilización de las radiaciones ionizantes para el diagnóstico y tratamiento de las enfermedades y de los rayos X para el diagnóstico. El radiólogo es un médico que se especializa en la utilización de la energía radiante, los isotopos radiactivos, el radio, el cesio y el cobalto, como también los rayos X a gran tensión para el tratamiento de varias enfermedades, en particular el cáncer y diferentes tipos de tumores. El personal técnico incorpora los técnicos especialistas en rayos X, en radiaciones y en medicina nuclear.

Casi todos los enfermos que se tratan en el hospital pasan por el servicio de radiología en un momento u otro o para un diagnóstico o para un tratamiento. A todos nos han tomado radiografías de los pulmones o de un brazo o una pierna.

El departamento de terapia laboral (La ergoterapia)

Este servicio se dedica a proveer a los inválidos o incapacitados un tratamiento de reeducación para que puedan hacer un trabajo que esté adaptado a sus limitaciones físicas y que les permitirá la reinserción en la vida social. También se evalúan las necesidades intelectuales de los pacientes y se les ofrece programas de arte, música o de cualquier otro interés que podrían tener.

El terapeuta se interesa igualmente en el estado mental como en el estado físico de sus pacientes. Muchos pacientes no soportan bien el confinamiento, la separación de su familia, la inactividad. La rapidez de su recuperación depende en gran parte de su salud mental.

El servicio o departamento de reeducación física o fisioterapia

Es aquí donde el paciente aprende de nuevo a usar alguna de las funciones heridas o afectadas por un accidente. El encargado de este departamento es un médico especialista en la medicina física y reeducación o un quinesioterapeuta. Las formas de terapia son muy variadas: los masajes y el ejercicio, también la utilización del agua, el calor, las microondas y los ultrasonidos, los rayos ultravioletas. Hay que notar los grandes progresos realizados en el campo de la próstesis y otros dispositivos ortopédicos. Los especialistas construyen sus próstesis a la medida y emplean una gran variedad de materiales para dar al inválido la mayor movilidad y confort posible.

El departamento de encefalografía y de electrocardiografía

Estos dos servicios son utilísimos para llegar a un diagnóstico. El electroencefalograma es el trazado que se obtiene cuando se registra la actividad eléctrica del cerebro al aplicar los electrodos sobre el cuero cabelludo. El electrocardiograma es el trazado obtenido cuando se registran los fenómenos eléctricos que produce el músculo cardíaco. Este trazado es interpretado después por un médico, generalmente un cardiólogo, que informa sus conclusiones al médico del paciente.

Finalmente, además de los servicios administrativos, los hospitales cuentan con una farmacia donde los farmacéuticos distribuyen los medicamentos necesarios. Hay también un servicio dietético donde el dietista determina los regímenes alimenticios para los pacientes, y un departamento de servicios sociales donde los trabajadores sociales les ayudan a los pacientes a reintegrarse a la sociedad.

ESTUDIO DE PALABRAS

Ejercicio 1   Study the following cognates that appear in this chapter.

el laboratorio	la proteína	la inactividad
el progreso	el carbohidrato	la recuperación
el procedimiento	el lípido	la fisioterapia
el material	la bacteriología	el quinesioterapeuta
la dimensión	el cultivo	el masaje
el diagnóstico	la identificación	la microonda
el pronóstico	el microorganismo	el ultrasonido
el tratamiento	la toxina	el rayo ultravioleta
el método	la serología	la próstesis
el instrumento	la propiedad	la movilidad
la secreción	la inmunología	el confort
la excreción	la estructura	la encefalografía
la causa	la célula	la electrocardiografía
la morgue	la citología	el electroencefalograma
el cadáver	la radiología	el electrocardiograma
el doctor en medicina	la radiación	la actividad
la patología	el rayo X	el cardiólogo
el técnico	el radiólogo	la conclusión
la experiencia	la energía	la farmacia
el análisis	el isotopo	el medicamento
la función	el cesio	el dietista
los orines	el cobalto	el electrodo
el contenido	el cáncer	
la bacteria	el tumor	patológico
el parásito	la terapia	enorme
la modificación	el inválido	reciente
el microscopio	el incapacitado	incalculable
la autopsia	la reeducación	preciso
la sección	la limitación	clínico
el órgano	el terapeuta	anatómico
el líquido	el estado	especialista
la sustancia	el confinamiento	nuclear
la orina	el accidente	físico
el aislamiento	la separación	mental

ortopédico	esencial	evaluar
eléctrico	histológico	soportar
dietético	ionizante	depender
social	radiante	proveer
químico		requerir
necesario	reflejar	formular
gástrico	proporcionar	dedicarse
cualitativo	examinar	analizar
cuantitativo	determinar	proceder
fisiológico	incorporar	componer

Ejercicio 2   Give the noun form for each of the following verbs.
1. identificar
2. analizar
3. aislar
4. modificar
5. causar
6. tratar
7. diagnosticar
8. pronosticar
9. contener
10. recuperar

Ejercicio 3   Give the adjective form being defined.
1. de la anatomía
2. de la química
3. de la patología
4. de la fisiología
5. de la histología
6. de la calidad
7. de la cantidad
8. de la dieta
9. de la ortopedia
10. del estómago

Ejercicio 4   Match the word or expression in Column A with a related item in Column B.

A	B
1. los rayos X	a. la radiología
2. el cáncer	b. la citología
3. la sangre	c. el encefalograma
4. la fractura complicada	d. la urología

5. el corazón
6. el cerebro
7. los orines, la orina
8. la célula
9. los medicamentos
10. el masaje

e. la fisioterapia
f. la oncología
g. la farmacia
h. la hematología
i. el electrocardiograma
j. la ortopedia

Ejercicio 5   Give the word or expression being defined.
1. el estudio y la disección de un cadáver para determinar la causa de muerte
2. la identificación de una enfermedad por sus síntomas
3. la opinión sobre la evolución de una enfermedad, lo que debe esperar el enfermo
4. el lugar donde se efectúan investigaciones científicas y análisis biológicos
5. el lugar en el hospital donde se depositan cadáveres
6. el instrumento óptico que se utiliza para mirar los objetos muy pequeños
7. una persona incapacitada
8. la manera en que se trata una enfermedad
9. el médico
10. la pieza o el aparato que reemplaza un órgano o una parte de un órgano

Ejercicio 6   Complete each expression with the appropriate word(s).
1. medical laboratory   el _____ médico
2. medical procedures   los procedimientos _____
3. clinical lab   el laboratorio _____
4. anatomical lab   el laboratorio _____
5. team of technicians   el equipo de _____
6. lab technicians   los técnicos de _____
7. chemical changes   las modificaciones _____
8. cause of death   la _____ de muerte
9. branch of medicine   la rama de _____
10. qualitative analysis   el análisis _____
11. quantitative analysis   el análisis _____
12. urine analysis   el _____ de orines
13. living cell   la _____ viviente
14. radiation energy   la _____ radiante
15. radioactive isotopes   los isotopos _____
16. mental state   el estado _____
17. mental health   la salud _____
18. electrical activity   la actividad _____
19. social services   los _____ sociales
20. social worker   el trabajador _____
21. gastric contents   los contenidos _____
22. occupational therapy   la _____ laboral
                              (ocupacional)

Ejercicio 7   Match the English word or expression in Column A with its Spanish equivalent in Column B.

A	B
1. team	a. el cerebro
2. heart	b. la célula viviente
3. lung	c. la enfermedad sanguínea
4. brain	d. el trazado
5. living cell	e. el equipo
6. injured	f. el aislamiento
7. scalp	g. herido
8. tissue	h. el corazón
9. blood disease	i. el régimen alimenticio
10. specimen, test	j. el pulmón
11. isolation	k. el tejido
12. serum	l. el cuero cabelludo
13. food diet	m. la prueba
14. plotting, tracing	n. el suero
15. specimen	o. la muestra

Ejercicio 8   Complete each statement with the appropriate word(s).

1. El cuerpo humano se compone de muchas _____.
2. Los _____ y el _____ son órganos vitales.
3. Hay muchas cosas que él no puede comer. Tiene que seguir un _____ bastante severo.
4. Quieren una _____ de sangre para hacer un análisis.
5. Se pueden examinar los _____ cancerosos bajo el microscopio.
6. Para tomar un electroencefalograma hay que aplicar electrodos al _____.
7. El electrocardiograma es un _____ gráfico de las corrientes eléctricas producidas por la acción del músculo cardíaco.
8. La hematología es la rama de medicina que estudia las _____.
9. Todo un _____ de especialistas médicos están presentes durante una operación o intervención quirúrgica complicada.
10. Los _____ son líquidos untuosos amarillos. Se usan los _____ de animales como vacunas contra determinadas enfermedades. Se pueden fabricar _____ de varias composiciones.
11. Puede ser muy difícil realizar (lograr) el _____ de cierta bacteria o virus en el laboratorio.

COMPRENSION

Ejercicio 1   Answer.

1. ¿Cuáles son algunas tareas que se efectúan en el laboratorio de un hospital?
2. ¿Cuál es la diferencia entre un laboratorio clínico y un laboratorio anatómico?

3. ¿Qué es la hematología?
4. ¿Qué es la bacteriología?
5. ¿De qué se ocupa el departamento o servicio de radiografía?
6. ¿De qué se ocupa el departamento de terapia laboral?
7. ¿Qué hace un trabajador social?
8. ¿Dónde hay que aplicar electrodos para tomar un electroencefalograma?
9. ¿Qué es un electrocardiograma?

Ejercicio 2   True or false?

1. Los análisis que se efectúan en el laboratorio de un hospital son absolutamente necesarios para el diagnóstico de las enfermedades y también para la determinación de la causa de las enfermedades.
2. La sección química del laboratorio hace análisis cualitativos y cuantitativos de los líquidos orgánicos.
3. La ergoterapia utiliza radiaciones ionizantes para diagnosticar y tratar enfermedades.
4. La mayoría de la gente se adapta fácilmente al confinamiento en el hospital.
5. Un buen estado mental facilita y acelera la recuperación.

Ejercicio 3   Tell what is being defined.

1. la rama de la medicina que se dedica al estudio y tratamiento de las enfermedades de la sangre
2. el estudio de los sueros y sus propiedades
3. el estudio de la estructura y de la composición de los tejidos y las células
4. una adición artificial que reemplaza un órgano extraído (quitado) parcial o totalmente

Capítulo 22
LA CIRUGIA Y EL RESTABLECIMIENTO (LA RECUPERACION)

En nuestros tiempos la mayoría de las curas se efectúan en la consulta del médico y no en el hospital. No obstante, cuando se trata de una intervención quirúrgica, es al hospital adonde se va.

Antes de una operación (intervención)

Antes de cualquier operación, el cirujano le explica al paciente la naturaleza de la intervención. El también le explica los riesgos que podría haber y cuáles podrían ser los diferentes resultados de la operación. El enfermo debe entonces firmar una autorización. Este formulario puede ser largo y complicado, pero es muy importante leerlo con atención y cuidado antes de firmarlo. Si algún punto no queda claro, el paciente debe pedirle una explicación a su médico.

La mañana de la operación el paciente ayuna—no le dan nada de comer ni de beber. La razón es que si el estómago no está vacío, la anestesia puede provocar vómitos durante la operación, algo sumamente peligroso. Si la operación se efectúa en una parte vellosa (o peluda) del cuerpo, se le afeita. Luego se le pone al paciente un camisón limpio para evitar cualquier riesgo de infección. Aproximadamente una hora antes de la operación se le da una inyección para inducir la somnolencia. La anestesia se administra en el quirófano, la sala de operaciones.

Durante la operación

En el quirófano, el cirujano mayor dirige un equipo de cirujanos. El es el responsable de todas las decisiones importantes. Le ayuda un cirujano auxiliar que también opera. El residente en cirugía asiste también en la operación y así obtiene experiencia. La enfermera de quirófano les da los instrumentos a los cirujanos durante la operación y asegura el buen funcionamiento del equipo. El anestesiólogo es un médico que administra la anestesia y que es especialista en el tratamiento del choque. El sostiene las funciones vitales del paciente y se ocupa de aliviar el dolor posoperatorio. La enfermera que circula por el quirófano les ayuda a todos los miembros del equipo médico. Una vez que se termina la operación, se cierra la herida o la incisión con puntos de sutura o con grapas.

EL QUIROFANO

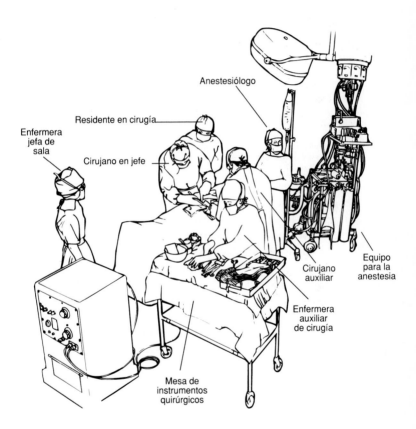

Anestesiólogo

Residente en cirugía

Enfermera jefa de sala

Cirujano en jefe

Equipo para la anestesia

Cirujano auxiliar

Enfermera auxiliar de cirugía

Mesa de instrumentos quirúrgicos

Después de la operación

El paciente a quien se le ha operado es llevado a la sala de recuperación (restablecimiento) donde quedará desde media hora hasta dos horas, según el tipo de operación. Le observan de cerca hasta que se despierte y, si todo va bien, le transfieren a una cama normal. Si el paciente operado está muy enfermo o si la operación fue muy grave, el paciente puede ser llevado al servicio de resucitación (cuidados intensivos).

ESTUDIO DE PALABRAS

Ejercicio 1   Study the following cognates that appear in this chapter.

la cura	el anestesiólogo	diferente
el paciente	la inyección	vital
la naturaleza	los vómitos	intensivo
el resultado	el instrumento	
la operación	el choque	explicar
la autorización	la función	provocar
la explicación	la resucitación	administrar
el estómago	el asistente	operar
la anestesia	el residente	observar
el anestesista	la recuperación	transferir

Ejercicio 2   Complete each statement with the appropriate word(s).
1. El _____ o el _____ administra la anestesia durante la operación.
2. Le van a _____ al paciente del apéndice.
3. Lo tienen que llevar a la sala de _____ o quirófano.
4. Durante una _____ o intervención quirúrgica el cirujano usa _____ cortantes.
5. Antes de la operación el cirujano le explica al paciente la _____ de la operación y los _____ que puede esperar.
6. Algunas anestesias pueden provocar los _____ que pueden ser peligrosos durante una operación.
7. Muchas anestesias se administran por _____.
8. Después de una operación se transfiere al paciente en condición grave al servicio de cuidados _____. Si la condición del paciente es estable, lo llevan a la sala de _____ o restablecimiento donde se queda hasta poder ser transferido (trasladado) a una cama normal.
9. Si el paciente no comprende lo que le dice el médico, le debe pedir una _____.
10. Durante una operación el anestesiólogo sostiene (mantiene estables) las funciones _____ del paciente a quien se le opera.

Ejercicio 3   Match the word or expression in Column A with its equivalent in Column B.

A	B
1. posoperatorio	a. la intervención quirúrgica
2. la anestesia	b. la sala de restablecimiento
3. la operación	c. después de la operación
4. la sala de operaciones	d. el servicio
5. la sala de recuperación	e. la privación de la sensibilidad
6. el departamento	f. hacer una intervención quirúrgica
7. operar	g. el quirófano

Ejercicio 4   Complete each expression with the appropriate word(s).

1. operating room   la sala de _____
2. recovery room   la sala de _____ o
                                   restablecimiento
3. intensive care   el servicio de cuidados _____
4. head surgeon   el _____ mayor
5. assisting surgeon   el _____ auxiliar
6. surgical resident   el _____ en cirugía
7. surgical assistant   el asistente en _____
8. risk of infection   el riesgo de _____
9. vital functions   las funciones _____

Ejercicio 5   Match the English word or expression in Column A with its Spanish equivalent in Column B.

A	B
1. surgery	a. cerrarse
2. surgical	b. la somnolencia
3. surgeon	c. la cirugía
4. to close up	d. quirúrgico
5. suture, stitch	e. el cirujano
6. clip, staple	f. la grapa
7. hairy (part of body)	g. el punto de sutura
8. to fast	h. vacío
9. sleepiness, drowsiness	i. ayunar
10. empty	j. velloso, peludo

Ejercicio 6   Complete each statement with the appropriate word(s).

1. Durante una operación seria o complicada, el _____ mayor tiene varios asistentes en _____ y por lo menos un _____ auxiliar.
2. La _____ es la rama de la medicina que efectúa modificaciones sobre un cuerpo viviente.
3. Existen muchos procedimientos _____ diferentes.
4. Después de la operación se _____ la incisión o la llaga (herida).
5. Se cierra la incisión con _____ de sutura o _____.
6. Antes de una operación el paciente tiene que _____, es decir, que no puede comer ni beber nada.
7. Tiene que _____ porque tiene que tener el estómago _____ durante la operación porque la anestesia puede provocar vómitos.
8. Cualquier región _____ del cuerpo que se va a operar tiene que ser afeitada antes de la intervención.

Ejercicio 7   Match the English word or expression in Column A with its Spanish equivalent in Column B.

A	B
1. form	a. el camisón
2. to relieve	b. sostener

3. postoperative pain   c. el dolor posoperatorio
4. doctor's office   d. el equipo
5. dangerous   e. aliviar
6. (hospital) nightgown   f. la consulta del médico
7. team; equipment   g. peligroso
8. to sustain   h. el formulario

Ejercicio 8 Complete each statement with the appropriate word(s).

1. Antes de una operación el enfermo o un miembro de su familia tiene que leer y firmar un _____ que autoriza al cirujano y el hospital a hacer la intervención.
2. Hay que darle al paciente que ha sido operado un analgésico para _____ el dolor _____.
3. Cualquier intervención quirúrgica es seria porque siempre puede ser _____. Siempre hay cierto nivel o grado de riesgo.
4. Una hora antes de la operación se administra una inyección de un calmante al paciente para provocar o inducir la _____.
5. El anestesiólogo tiene la responsabilidad de _____ las funciones vitales durante la operación. Además, el anestesiólogo es un médico especialista en el choque.
6. El _____ que se lleva en el hospital no es una prenda *(garment)* elegante.
7. Durante una operación muy complicada hay todo un _____ de cirujanos en el quirófano.
8. La enfermera del quirófano asegura el buen funcionamiento del _____, o sea, de los instrumentos y aparatos que se usan durante la operación.

COMPRENSION

Ejercicio 1 Answer.

1. Hoy día, ¿dónde se efectúan la mayoría de los cuidados médicos?
2. ¿Cuándo es necesario ir al hospital?
3. Antes de cualquier operación, ¿qué le explica el cirujano al paciente?
4. ¿Qué tiene que saber el paciente?
5. ¿Qué tiene que leer y firmar?
6. ¿Por qué tiene que ayunar el paciente que va a operarse?
7. ¿Cuándo es necesario afeitar al paciente antes de una operación?
8. ¿Por qué le da una inyección al paciente?
9. ¿Quién le da (administra) la inyección?
10. ¿Quién dirige el equipo de cirujanos?
11. ¿Quién asiste al cirujano mayor?

12. ¿Quién les da los instrumentos quirúrgicos a los médicos durante la operación?

13. ¿Quién vigila el mantenimiento (sostén) de las funciones vitales durante la operación

14. ¿Cuál es otra responsabilidad del anestesiólogo?

15. ¿Cuándo se cierra la incisión?

16. ¿Cómo se cierra?

Capítulo 23
LAS EMERGENCIAS
(URGENCIAS)

La sala de emergencias (urgencias)

No todos los hospitales cuentan con una sala de emergencias. Por eso el que tiene una tiene que servir a una gran parte de la comunidad y se ve inundado de trabajo. Por lo general, los cuidados que se proveen en una sala de urgencia salen muy caros. Además, el médico que le trata a uno en la sala de urgencia no es el que le dará el tratamiento de seguimiento. Los pacientes con heridas graves o en grave estado son los que tienen prioridad; uno puede presentarse y esperar mucho tiempo para que le atiendan. Recientemente se han establecido unos centros de emergencia especializados en ciertos hospitales. En estos centros se tratan a las víctimas de quemaduras, de accidentes, de problemas cardíacos, de trauma, etc.

La unidad de cuidado intensivo

Después de una operación importante o en el transcurso de una enfermedad muy grave, el paciente podrá necesitar la ayuda de ciertos aparatos para poder respirar, por ejemplo o el suministro de oxígeno. Podría también tener necesidad de una continua monitoría electrónica de la tensión arterial, el ritmo cardíaco o de otros parámetros vitales. Todos los aparatos necesarios se encuentran concentrados en la unidad de cuidado intensivo donde el paciente está vigilado muy de cerca por los médicos y las enfermeras especialistas en cuidado posoperatorio. El paciente se queda en este lugar sólo durante algunos días antes de que le transfieran a una cama normal.

La unidad de cuidado intensivo, con frecuencia, cuenta con una consola central que permite vigilar a todos los pacientes al mismo tiempo. Un sistema de alarma incorporado en cada aparato les da la alerta al personal en caso de emergencia. Además, la mayoría de los tabiques, o paredes, son de vidrio, lo cual les permite a los médicos y enfermeros ver todo lo que pasa en la unidad.

Los servicios de socorro

Los accidentes son la cuarta causa de muertes en los EE.UU. Los hospitales grandes que tienen sala de emergencia tienen un servicio de ambulancias y de socorristas especialmente adiestrados para prestar pronto socorro a las víctimas de accidentes o a los enfermos graves. Ya que la vida de la víctima de un accidente puede depender de los cuidados suministrados durante los primeros momentos después del accidente, la organización de un sistema de pronto socorro, con

LA SALA DE RECUPERACION (RESTABLECIMIENTO)

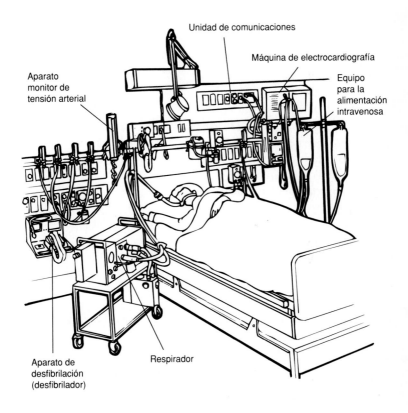

Unidad de comunicaciones

Máquina de electrocardiografía

Aparato monitor de tensión arterial

Equipo para la alimentación intravenosa

Aparato de desfibrilación (desfibrilador)

Respirador

personal competente, es de primera importancia. Así es que es la responsabilidad de cada comunidad. De hecho, en los EE.UU., salvo en el caso de las grandes ciudades, la mayor parte de los servicios de pronto socorro se forman de voluntarios que han tomado cursos de socorrismo como aquéllos que ofrece la Cruz Roja. El buen funcionamiento del servicio de socorrismo—las ambulancias, los conductores, los socorristas—es de importancia vital para toda comunidad.

ESTUDIO DE PALABRAS

Ejercicio 1   Study the following cognates that appear in this chapter.

la emergencia	el aparato	grave
la urgencia	el suministro	cardíaco
la comunidad	la monitoría	intensivo
el tratamiento	el parámetro	vital
el paciente	la consola	posoperatorio
el estado	el sistema	central
la prioridad	la alarma	competente
el centro	la alerta	en caso de
la víctima	el caso	
el accidente	la causa	tratar
el problema	la ambulancia	atender
el trauma	el personal	transferir
la unidad	el voluntario	
la operación		

Ejercicio 2   Give the word or expression being defined.
1. capaz, que tiene la habilidad (capacidad) y el conocimiento necesarios para hacer algo
2. el ritmo del corazón
3. la importancia preferencial
4. la manera de cuidar a un enfermo
5. el que da su servicio sin obligación ni remuneración
6. la máquina
7. el conjunto de trabajadores en una empresa o establecimiento
8. el que sufre un accidente
9. serio
10. después de la operación
11. la unidad que contiene los controles indicadores y el equipo electrónico para controlar las funciones de un sistema
12. la señal que se da para indicar una situación anormal

Ejercicio 3   Complete each expression with the appropriate word(s).
1. ambulance service   el _____ de ambulancias
2. community responsibility   la responsabilidad de la

_____
3. cardiac problems   los problemas _____
4. central console   la consola _____
5. vital parameters   los parámetros _____
6. intensive care unit   la unidad de cuidados _____
7. burn center   el _____ para víctimas de quemaduras
8. electronic monitoring   la _____ electrónica

9. alarm system   el sistema de _____
10. hospital personnel   el _____ del hospital
11. cardiac rhythm   el ritmo _____
12. accident victim   la _____ de un accidente

Ejercicio 4   Match the English word or expression in Column A with its Spanish equivalent in Column B.

A	B
1. emergency room	a. la Cruz Roja
2. intensive care unit	b. herido(a)
3. machine, apparatus	c. la herida, la llaga
4. first aid	d. la sala de emergencias (urgencias)
5. paramedic	e. la tensión arterial
6. first-aid service	f. la unidad de cuidados intensivos
7. Red Cross	g. la quemadura
8. burn	h. respirar
9. blood pressure	i. el aparato
10. injured	j. el socorrismo
11. to watch, guard closely	k. el socorrista
12. to breathe	l. los servicios de pronto socorro
13. injury, wound	m. vigilar de cerca
14. follow-up treatment	n. el tratamiento de seguimiento

Ejercicio 5   Complete each statement with the appropriate word(s).
1. La mayoría de las víctimas de accidentes llegan al hospital en una _____ y van en seguida a la sala _____.
2. Los servicios de _____ tienen ambulancias.
3. Los _____ reciben un adiestramiento especial para suministrar pronto socorro a las víctimas de un accidente.
4. Roberto fue _____ en un accidente de automóvil.
5. El enfermo no puede _____ sin oxígeno suplementario.
6. Casi todos los _____ en la unidad de cuidado intensivo tienen un sistema de alarma que alerta a los enfermeros en caso de una modificación en la condición del paciente.
7. El servicio de _____ es únicamente para los que están gravemente enfermos.
8. El tiene la _____ un poco elevada—145/90.
9. No todos los hospitales o centros médicos tienen una unidad para el tratamiento de víctimas de _____. Es un tratamiento muy especializado y costoso.
10. En la unidad de cuidado intensivo los médicos y enfermeros _____ a los pacientes muy de cerca.
11. La _____ que recibió es seria pero no mortal. Su condición es estable.
12. La Cruz Roja ofrece muchos servicios de _____.

COMPRENSION

Ejercicio 1   True or false?
1. Todos los hospitales tienen una sala de emergencia.
2. Los cuidados que proveen en la sala de urgencia son caros.
3. El médico que trata al paciente en la sala de urgencia es casi siempre el mismo médico que ofrece el tratamiento de seguimiento.
4. En la sala de emergencia hay una consola central que permite a los enfermeros vigilar muy de cerca a varios enfermos al mismo tiempo.
5. En la unidad de cuidado intensivo hay aparatos que permiten la monitoría electrónica constante de las funciones y otros parámetros vitales de los enfermos.
6. La mayoría de los pacientes tienen que pasar mucho tiempo en la unidad de cuidado intensivo.
7. Hoy día casi todos los hospitales o centros médicos polivalentes tienen centros para víctimas de quemaduras y trauma.
8. Los accidentes son la causa principal de muertes en los Estados Unidos.
9. La vida de la víctima de un accidente depende mucho de los cuidados suministrados inmediatamente después del accidente.
10. En los Estados Unidos la mayoría de los socorristas son empleados del hospital que les provee un adiestramiento especial para suministrar el pronto socorro.

Ejercicio 2   Answer.
1. ¿Quién tiene prioridad en la sala de emergencia?
2. ¿Adónde transfieren al enfermo después de una operación importante (complicada, seria)?
3. ¿Qué hay en la unidad de cuidado intensivo?
4. ¿Cómo atienden a los pacientes en la unidad de cuidado intensivo?
5. ¿Cuándo se transfiere al enfermo a una cama normal?
6. ¿Cuál es la función del sistema de alarma incorporado en los aparatos de la unidad de cuidado intensivo?
7. ¿De qué son los tabiques o paredes en la unidad de cuidado intensivo? ¿Por qué?
8. ¿En qué tienen su adiestramiento los socorristas?
9. ¿Por qué son tan importantes los cuidados suministrados por los socorristas a las víctimas de accidentes?
10. ¿Cómo se forman la mayoría de los servicios de pronto socorro (socorrismo) en los Estados Unidos?

Capítulo 24
LOS CUIDADOS PARA PACIENTES HOSPITALIZADOS

Los cuidados generales

La mayor parte del personal profesional se compone de enfermeras con título. Es una profesión dominada por mujeres (sólo el 3% son hombres). Más arriba en el escalafón se encuentran a las enfermeras con título y especialistas en una de las 13 ramas de cuidado básico, desde la obstetricia hasta la geriatría. Cada vez más enfermeras se especializan. Ellas se ocupan sobre todo de las áreas de que los médicos se rehuyen, tales como la obstetricia. Sus honorarios son casi siempre muy inferiores a los de los médicos. Estas enfermeras trabajan también fuera de los hospitales, en general con un médico o con un grupo de médicos.

Los hospitales emplean al 68% de las enfermeras con título. Es así que casi todo el mundo tiene contacto con las enfermeras y sus cuidados, pero pocos saben cómo tener acceso a sus cuidados una vez que vuelven a sus hogares. El papel de la enfermera titulada es de asegurar que el enfermo reciba el tratamiento correcto, los medicamentos o el régimen alimenticio indicado. Ella se encarga de tareas como el control de los medicamentos (los comprimidos de somníferos, los calmantes, etc.). Da inyecciones, toma las muestras de sangre y sirve sobre todo de vínculo entre el enfermo y su médico, informándole al médico de las preguntas o inquietudes del paciente. Ella le aconseja al paciente sobre las medidas que se deben tomar después de que abandone el hospital. Las auxiliares de enfermería se ocupan de algunas de las tareas más comunes, como tomar la temperatura y la tensión arterial. El personal de mucamos y camilleros se ocupan de otras, como entregar y quitar (vaciar) las silletas y hacer las camas.

Algo muy importante y muy poco conocido es el conocimiento que tiene la enfermera titulada de los recursos disponibles al paciente que regresa a su hogar. Ella puede poner a la disposición del enfermo valiosísima información y aconsejarle sobre el camino que debe seguir para reponerse lo más rápidamente posible.

Los cuidados para los pacientes en fase terminal

La mayoría de los enfermos en fase terminal prefieren saber la verdad sobre su condición, y los médicos en general creen que es su deber decirle al paciente lo que quiere saber. A veces la familia del enfermo se opone a que se le diga la verdad. No obstante, muchos moribundos saben, o por lo menos sospechan, que sufren de una enfermedad mortal.

Generalmente un moribundo indicará claramente lo que quiere saber. Las enfermeras están allí para responder a sus preguntas y para confortarlo. Es muy común que los enfermos lo encuentren más fácil hablar de la inminente muerte con las enfermeras que con sus propias familias. Desgraciadamente, el personal del hospital con frecuencia está demasiado ocupado para poder dedicarle el tiempo a confortar a los enfermos en fase terminal. Algunos hospitales han tratado de confrontar este problema con la formación de un grupo de personas dedicadas específicamente a los cuidados de los enfermos en fase terminal. Otros hospitales recomiendan la visita de religiosos.

Los hospitales se dedican más al tratamiento de los enfermos graves que al cuidado de los moribundos. Si ellos no pueden volver a sus hogares, pueden esperar la muerte tranquilamente en un hospicio para enfermos incurables. Estos hospicios proveen servicios limitados y generalmente están asociados con un hospital. Los hospicios son cada vez más comunes. En el hospicio, no se preocupan de los cuidados rutinarios como tomar la temperatura o el pulso. Todos los esfuerzos se concentran en aliviar el dolor físico u otros problemas y en confortar al enfermo y a su familia. Se podría pensar que sería deprimente para los enfermos en fase terminal ver a otros morir a su alrededor. La verdad es que la mayoría se alivian en vez de afligirse, porque se dan cuenta de que la muerte llega tranquilamente.

El dolor físico es lo que más les preocupa a los enfermos incurables. Un sufrimiento constante y permanente puede destruir al enfermo, consumiendo todo su ser hasta no poder pensar en otra cosa. Hoy el sufrimiento tan agudo y penoso es raro, hasta en los casos de los cánceres más dolorosos. Gracias a los analgésicos y calmantes que se le dan al paciente antes de que el dolor sea muy fuerte, el enfermo no sufre casi nada, excepto en su mente. Pero no es solamente el dolor físico; también se trata del dolor mental. La furia es una reacción corriente, igual que la depresión. Aquí intervienen las enfermeras y la familia para ayudarle al enfermo a aceptar la muerte que le viene encima.

ESTUDIO DE PALABRAS

Ejercicio 1   Study the following cognates that appear in this chapter.

el personal	la inquietud	el hospicio
la geriatría	la depresión	el pulso
la obstetricia	la furia	el sufrimiento
el área	la temperatura	el cáncer
el contacto	el recurso	el analgésico
el acceso	la disposición	la reacción
el tratamiento	la información	la fase
el control	la formación	la oposición
la inyección	la visita	la provisión

la aflicción	asociado	abandonar
la destrucción	rutinario	oponer
	constante	confortar
profesional	permanente	dedicar
básico	físico	proveer
inferior	mental	aliviar
correcto	terminal	afligirse
mortal		destruir
inminente	especializarse	intervenir
incurable	informar	aceptar

Ejercicio 2   Give the word or expression being defined.

1. el estado de estar triste, deprimido
2. estar en contra
3. dar ánimo, consolar, ayudar a alguien a soportar el dolor físico o mental
4. lo que va a suceder, ocurrir, tener lugar en poco tiempo, pronto
5. la rama de la medicina que se dedica al tratamiento de los trastornos asociados con la vejez (los viejos)
6. dedicarse a un trabajo determinado, específico
7. un establecimiento que se dedica exclusivamente al cuidado de los moribundos, de los enfermos en fase terminal
8. imposible de curar o tratar
9. de todos los días, nada excepcional
10. la manera en que se trata la enfermedad
11. la región
12. el conjunto de empleados
13. lo que uno tiene disponible o a su disposición
14. el latido intermitente de las arterias y del corazón

Ejercicio 3   Complete each statement with the appropriate word(s).

1. ¡El pobre! Le queda muy poco tiempo. Su muerte es _____.
2. Los miembros de la familia y los amigos íntimos pueden _____ a los enfermos hospitalizados.
3. El no está de acuerdo con nosotros. El se _____ a decirle la verdad pero yo creo que le debemos decir lo que quiere saber.
4. En el pasado el cáncer era una enfermedad _____. Hoy día no es el caso. Muchos tipos de cáncer si se detectan temprano son curables.
5. Voy a tomarme la _____. Creo que tengo fiebre.
6. El enfermero le va a dar una _____ de un analgésico para aliviarle el dolor.
7. La depresión y la furia son _____ normales para un enfermo que sufre de dolor constante y permanente.
8. Es el médico que tiene que _____ al paciente del diagnóstico y del pronóstico relativo a su enfermedad.

Ejercicio 4   Match the verb in Column A with its noun form in Column B.

A	B
1. disponer	a. el alivio
2. especializarse	b. el abandono
3. informar	c. la destrucción
4. deprimir	d. la depresión
5. visitar	e. la aflicción
6. confortar	f. la oposición
7. oponer	g. la intervención
8. afligir	h. la visita
9. intervenir	i. el confort
10. destruir	j. la información
11. abandonar	k. la especialización
12. aliviar	l. la disposición

Ejercicio 5   Match the English word or expression in Column A with its Spanish equivalent in Column B.

A	B
1. registered nurse	a. el régimen alimenticio
2. nurse's aid	b. el enfermero con título (titulado)
3. primary care	c. el auxiliar en enfermería, el
4. medicine	enfermero asistente (auxiliar)
5. blood sample	d. el somnífero
6. sleeping pill	e. el calmante
7. pill	f. el cuidado básico
8. tranquilizer	g. la medida
9. pain killer	h. la muestra de sangre
10. food diet	i. el medicamento
11. task	j. el comprimido
12. measure	k. el analgésico
13. sharp, acute	l. la tarea
	m. agudo

Ejercicio 6   Complete each statement with the appropriate word(s).

1. Tengo un dolor de cabeza. Voy a tomarme un _____ de aspirina.
2. Las enfermeras tituladas y hoy día las enfermeras auxiliares (las auxiliares en enfermería) pueden distribuir _____.
3. El _____ sirve para aliviar el dolor.
4. El _____ sirve para provocar el sueño.
5. La enfermera quiere tomar una _____ para que hagan un análisis en el laboratorio.
6. Hay muchas cosas que él no puede comer. Tiene que seguir _____ bastante estricto.
7. El trabajo de la enfermera incluye muchas _____ diferentes.

8. Se debe tomar cualquier _____ necesaria para tratar de salvarle la vida a un enfermo que sufre de una enfermedad curable.
9. El está muy nervioso y preocupado. Le hace falta un _____.
10. Hay 13 ramas de _____ básico.

Ejercicio 7   Match the English word or expression in Column A with its Spanish equivalent in Column B.

A	B
1. blood pressure	a. la silleta
2. nurse's aid, orderly	b. el dolor
3. bedpan	c. agudo
4. to empty	d. la tensión arterial
5. available resources	e. aconsejar
6. to advise	f. el mucamo, el camillero
7. terminally ill patient	g. el paciente en fase terminal
8. dying	h. preocupar
9. pain	i. los recursos disponibles
10. to worry	j. el hogar
11. mind	k. moribundo
12. home	l. la mente
13. acute	m. vaciar

Ejercicio 8   Complete each statement with the appropriate word(s).
1. No sé lo que tiene en _____ porque no me ha dicho lo que quiere hacer.
2. El médico le _____ al paciente seguir un régimen _____ estricto.
3. El enfermo no es ambulatorio y tiene que defecar y orinar. Hay que darle una _____.
4. El paciente ha evacuado en la silleta. El camillero la tiene que _____.
5. La enfermera le está explicando al paciente los _____ cuando abandone el hospital y regrese a su _____.
6. Muchos pacientes en _____ prefieren ir a pasar sus últimos días en un hospicio y otros los prefieren pasar en su _____ rodeados de sus familiares.
7. La auxiliar en enfermería les toma la _____ y la temperatura a los pacientes hospitalizados.
8. Hay que confortar y aliviar la ansiedad a los _____, a los que están muriendo.
9. Su condición me _____ porque me parece que se está empeorando, no mejorando.
10. En el hospital la _____ distribuye, recoge y vacía las _____ para los pacientes que no pueden servirse de los aseos (baños).

11. El hospicio es un establecimiento que se dedica a los _____.
12. El dolor _____ es raro gracias a los calmantes y analgésicos que son eficaces en el alivio del _____.

COMPRENSION

Ejercicio 1   True or false?
1. Las mujeres dominan la profesión de enfermería actualmente pero recientemente hay más y más hombres que están escogiendo esta profesión.
2. Las enfermeras tituladas tienen las mismas tareas que las auxiliares en enfermería.
3. Hay muy poca diferencia entre los honorarios de los médicos y los sueldos de las enfermeras.
4. La mayoría de las enfermeras con título trabajan en un hospital.
5. La mayoría de los pacientes en fase terminal no quieren saber la verdad sobre su condición.
6. Hoy día la familia del paciente en fase terminal siempre está de acuerdo con que el personal médico le diga la verdad al enfermo.
7. No es raro que el enfermo en fase terminal prefiera hablar de su muerte inminente con una enfermera que con un miembro de su familia.
8. La furia es una reacción normal de los moribundos.

Ejercicio 2   Answer.
1. ¿Cuál es el papel de la enfermera titulada?
2. ¿Cuáles son algunas de sus tareas?
3. ¿Cómo sirve la enfermera de vínculo entre el médico y el enfermo?
4. ¿Cuáles son algunas tareas de las auxiliares de enfermería?
5. ¿Qué puede poner la enfermera titulada a la disposición del paciente?
6. ¿Quién tiene el deber de decirle al paciente lo que quiere saber?
7. ¿Por qué no pueden las enfermeras siempre confortar adecuadamente a los pacientes en fase terminal?
8. ¿Qué es un hospicio?
9. ¿Cuál es la función de un hospicio?
10. ¿Por qué no tiene que ser deprimente para los pacientes en fase terminal ver a otros morir a su alrededor?
11. ¿Qué puede destruir al enfermo?
12. Hoy día, ¿por qué es el sufrimiento agudo bastante raro?

Capítulo 25
CUIDADOS PARA LOS ENFERMOS AMBULATORIOS Y EN EL DOMICILIO

Cuidados para los enfermos ambulatorios

Aproximadamente la tercera parte de los hospitales cuentan con servicios de consulta externa para los enfermos ambulatorios, es decir, para los pacientes que pueden desplazarse de casa al hospital, y el 90% de los hospitales comunitarios ofrecen estas consultas por medio de las salas de emergencia. Antiguamente, estas consultas se daban gratuitamente, ya que representaban una fase de la formación profesional de los estudiantes de medicina y de los residentes y que los médicos proveían sin cobrar.

Hoy no es así. Desgraciadamente los servicios de consulta externa han tenido siempre una reputación de ofrecer cuidados de calidad inferior. Los enfermos no podían hacer cita; ellos venían todos de una vez y esperaban largas horas. Los enfermos también tenían que volver al hospital para recibir los resultados de pruebas completamente rutinarias. Hoy es todo lo contrario. Porque los médicos tratan de mandar a sus pacientes al hospital lo menos posible, los hospitales se encuentran con muchas camas desocupadas. Así es que ofrecen sus servicios de consulta interna para recaudar fondos. Muchos hospitales cuentan con servicios de primera clase. Tampoco se debe olvidar de que también las clínicas privadas voluntarias reciben fondos públicos. En algunas ciudades el 50% de los ingresos de los médicos provienen de fuentes federales.

Cuidados en el domicilio

La demanda por los cuidados en el domicilio va en aumento rápidamente. Las compañías de seguros buscan una alternativa menos costosa que las largas estancias en el hospital o en un hogar de ancianos. Esto ha resultado en el regreso rápido de los pacientes a sus domicilios, mucho más rápido que en el pasado y también mucho más enfermos que antes. Además, hay más y más ancianos que pueden ser cuidados en su propio hogar más fácil y menos costosamente que en el hospital o en un hogar de ancianos. Muchos convalecientes, las mujeres que acaban de dar a luz o las víctimas de accidentes de tránsito necesitan la ayuda de una auxiliar de enfermería en el hogar. Las enfermeras visitantes son, en su mayoría, tituladas y proveen los mismos cuidados que sus homólogas en el hospital. Los cuidados de aseo personal son responsabilidad de las auxiliares de enfermería o las mucamas que también van al domicilio.

Ya que no es un equipo fijo del hospital el que provee los cuidados en el hogar, el enfermo tiene algo que decir en cuanto a la selección del personal que proveerá el cuidado y el horario. De la misma manera, si el enfermo no está satisfecho con los cuidados que recibe, puede cambiar de enfermera.

Una enfermera visitante conoce también todos los servicios a disposición de los enfermos: el transporte subvencionado para los que tienen dificultad en desplazarse, las comidas llevadas al domicilio, etc. Para muchos enfermos, los cuidados en el domicilio son la solución ideal. Ellos reciben los cuidados profesionales sin tener que abandonar sus costumbres familiares.

ESTUDIO DE PALABRAS

Ejercicio 1 Study the following cognates that appear in this chapter.

el domicilio	la alternativa	profesional
el servicio	el convaleciente	inferior
la sala de emergencia	la víctima	rutinario
el estudiante	el accidente	desocupado
el residente	la selección	público
la formación	el personal	privado
la reputación	la disposición	federal
la calidad	la solución	en aumento
el resultado	el transporte	costoso
lo contrario		ideal
la clínica	ambulatorio	
los fondos	comunitario	proveer
la demanda	gratuitamente	

Ejercicio 2 Complete each expression with the appropriate word(s).

1. ambulatory patient   el paciente _____
2. inferior quality   la calidad _____
3. test results   los _____ de pruebas
4. routine tests   las pruebas _____
5. private clinic   la _____ privada
6. alternative solution   la _____ alternativa
7. ideal solution   la _____ ideal
8. professional care   los cuidados _____
9. professional training   la formación _____
10. community hospital   el hospital _____
11. public funds   los _____ públicos
12. subsidized transport   el _____ subvencionado
13. federal sources   las fuentes _____
14. accident victim   la víctima de un _____
15. medical student   el _____ de medicina

Ejercicio 3   Give the word or expression being defined.
1. lo contrario de «superior»
2. perfecto, muy bien
3. una de las dos posibilidades
4. el dinero
5. lo contrario de «la oferta»
6. de todos los días, nada excepcional
7. el que recobra su salud, que se recupera, se restablece
8. lo contrario de «público»
9. gratis, sin pagar
10. el examen
11. lo que resulta de algo
12. de la comunidad

Ejercicio 4   Match the English word or expression in Column A with its Spanish equivalent in Column B.

A	B
1. outpatient department	a. desplazarse
2. to make an appointment	b. las comidas llevadas a casa
3. to get around on one's own	c. la compañía de seguros
4. home care	d. el servicio de consulta externa
5. visiting nurse	e. el equipo
6. Meals on Wheels	f. subvencionado
7. personal hygiene	g. el aseo personal
8. subsidized	h. el anciano
9. nursing home	i. hacer cita
10. traffic (car) accident	j. el accidente de tránsito
11. insurance company	k. la estancia
12. test	l. los cuidados en el domicilio
13. stay	m. la enfermera visitante
14. elderly person	n. el hogar de ancianos
15. team	o. la prueba

Ejercicio 5   Answer personally.
1. ¿Ud. tiene una póliza de seguros médicos?
2. ¿Con qué compañía de seguros tiene Ud. la póliza?
3. ¿Tiene un servicio de consulta externa el hospital de su comunidad (comunitario)?
4. ¿Puede desplazarse o no un enfermo ambulatorio?
5. ¿Son disponibles los cuidados en el domicilio donde Ud. vive?
6. ¿Hay un servicio de enfermeras visitantes?
7. ¿Ayudan las enfermeras visitantes a los pacientes con su aseo personal?
8. En los Estados Unidos, ¿hay muchos hogares para los ancianos que no pueden cuidarse?

9. ¿Hay hogares para los ancianos subvencionados por el gobierno?
10. ¿La mayoría de los hogares de ancianos son caritativos (benévolos)?
11. ¿Cómo se llama su médico?
12. ¿Es posible hacer cita con él (ella)?

COMPRENSION

Ejercicio 1   True or false?

1. Casi todos los hospitales ofrecen un servicio de consulta externa.
2. Los pacientes ambulatorios pueden desplazarse.
3. Hoy día las consultas externas son casi exclusivamente gratuitas.
4. Hoy día los cuidados ofrecidos por los servicios de consulta externa son inferiores.
5. Hoy día las estancias en el hospital son más largas que antes.
6. La demanda para los cuidados en el domicilio está bajando rápidamente.
7. Hoy día los enfermos regresan a casa (abandonan el hospital) más pronto que en el pasado y más enfermos que antes.
8. El enfermo tiene más que decir en cuanto a los cuidados que recibe en el domicilio. Tiene muy poco que decir en cuanto a los cuidados en el hospital.

Ejercicio 2   Answer.

1. ¿Por qué tienen los hospitales muchas camas desocupadas?
2. ¿De dónde proviene un gran porcentaje de los ingresos de los médicos?
3. ¿Por qué están en aumento las demandas para los cuidados en el domicilio?
4. ¿Qué proveen las enfermeras visitantes?

Capítulo 26
LA SALUD MENTAL, EL ALCOHOLISMO Y LA DROGA

La salud mental

Se calcula que hay casi el mismo número de camas ocupadas por personas que sufren de enfermedades mentales como el total de camas ocupadas por todas las otras enfermedades. En cualquier momento, aproximadamente el 10% de la población de los EE.UU. sufre de algún problema mental que requiere tratamiento. De todos los pacientes hospitalizados por enfermedades mentales, la mitad está bajo tratamiento por esquizofrenia. Las otras enfermedades tienen que ver con problemas psiquiátricos relacionados con la vejez, el alcoholismo y la depresión. La esquizofrenia tiende a aparecer durante la juventud, la depresión, durante la madurez y las psicosis arterioscleróticas seniles durante la vejez.

La demencia es el problema mental más corriente durante la vejez. Hay unos 4 millones de personas en los EE.UU. que sufren de esta enfermedad, con un millón que sufre de demencia aguda. Los 74 años es la edad promedio cuando aparece esta enfermedad, y las víctimas tienen una esperanza de vida de unos 5 años.

En 1907, Alzheimer descubrió un tipo de demencia presenil que conlleva los mismos síntomas, pero que afecta a personas con menos de 65 años. Hoy, al que tiene la edad típica del mal de Alzheimer y sufre de demencia se dice que sufre de esa enfermedad. Es una enfermedad progresiva que comienza con una pérdida de memoria, que luego se transforma en confusión, desorientación y, finalmente, lleva directamente a la demencia y la muerte.

Las enfermedades mentales parecen ser más comunes entre las mujeres que entre los hombres. Las psicosis alcohólicas parecen ser más frecuentes entre los hombres que entre las mujeres. Las neurosis son más corrientes que las psicosis entre los grupos socioeconómicos más bajos. Aunque está cambiando, todavía existe cierto estigma asociado con las enfermedades mentales.

Recientemente, la tendencia es a no hospitalizar a los enfermos mentales, sino reintegrarlos a la sociedad rápidamente. Los nuevos medicamentos que se emplean hoy día facilitan la reintegración rápida. Por otra parte, se han desarrollado muchos programas de salud mental a nivel de la comunidad y tratan de satisfacer las necesidades del pueblo.

El alcoholismo

El alcoholismo se define hoy como una enfermedad primaria crónica cuyo desarrollo se ve influenciado por factores genéticos, psicosociales y ambientales. «Primario» quiere decir que, como adicción, el alcoholismo no es síntoma de otra enfermedad subyacente. Los otros males que acompañan el alcoholismo son causados por esa enfermedad y no lo contrario. Un individuo es alcohólico no porque tiene problemas sino que tiene problemas porque es alcohólico. El alcoholismo se caracteriza por una falta continua o periódica de control sobre el consumo de alcohol.

Cada vez más se cree que el alcoholismo es hereditario. Se han llevado a cabo, en Escandinavia especialmente, estudios sobre los hijos de alcohólicos criados desde su nacimiento por padres adoptivos no alcohólicos. Un gran porcentaje de estos hijos se han vuelto alcohólicos. Se está tratando de perfeccionar un análisis de sangre que podrá determinar quiénes son las personas susceptibles al alcoholismo.

En los EE.UU., hay unos 70 millones de personas que beben alcohol, de los que unos 5 millones se consideran alcohólicos. El alcoholismo afecta tanto a los hombres como a las mujeres de todas las edades y de todas las capas sociales. El problema es que no existe una cura. La total abstención del consumo del alcohol es la única manera de luchar contra la enfermedad. El principal obstáculo al retorno del alcohólico a la vida normal es la negación de que es alcohólico. Una vez que se da cuenta de su estado, un programa de desintoxicación y rehabilitación puede ser eficaz. Hay que decir que la mayoría de los alcohólicos de menos de 40 años de edad utilizan otras drogas también. Ellos son coadictos.

La droga

La gente toma drogas por una de estas dos razones: o la droga ha sido recetada por un médico para el tratamiento de un problema físico o mental o ellos lo toman porque les gusta el efecto que trae. El grado de dependencia creado por una droga varía mucho de droga en droga, igual que de individuo en individuo. La falta de droga puede crear unos síntomas físicos graves que subsisten hasta que el cuerpo se habitúe a la ausencia de la droga. Ese es el caso de los somníferos, por ejemplo. Muchas drogas crean una dependencia psicológica.

En los EE.UU., cuando se piensa en la droga, se piensa en la heroína que reemplaza a la marihuana después de que ésta pierde su potencia. Hoy hay otras drogas que se ven con más frecuencia, tales como la cocaína. El problema de la droga se presenta de diferente manera según la clase social. La dependencia de la clase acomodada en cuanto a las anfetaminas no se trata de la misma manera que la adicción a una droga como la heroína en los guetos urbanos.

Hay que mencionar que la droga es una plaga social, sobre todo urbana, que hoy se encuentra vinculada muchas veces con la prostitución y una tasa de criminalidad muy alta. Tanto como para el alcohol, los tratamientos de desintoxicación tienen unos resultados desesperanzadores. La reciente aparición del SIDA no hace más que empeorar la situación.

ESTUDIO DE PALABRAS

Ejercicio 1   Study the following cognates that appear in this chapter.

la población	la droga	socioeconómico
el tratamiento	la marihuana	crónico
la esquizofrenia	la cocaína	genético
la depresión	la heroína	hereditario
el alcoholismo	la anfetamina	psicosocial
la psicosis	el efecto	continuo
la demencia	el grado	periódico
el síntoma	la dependencia	adoptivo
la neurosis	el individuo	susceptible
el grupo	el caso	social
el estigma	la potencia	coadicto
la tendencia	la clase	urbano
la sociedad	el gueto	primario
el programa	la plaga	total
la necesidad	la prostitución	
el factor	la criminalidad	sufrir
el control		requerir
el consumo	mental	afectar
el alcohol	ocupado	hospitalizar
el análisis	psiquiátrico	reintegrar
la cura	psicológico	satisfacer
la abstención	arteriosclerótico	acompañar
el obstáculo	senil	causar
el retorno	progresivo	caracterizar
la negación	alcohólico	perfeccionar
la desintoxicación	frecuente	determinar
la rehabilitación	primario	reemplazar
el problema		

Ejercicio 2   Complete each expression with the appropriate word(s).

1. mental health   la salud _____
2. mental illness   la enfermedad _____
3. mental problem   el _____ mental
4. progressive disease   una enfermedad _____
5. primary disease   la enfermedad _____
6. genetic factors   los factores _____
7. hereditary illness   una enfermedad _____
8. alcohol consumption   el consumo del _____
9. drug addiction   la adicción a las _____
10. degree of dependency   el grado de _____
11. total abstention   la abstención _____

12. psychological disorder   el trastorno _____
13. mental health program   el _____ de salud
                                  _____
14. blood analysis   el _____ de sangre
15. socioeconomic group   el grupo _____
16. social class   la clase _____
17. urban ghetto   el gueto _____
18. acute dementia   la _____ aguda

Ejercicio 3   Select the appropriate word(s) to complete each statement.
1. Muchas enfermedades mentales _____ un tratamiento.
   a. desarrollan   b. requieren   c. reemplazan
2. Es una enfermedad _____. No desaparece.
   a. crónica   b. genética   c. hereditaria
3. Un mal _____ es uno que se transfiere de los padres a los hijos.
   a. crónico   b. genético   c. hereditario
4. _____ viene con la vejez.
   a. El alcoholismo   b. La depresión   c. La senilidad
5. El alcoholismo es una enfermedad _____.
   a. senil   b. intoxicada   c. progresiva
6. El _____ de la dependencia de una droga varía de droga en droga y
   de invidivuo en individuo.
   a. factor   b. grado   c. efecto
7. La _____ es una disminución intelectual, progresiva e irreversible.
   a. demencia   b. desorientación   c. neurosis
8. La confusión y la desorientación son síntomas de la _____.
   a. senilidad   b. adicción   c. esquizofrenia

Ejercicio 4   Match the English word or expression in Column A with its
Spanish equivalent in Column B.

A	B
1. aging, old age	a. la pérdida de memoria
2. maturity	b. el desarrollo
3. life expectancy	c. ambiental
4. memory loss	d. el envejecimiento, la vejez
5. death	e. la muerte
6. lack of control	f. la falta de control
7. development	g. la madurez
8. environmental	h. la esperanza de vida

Ejercicio 5   Complete each statement with the appropriate word(s).
1. La senilidad es un problema psicológico durante la _____.
2. La senilidad, la demencia aguda y el mal de Alzheimer son trastornos
   psíquicos asociados con el _____.

3. El mal de Alzheimer es una enfermedad progresiva que comienza con una
_____.
4. Esta pérdida de memoria se transforma progresivamente en confusión,
desorientación, demencia y finalmente la _____.
5. El _____ de una enfermedad crónica es lento pero su duración es
larga.
6. Los factores _____ tienen una influencia en el desarrollo del
alcoholismo y la adicción a las drogas.
7. El mal de Alzheimer disminuye la _____ de vida del individuo.

Ejercicio 6   Match the English word or expression in Column A with its
Spanish equivalent in Column B.

A	B
1. accompanying, underlying	a. la tasa
2. social stratum	b. recetado
3. rate	c. la edad promedio
4. prescribed	d. la negación
5. average age	e. subyacente
6. denial	f. la capa social

Ejercicio 7   Complete each statement with the appropriate word(s).
1. La adicción a las drogas ha aumentado la _____ de criminalidad,
sobre todo en los centros urbanos de los Estados Unidos.
2. De vez en cuando los medicamentos _____ por el médico pueden
resultar en una adicción, sobre todo en el caso de las anfetaminas.
3. El alcoholismo afecta a los individuos de todas las _____ sociales.
4. El alcoholismo es frecuentemente la causa de una enfermedad
_____.
5. El mayor obstáculo para la rehabilitación del alcohólico es su _____
de ser alcohólico.
6. Los 74 años es la _____ de la aparición de la demencia aguda.

COMPRENSION

Ejercicio 1   True or false?
1. En los Estados Unidos las enfermedades mentales afectan a muy pocas
personas.
2. Muchas enfermedades mentales están relacionadas con el envejecimiento y
la vejez.
3. El alcoholismo es siempre un síntoma de una enfermedad subyacente.
4. El alcoholismo es hereditario.
5. Hay un análisis de sangre que puede determinar si una persona es
susceptible al alcoholismo.

6. Hay una cura eficaz y sencilla para el alcoholismo.
7. Muchas drogas crean una dependencia psicológica y física.

Ejercicio 2   Answer.

1. ¿A qué edad suele manifestarse la demencia?
2. ¿Cuáles son los síntomas de la demencia o del mal de Alzheimer?
3. ¿Qué ha permitido cambios en el tratamiento de las enfermedades mentales?
4. Hoy día, ¿cómo se define el alcoholismo?
5. ¿Qué puede causar el alcoholismo?
6. ¿Cuál es la única manera de luchar contra el alcoholismo?
7. ¿Cómo se caracteriza el alcoholismo?
8. ¿Cuál es el principal obstáculo del alcohólico al retorno a la vida normal?
9. ¿Por qué usa la gente drogas?
10. ¿Cuál es la plaga de nuestra época?
11. ¿Qué empeora la situación?

Ejercicio 3   Complete the following statements.

1. La esquizofrenia tiende a aparecer durante…
2. La depresión tiende a aparecer durante…
3. Las psicosis arterioscleróticas tienden a aparecer…
4. Las neurosis son más comunes entre los grupos…
5. Las drogas populares hoy son…

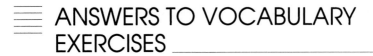

ANSWERS TO VOCABULARY EXERCISES

MEDICINA

CAPITULO 1: Los orígenes de la medicina y la anatomía

Ejercicio 2
1. humano   2. fibra   3. centros   4. gases   5. humano   6. respiratorio
7. urinario   8. sistema   9. ritmo   10. avanzado   11. sistema   12. columna
13. carbono

Ejercicio 3
1. f   2. i   3. k   4. m   5. a   6. j   7. n   8. h   9. o   10. g   11. b   12. c
13. d   14. p   15. e   16. l

Ejercicio 4
1. h   2. g   3. f   4. e   5. d   6. c   7. b   8. a

Ejercicio 5
1. la anatomía   2. la fisiología   3. la patología   4. la sangre   5. el músculo
6. el organismo   7. la fibra   8. el tórax   9. el esqueleto

Ejercicio 6
1. pulmonar   2. cardíaco   3. respiratorio   4. digestivo   5. nervioso   6. humano
7. reproductivo   8. urinario

Ejercicio 7
1. e   2. h   3. j   4. a   5. d   6. l   7. b   8. f   9. k   10. g   11. i   12. c

Ejercicio 8
1. cuerpo   2. sangre   3. corazón, corazón   4. pulmón, corazón   5. pecho
6. costillas   7. nalga   8. ojos   9. huesos   10. brazo, pierna

Ejercicio 9
1. d   2. a   3. e   4. i   5. k   6. f   7. g   8. j   9. b   10. l   11. c   12. h
13. m   14. n

Ejercicio 10
1. falta   2. anchura, largo   3. relajan   4. hueco   5. paredes, vasos
6. enfermedad   7. motricidad   8. nacimiento, morir   9. cirugía   10. médico

Ejercicio 11
1. b   2. d   3. f   4. h   5. a   6. j   7. k   8. g   9. e   10. i   11. c

Ejercicio 12
1. lisos, estriados 2. la caja encefálica 3. cerebelo, médula 4. cerebro
5. bulbo raquídeo 6. vertebral 7. médula

Ejercicio 13
1. columna 2. médula 3. caja 4. raquídeo 5. musculares 6. músculos
7. músculos 8. músculos 9. paredes 10. nervioso 11. nervioso 12. tejido
13. hueco 14. respiratorio

CAPITULO 2: Las especializaciones médicas

Ejercicio 2
1. el anestesiólogo 2. el cardiólogo 3. el inmunólogo 4. el hematólogo
5. el ginecólogo 6. el nefrólogo 7. el neurólogo 8. el endocrinólogo
9. el pediatra 10. el obstetra (tocólogo) 11. el urólogo 12. el psiquiatra
13. el radiólogo 14. el gastroenterólogo

Ejercicio 3
1. la urología 2. la nefrología 3. la pediatría 4. la cardiología
5. la gastroenterología 6. la radiología 7. la obstetricia 8. la hematología
9. la ginecología 10. la neurología

Ejercicio 4
1. alérgica 2. local 3. infecciones 4. intravenosa 5. ginecólogo 6. epidemias
7. pulmonares 8. interna 9. digestivo 10. pediatra, obstetra 11. ortopedista
12. patología

Ejercicio 5
1. c 2. e 3. k 4. l 5. a 6. j 7. i 8. h 9. g 10. n 11. o 12. r
13. b 14. d 15. m 16. f 17. q 18. p

Ejercicio 6
1. embarazo 2. parto 3. pérdida de conciencia 4. piel 5. ojos 6. nariz
7. oídos 8. oído, nariz, laringe 9. riñones 10. sangre 11. cirujano

CAPITULO 3: La piel

Ejercicio 2
1. el tratamiento 2. la penicilina 3. la loción 4. la causa 5. la complicación
6. la epidermis 7. la hipersensibilidad 8. la defensa 9. el resultado
10. el medicamento

Ejercicio 3
1. b 2. c 3. d 4. a 5. e 6. h 7. g 8. f

Ejercicio 5
1. el cuero cabelludo 2. la frente 3. la cara 4. la oreja (el oído) 5. el pómulo
6. el labio 7. el mentón 8. el cuello 9. el dedo 10. la axila 11. el codo
12. la uña 13. la rodilla 14. el dedo del pie 15. la planta del pie

Ejercicio 6
1. las nalgas 2. los oídos 3. la uña 4. la planta (del pie) 5. el cuero cabelludo
6. la frente 7. el labio 8. el codo 9. la rodilla 10. la axila

Ejercicio 8
1. los pies   2. el cuero cabelludo   3. quemadura   4. la urticaria   5. costras
6. una picazón   7. espinilla   8. arrugas   9. verrugas   10. ampolla de fiebre

Ejercicio 10
1. picadura   2. la recidiva   3. polvo   4. grasosa   5. calvicie   6. recetan, salada
7. dolorosa, incomodidad   8. la comisura de los labios   9. desechos   10. suprimir

Ejercicio 11
1. la calvicie   2. doloroso   3. reprimir   4. el sudor   5. la piel grasosa
6. el agua salada   7. la recidiva   8. recetar   9. cutáneo   10. suprimir
11. una cicatriz   12. en la comisura de los labios

CAPITULO 4: El cerebro y el sistema nervioso

Ejercicio 2
1. d   2. f   3. h   4. a   5. c   6. e   7. b   8. g   9. i

Ejercicio 3
1. j   2. i   3. h   4. g   5. f   6. e   7. d   8. c   9. b   10. a

Ejercicio 4
1. consciente   2. cerebral   3. operable   4. intratable   5. voluntario   6. emocional
7. sólido   8. epidémico   9. psicomotriz   10. cardíaco

Ejercicio 5
1. el tratamiento   2. la convulsión   3. el órgano   4. operable   5. la hipertensión
6. el germen   7. maligno   8. la recuperación   9. el cerebro   10. el coma
11. la esclerosis diseminada   12. la aneurisma   13. la hemorragia
14. la atrofia   15. la lesión

Ejercicio 6
1. c   2. e   3. a   4. g   5. i   6. f   7. b   8. h   9. d   10. j   11. l   12. k

Ejercicio 7
1. respiración   2. cerebro   3. aneurisma   4. apoplejía
5. caja del cráneo (encefálica)   6. ocultos   7. aneurisma   8. vasos sanguíneos

Ejercicio 8
1. e   2. f   3. i   4. j   5. m   6. n   7. o   8. a   9. d   10. r   11. s   12. g
13. p   14. q   15. c   16. h   17. b   18. l   19. k   20. t

Ejercicio 9
1. espuma   2. lengua   3. tumor (cerebral)   4. fractura del cráneo   5. dolor
6. portador   7. la vista, el olfato   8. Los tics   9. por vía intravenosa
10. soñolencia, el descaecimiento   11. síntoma   12. esperanza de vida

Ejercicio 10
1. b   2. d   3. a   4. e   5. c   6. f

Ejercicio 11
1. pierde la conciencia   2. se ponen en blanco   3. vinculada   4. Retroceder
5. retener el aliento   6. alimentar por vía intravenosa

CAPITULO 5: El ojo

Ejercicio 2
1. contagiosa   2. hereditario   3. doble   4. revelador   5. sebáceo   6. opaco
7. ocular   8. óptico   9. oftalmológico   10. ocular

Ejercicio 3
1. esterilizar   2. receta   3. tratar   4. causar   5. cura   6. cubre   7. tolerar

Ejercicio 4
1. c   2. e   3. a   4. d   5. f   6. g   7. b

Ejercicio 5
1. c   2. a   3. e   4. g   5. f   6. i   7. b   8. h   9. d

Ejercicio 6
1. c   2. d   3. a   4. j   5. i   6. f   7. h   8. e   9. k   10. g   11. b

Ejercicio 7
1. párpados   2. anteojos (lentes, gafas)   3. lentes de contacto
4. duros, suaves; suaves, duros   5. correctivos   6. rayo láser   7. cristalino   8. bizco

Ejercicio 8
1. d   2. e   3. k   4. a   5. b   6. f   7. h   8. g   9. m   10. l   11. i   12. j
13. c

Ejercicio 9
1. pérdida de la vista   2. ceguera   3. daltonismo   4. El desprendimiento de la retina
5. orzuelo   6. orzuelos (quistes)   7. daños   8. falta   9. mal

CAPITULO 6: El oído

Ejercicio 2
1. parcial   2. externo   3. interno   4. inteligible   5. amplificar   6. rectificar
7. el líquido   8. detectar

Ejercicio 3
1. f   2. a   3. g   4. b   5. e   6. h   7. d   8. c

Ejercicio 4
1. b   2. i   3. f   4. s   5. h   6. q   7. a   8. c   9. e   10. d   11. l   12. g
13. n   14. o   15. k   16. p   17. r   18. m   19. j   20. t

Ejercicio 5
1. la sordera   2. las orejas   3. el estribo   4. el tímpano   5. el oído medio
6. el mareo   7. el huesillo   8. el cerumen (la cera)   9. sufrir una pérdida auditiva
10. el aparato auditivo   11. la trompa de Eustaquio

CAPITULO 7: La nariz y la garganta

Ejercicio 2
1. e   2. g   3. a   4. c   5. f   6. h   7. b   8. d

Ejercicio 3
1. d   2. f   3. b   4. e   5. g   6. h   7. i   8. c   9. a

Ejercicio 4
1. d   2. e   3. c   4. h   5. a   6. j   7. g   8. b   9. i   10. f   11. k

Ejercicio 5
1. El resfriado (catarro)   1. la fiebre del heno   3. La nariz tapada, los ojos que pican, la carraspera de la garganta   4. garganta   5. nariz   6. la garganta   7. tapada   8. tapada, nasal   9. pulmones

Ejercicio 6
1. c   2. e   3. b   4. g   5. f   6. h   7. i   8. d   9. a   10. k   11. o   12. n   13. l   14. j   15. m

Ejercicio 7
1. gárgaras   2. afónico   3. ronquera   4. angina   5. hinchadas
6. senos del cráneo   7. fiebre   8. contaminación del aire   9. prueba cutánea
10. Las hilachas blancas   1. un envenenamiento de la sangre   12. amígdalas
13. voz   14. ronquera

Ejercicio 8
1. e   2. f   3. g   4. c   5. b   6. d   7. a

Ejercicio 9
1. vaciar   2. calentar   3. aliviar   4. romper

Ejercicio 10
1. b   2. c   3. b   4. a   5. c   6. c

CAPITULO 8: El aparato respiratorio

Ejercicio 2
1. eliminación, carbono   2. viral   3. espasmo   4. alergeno   5. traqueotomía
6. persisten (se agravan)   7. antibióticos   8. penicilina   9. laringe

Ejercicio 3
1. negativo   2. reversible   3. extrínseco   4. expeler   5. complejo   6. la fatiga
7. agravar   8. dividir   9. debilitado

Ejercicio 4
1. j   2. i   3. h   4. g   5. f   6. e   7. d   8. c   9. b   10. a

Ejercicio 5
1. tóxico   2. la crisis   3. el medicamento   4. la fatiga   5. la neumonía
6. crónico   7. mortal   8. bacteriano   9. viral   10. abdominal   11. debilitado
12. identificar   13. persistir   14. agravar   15. resistente

Ejercicio 6
1. f   2. k   3. m   4. a   5. d   6. g   7. n   8. b   9. j   10. e   11. o   12. h
13. i   14. c   15. l

Ejercicio 7
1. pulmones   2. respiración   3. ahogo   4. hinchamiento, hinchamiento, hinchazón
5. caja torácica   6. aparato respiratorio   7. fiebre   8. fiebre   9. dolor de garganta
10. falta de aliento   11. cutirreacción   12. el moco (la mucosidad)   13. tos, tos
14. catarro (resfriado)

Ejercicio 8
1. n   2. m   3. b   4. f   5. h   6. l   7. d   8. i   9. c   10. g   11. k   12. j
13. a   14. e   15. o

Ejercicio 9
1. receta   2. encerrados   3. abertura   4. recrudecimiento   5. inspiramos
6. radiografía   7. antitusígeno   8. expeler   9. desechos   10. reposo

CAPITULO 9: El corazón y el aparato cirulatorio

Ejercicio 2
1. colesterol   2. ritmo   3. choque   4. sedante   5. feto   6. física   7. congénito
8. circulatorio   9. saturadas

Ejercicio 3
1. nervioso   2. cardíaco   3. arterial   4. vascular   5. cerebral   6. suplementario
7. mental   8. la hipertensión

Ejercicio 4
1. b   2. d   3. f   4. g   5. a   6. h   7. k   8. c   9. i   10. e   11. l   12. j

Ejercicio 5
1. c   2. c   3. a   4. b   5. c   6. a

Ejercicio 6
1. b   2. c   3. b   4. a   5. c   6. a   7. a   8. c

Ejercicio 7
1. c   2. f   3. h   4. a   5. b   6. l   7. m   8. n   9. i   10. d   11. o   12. k
13. e   14. j   15. g   16. p

Ejercicio 8
1. pared   2. latido   3. endurecimiento   4. cardíaca   5. etapas   6. arterial
7. lentitud   8. falta

Ejercicio 9
1. tensión arterial   2. pulso   3. endurecimiento   4. coágulo   5. crisis
6. medicamento   7. respiración

Ejercicio 10
1. c   2. h   3. b   4. j   5. k   6. e   7. d   8. f   9. a   10. g   11. p   12. i
13. l   14. m   15. n   16. o

Ejercicio 11
1. dolor, en el pecho   2. excitaciones eléctricas   3. embarazo   4. embarazada
5. ondas   6. trastornos   7. falta, peso   8. ánimo   9. modo de vivir   10. paliar
11. sudores   12. píldora anticonceptiva

CAPITULO 10: El sistema digestivo (I)

Ejercicio 2
1. d   2. f   3. e   4. b   5. a   6. c

Ejercicio 3
1. b   2. a   3. b   4. b   5. c

Ejercicio 4
1. la diarrea   2. la esofagitis   3. el alcohol   4. intestinal   5. intenso   6. interior
7. la secuela   8. una perforación   9. la hernia   10. la aerofagia

Ejercicio 5
1. apetito   2. hiatal   3. tensión   4. alcohol   5. digestivo   6. gástricos   7. ácido
8. hemorragia   9. membrana   10. acelerado

Ejercicio 6
1. b   2. a   3. k   4. h   5. c   6. l   7. g   8. j   9. i   10. f   11. e   12. d
13. m   14. q   15. o   16. n   17. p

Ejercicio 7
1. ayuno   2. régimen alimenticio   3. aguda   4. masticar, tragar   5. eructo
6. boca   7. La vesícula biliar   8. perjudiciales   9. estreñimiento
10. aliviar, trastornos   11. gripe intestinal   12. jugos gástricos   13. deglución

Ejercicio 8
1. e   2. h   3. j   4. m   5. o   6. a   7. p   8. c   9. k   10. f   11. l   12. n
13. b   14. i   15. g   16. d

Ejercicio 9
1. el lavado de estómago   2. el enflaquecimiento   3. la llaga   4. las heces (la hez)
5. el grupo sanguíneo   6. la intoxicación alimentaria   7. el malestar   8. el flato
9. el calambre   10. el trastorno   11. nutrir por vía intravenosa

Ejercicio 10
1. dolor de cabeza   2. sudores fríos   3. ardor   4. lavado de estómago
5. por vía intravenosa   6. trastornos   7. calambre, ardor de estómago
8. llaga

Ejercicio 11 *(Answers will vary.)*
1. Mi tipo sanguíneo es ____.
2. Sí (No), (no) he sufrido una intoxicación alimentaria.
3. Sí (No), (no) tengo frecuentemente un dolor de cabeza.
4. Sí (No), (no) tengo de vez en cuando una pérdida de apetito.
5. Sí (No), (no) tengo de vez en cuando un ardor de estómago.
6. Sí (No), (no) tomo aspirinas o (ni) antiácidos cuando tengo ardores de estómago.

CAPITULO 11: El sistema digestivo (II)

Ejercicio 2
1. fecal   2. abdominales   3. hepatitis   4. infecciosa   5. contagiosa
6. incubación   7. jeringa   8. transfusión   9. cirrosis   10. vitales   11. total
12. estrés   13. pancreáticos

Ejercicio 3
1. la diarrea   2. la pancreatitis   3. la apendicitis   4. la hepatitis   5. la oclusión
6. la perforación

Ejercicio 4
1. c   2. b   3. f   4. h   5. j   6. a   7. e   8. i   9. g   10. d

Ejercicio 5
1. mortífero   2. proteger   3. el alivio   4. perforar (penetrar)   5. persistir
6. temporero   7. intestinal   8. el excremento

Ejercicio 6
1. f   2. h   3. i   4. j   5. e   6. l   7. k   8. g   9. n   10. o   11. b   12. m
13. p   14. r   15. a   16. c   17. d   18. q

Ejercicio 7
1. estanca   2. vesícula biliar   3. delgado   4. mortífera   5. alivio   6. cálculo
7. estreñimiento   8. calambre   9. hígado, almacena   10. ablación, ablación
11. almidón   12. donante   13. lavativa   14. embarazo   15. paperas
16. flato

CAPITULO 12: La mujer: el aparato genital, el embarazo y el parto

Ejercicio 2
1. efectos   2. nerviosa   3. Falopio   4. traumática   5. preventiva   6. sexual
7. benigno   8. ovárico   9. anormal   10. hormonal

Ejercicio 3
1. anormal   2. el feto   3. fecundar   4. la menopausia   5. la hormona
6. la ansiedad   7. maligno   8. la histerectomía   9. el tumor   10. benigno

Ejercicio 4
1. c   2. g   3. h   4. k   5. b   6. m   7. n   8. q   9. a   10. l   11. p   12. i
13. e   14. o   15. s   16. f   17. j   18. d   19. t   20. r

Ejercicio 5
1. huevo   2. fecundado   3. fecundado, las reglas   4. sangría   5. fibroma
6. encinta (embarazada)   7. embarazo   8. malparto   9. parto   10. primípara
11. aborto, rechazo

Ejercicio 6
1. el vientre   2. el seno   3. el embarazo   4. la regla (las reglas)   5. el huevo
6. los trastornos   7. el quiste

CAPITULO 13: Los huesos, las articulaciones, los músculos

Ejercicio 2
1. columna   2. hernia   3. retardación   4. fragmentos   5. físico   6. muscular
7. tensión   8. defecto   9. compresa   10. estafilocócica

Ejercicio 3
1. e   2. g   3. i   4. j   5. a   6. f   7. b   8. d   9. h   10. c

Ejercicio 4
1. d   2. f   3. a   4. c   5. h   6. j   7. e   8. k   9. b   10. l   11. g   12. i
13. m

Ejercicio 5
1. el hueso   2. la articulación   3. el menisco   4. el muslo   5. la cadera
6. la rodilla   7. la mano   8. el cráneo   9. el hombro   10. el crecimiento

Ejercicio 6
1. c   2. e   3. g   4. k   5. m   6. f   7. i   8. l   9. n   10. b   11. d   12. h
13. a   14. j   15. o

Ejercicio 7
1. torcedura   2. luxación   3. golpe en la nuca   4. tortícolis   5. reducir
6. reducir   7. desgarrarse   8. ósea   9. hembra   10. cicatrizan   11. doloroso
12. falta   13. invalidez

Ejercicio 8
1. d   2. c   3. f   4. h   5. g   6. b   7. a   8. e

Ejercicio 9
1. recién nacido   2. recién nacidos   3. relajarse   4. hinchazón   5. torcedura
6. peso   7. cojo   8. vejez

Capitulo 14: Los riñones y el sistema urogenital

Ejercicio 2
1. c   2. e   3. g   4. h   5. a   6. f   7. b   8. i   9. d   10. j

Ejercicio 3
1. la orina   2. úrico   3. torácica   4. genitourinaria   5. bacteriana   6. hormonas
7. artificial   8. crónica   9. total   10. benigno   11. pulmonar   12. ectopia

Ejercicio 4
1. a   2. b   3. c   4. b   5. b   6. b   7. c   8. a   9. b   10. b

Ejercicio 5
1. total   2. la lesión   3. crónico   4. purificar   5. masculino   6. pulmonar
7. bacteriano   8. permanente   9. temporero   10. fatal (mortal)

Ejercicio 6
1. b   2. a   3. d   4. h   5. j   6. k   7. m   8. c   9. f   10. g   11. e   12. i
13. l

Ejercicio 7
1. riñones   2. los desechos   3. vejiga   4. cálculos   5. La micción, micciones
6. una intervención quirúrgica   7. tiritones   8. artificial, mantener   9. almacena
10. paperas

Capitulo 15: El cáncer

Ejercicio 2
1. benigno   2. tumor   3. canceroso   4. células   5. canceroso   6. división
7. anormal   8. cáncer   9. detección   10. intervención   11. radical
12. linfáticos   13. maligno   14. examen   15. cáncer   16. coordinación
17. personalidad   18. elementos   19. vitales

Ejercicio 3
1. f 2. a 3. g 4. b 5. d 6. c 7. e

Ejercicio 4
1. celular 2. penetrar 3. el organismo 4. la metástasis 5. la detección
6. operar 7. cutáneo 8. el estómago 9. la excisión (ablación) 10. la mamografía
11. radical 12. operable 13. tratable 14. curable 15. crónico 16. delicado

Ejercicio 5
1. n 2. m 3. l 4. k 5. j 6. i 7. h 8. g 9. f 10. e 11. d 12. c
13. b 14. a

Ejercicio 6
1. pulmón 2. seno 3. ovario, ovárico 4. próstata 5. cerebro, cerebral
6. piel, cutáneo

Ejercicio 7
1. excisión (ablación) 2. La probabilidad de sobrevivir 3. se desprenden
4. extirpar (quitar, sacar) 5. pulmón 6. adelantos 7. glóbulos 8. vasos sanguíneos
9. aguda; aguda, crónica 10. médula ósea 11. cerebro 12. glóbulos

CAPITULO 16: Las enfermedades mentales

Ejercicio 2
1. mental 2. físicos 3. problemas 4. nervioso 5. tensión 6. estrés
7. reducir 8. ansiedad 9. depresión 10. reacción 11. intervención 12. terapia
13. individual 14. sicosis 15. memoria 16. desorientación

Ejercicio 3
1. la obsesión 2. la fobia 3. la histeria 4. el delirio 5. la astenia
6. el narcisismo 7. la timidez 8. la pasividad 9. la depresión 10. la demencia
11. la ansiedad 12. el autismo

Ejercicio 4
1. e 2. h 3. a 4. c 5. f 6. j 7. i 8. b 9. d 10. g

Ejercicio 5
1. o 2. n 3. m 4. l 5. k 6. j 7. i 8. h 9. g 10. f 11. e 12. d
13. c 14. b 15. a

Ejercicio 6
1. amor, confianza 2. desconfianza 3. falta de confianza 4. acceso
5. comportamiento 6. sentido 7. juicio 8. calmantes 9. recetar 10. trastornos
11. ánimo 12. ánimo, cuerpo 13. empeoramiento

SERVICIOS MEDICOS

CAPITULO 17: La salud: cómo conservarla

Ejercicio 2
1. mental 2. física 3. dental 4. higiene 5. higiene 6. físico 7. defensas
8. humano 9. física 10. deficiencia 11. energía 12. colesterol 13. biológica
14. animal 15. rayos 16. rayos 17. calidad 18. rutina

Ejercicio 3   *(Answers will vary.)*

Ejercicio 4
1. true   2. true   3. true   4. true   5. true

Ejercicio 5
1. a   2. c   3. a   4. c   5. c

Ejercicio 6
1. a   2. d   3. b   4. e   5. c

Ejercicio 7
1. c   2. e   3. h   4. a   5. b   6. g   7. j   8. l   9. k   10. n   11. f   12. m
13. d   14. i

Ejercicio 8
1. régimen   2. aseo   3. alimentación   4. tamaño   5. huesos, crecimiento
6. transpiración   7. un día de descanso   8. sangre   9. piel   10. régimen
11. enfermedad   12. médico

Ejercicio 9
1. la alimentación (los alimentos)   2. la sangre   3. el día de descanso
4. el crecimiento   5. la piel   6. sano   7. el hueso   8. el aseo

Ejercicio 10
1. b   2. c   3. f   4. d   5. g   6. a   7. h   8. e

Ejercicio 11
1. jabón   2. crema dental   3. la crema dental, el hilo dental   4. baños

Ejercicio 12
1. d   2. b   3. s   4. l   5. k   6. f   7. e   8. i   9. h   10. c   11. j   12. g
13. r   14. o   15. q   16. n   17. p   18. m   19. a

Ejercicio 13
1. grasas   2. pescados   3. encinta (embarazada) 4. buena forma   5. recreo
6. cicatrización   7. grasas   8. hierro   9. célula, célula   10. recién nacido
11. vista   12. medidas

Ejercicio 14
1. el recién nacido, la recién nacida ((la infancia)
2. el infante, la infanta (la infancia)
3. el adolescente, la adolescente (la adolescencia)
4. el adulto, la adulta (la madurez)
5. el viejo, la vieja (la vejez)

CAPÍTULO 18: La prevención de las enfermedades

Ejercicio 2
1. a, f   2. b, f   3. c, f   4. d   5. c, f   6. b, f   7. e, f   8. e   9. f   10. d, e
11. b, e   12. e

Ejercicio 3
1. d   2. f   3. b   4. g   5. a   6. c   7. e   8. n   9. k   10. m   11. h   12. j
13. l   14. i

Ejercicio 4
1. transmisible   2. virulento   3. bacteriano   4. sexual   5. evitable   6. severo
7. respiratorio   8. inmune   9. esterilizado   10. contagioso   11. infeccioso

Ejercicio 5
1. síntomas   2. sexual   3. jeringa   4. incubación   5. penicilina, antibiótico

Ejercicio 6
1. transmisible   2. crónico   3. cardíaco   4. inevitable   5. virulento
6. bacteriano   7. endémico

Ejercicio 7
1. colesterol   2. depósito   3. transfusión   4. esterilizada   5. respiratoria
6. causas   7. venérea   8. incubación   9. infecciosa   10. sexual   11. inmune
12. pública   13. espermaticida   14. virulenta   15. secundaria

Ejercicio 8
1. d   2. h   3. a   4. j   5. f   6. l   7. i   8. k   9. e   10. c   11. b   12. o
13. n   14. g   15. m

Ejercicio 9
1. true   2. true   3. true   4. false   5. false   6. false   7. false   8. false
9. true   10. false   11. true   12. true

Ejercicio 10
1. g   2. i   3. d   4. k   5. o   6. j   7. m   8. b   9. h   10. a   11. e   12. n
13. c   14. l   15. f

Ejercicio 11
1. el sarampión, la viruela, la tos ferina   2. muestra de sangre   3. drogadicto
4. fumar   5. radiografías   6. preservativos (condones)   7. vía sanguínea
8. intercambio   9. prueba   10. fiebre amarilla

Ejercicio 12
1. c   2. b   3. e   4. g   5. d   6. h   7. a   8. f

Ejercicio 13
1. El corazón, los pulmones   2. la ceguera   3. peso   4. la sordera
5. oído, aparato acústico

CAPITULO 19: La administración de un centro médico polivalente

Ejercicio 2
1. e   2. h   3. i   4. l   5. a   6. g   7. m   8. b   9. c   10. d   11. f   12. j
13. k

Ejercicio 3
1. c   2. e   3. h   4. a   5. g   6. j   7. b   8. k   9. d   10. i   11. f

Ejercicio 4
1. comité   2. personal   3. grupo   4. administrativa   5. permanente   6. servicios
7. médicos   8. administrativo   9. mantenimiento   10. departamento
11. universitario   12. multifuncional (polivalente)

Ejercicio 5
1. e 2. c 3. h 4. i 5. k 6. m 7. d 8. o 9. a 10. n 11. p 12. l
13. j 14. g 15. f 16. b

Ejercicio 6
1. b 2. c 3. c 4. b 5. b 6. b

Ejercicio 7
1. el equipo 2. el enfermero (la enfermera) 3. dirigir 4. el enfermo
5. el farmacéutico 6. el ayudante 7. la dirección 8. revisar 9. el informe
10. la política 11. reunirse 12. los servicios médicos

Ejercicio 8
1. reunirse 2. un informe 3. someter 4. La dirección

Capítulo 20: Médico / enfermero / paciente / familia

Ejercicio 2
1. f 2. g 3. i 4. l 5. a 6. d 7. n 8. j 9. b 10. e 11. k 12. m
13. h 14. c

Ejercicio 3
1. c 2. f 3. h 4. j 5. p 6. l 7. e 8. a 9. g 10. k 11. o 12. b
13. m 14. d 15. n 16. i

Ejercicio 4
1. respiratorio 2. extraordinarias 3. naturaleza 4. credibilidad 5. humano
6. defensiva 7. profesional 8. sociedad 9. decisiones 10. profesión
11. irreversible 12. verbal 13. tono

Ejercicio 5
1. t 2. s 3. r 4. n 5. m 6. l 7. h 8. g 9. f 10. c 11. b 12. a
13. q 14. p 15. o 16. j 17. k 18. i 19. e 20. d

Ejercicio 6
1. enfermos (pacientes) 2. médicos 3. cuidado 4. muerte 5. creencias
6. la facultad de medicina 7. sobrevivir 8. interlocutor
9. receptor, emisor; emisor, receptor 10. la mirada 11. vigilancia
12. código de ética 13. relaciones estrechas 14. temor

Ejercicio 7
1. n 2. p 3. s 4. r 5. q 6. h 7. c 8. e 9. j 10. f 11. u 12. l
13. t 14. a 15. d 16. b 17. m 18. o 19. g 20. i 21. k

Ejercicio 8
1. falta 2. encinta (embarazada) 3. ataque de tos, tos
4. desenchufar, aparato respiratorio, viva (en vida) 5. derecho 6. dedos 7. dolor
8. jerga 9. oído, tacto 10. enfermería

Ejercicio 9
1. cara 2. cuerpo 3. pierna 4. dedo 5. mano 6. dolor

Ejercicio 10
1. la facultad de medicina   2. la enfermería   3. la jerga   4. una mueca de la cara
5. el mensaje   6. embarazada   7. el cuidado   8. el derecho   9. la entrevista
10. el aparato respiratorio   11. la relación estrecha   12. el temor   13. el deseo
14. el interlocutor   15. mantener vivo(a) (en vida)

CAPITULO 21: Los departamentos o servicios en el hospital

Ejercicio 2
1. la identificación   2. el análisis   3. el aislamiento   4. la modificación
5. la causa   6. el tratamiento   7. el diagnóstico   8. el pronóstico   9. el contenido
10. la recuperación

Ejercicio 3
1. anatómico   2. químico   3. patológico   4. fisiológico   5. histológico
6. cualitativo   7. cuantitativo   8. dietético   9. ortopédico   10. gástrico

Ejercicio 4
1. a   2. f   3. h   4. j   5. i   6. c   7. d   8. b   9. g   10. e

Ejercicio 5
1. la autopsia   2. el diagnóstico   3. el pronóstico   4. el laboratorio   5. la morgue
6. el microscopio   7. el inválido (incapacitado)   8. el tratamiento
9. el doctor en medicina   10. la prótesis

Ejercicio 6
1. laboratorio   2. médicos   3. clínico   4. anatómico   5. técnicos   6. laboratorio
7. químicas   8. causa   9. medicina   10. cualitativo   11. cuantitativo   12. análisis
13. célula   14. energía   15. radioactivos   16. mental   17. mental   18. eléctrica
19. servicios   20. social   21. gástricos   22. terapia

Ejercicio 7
1. e   2. h   3. j   4. a   5. b   6. g   7. l   8. k   9. c   10. m   11. f   12. n
13. i   14. d   15. o

Ejercicio 8
1. células vivientes   2. pulmones, corazón   3. régimen alimenticio   4. prueba
5. tejidos   6. cerebro   7. trazado   8. enfermedades sanguíneas   9. equipo
10. sueros; sueros; vacunas   11. aislamiento

CAPITULO 22: La cirugía y el restablecimiento (la recuperación)

Ejercicio 2
1. anestesista, anesiólogo   2. operar   3. operaciones   4. operación, instrumentos
5. naturaleza, resultados   6. vómitos   7. inyección   8. intensivos; recuperación
9. explicación   10. vitales

Ejercicio 3
1. c   2. e   3. a   4. g   5. b   6. d   7. f

Ejercicio 4
1. operaciones   2. recuperación   3. intensivos   4. cirujano   5. cirujano
6. residente   7. cirugía   8. infección   9. vitales

Ejercicio 5
1. c   2. d   3. e   4. a   5. g   6. f   7. j   8. i   9. b   10. h

Ejercicio 6
1. cirujano, cirugía, cirujano   2. cirugía   3. quirúrgicos   4. cierra
5. puntos, grapas   6. ayunar   7. ayunar, vacío   8. vellosa (peluda)

Ejercicio 7
1. h   2. e   3. c   4. f   5. g   6. a   7. d   8. b

Ejercicio 8
1. formulario   2. aliviar, posoperatorio   3. peligrosa   4. somnolencia   5. sostener
6. camisón   7. equipo   8. equipo

CAPITULO 23: Las emergencias (urgencias)

Ejercicio 2
1. competente   2. el ritmo cardíaco   3. la prioridad   4. el tratamiento
5. el voluntario   6. el aparato   7. el personal   8. la víctima de un accidente
9. grave   10. posoperatorio   11. la monitoría   12. la alerta (la alarma)

Ejercicio 3
1. servicio   2. comunidad   3. cardíacos   4. central   5. vitales   6. intensivos
7. centro   8. monitoría   9. alarma   10. personal   11. cardíaco   12. víctima

Ejercicio 4
1. d   2. f   3. i   4. j   5. k   6. l   7. a   8. g   9. e   10. b   11. m   12. h
13. c   14. n

Ejercicio 5
1. ambulancia, de emergencias (urgencias)   2. pronto socorro   3. socorristas
4. herido   5. respirar   6. aparatos   7. cuidados intensivos   8. presión
9. quemaduras   10. vigilan   11. herida   12. pronto socorro

CAPITULO 24: Los cuidados para pacientes hospitalizados

Ejercicio 2
1. la depresión   2. oponer   3. confortar   4. inminente   5. la geriatría
6. especializarse   7. el hospicio   8. incurable   9. rutinario   10. el tratamiento
11. el área   12. el personal   13. el acceso   14. el pulso

Ejercicio 3
1. inminente   2. confortar   3. opone   4. incurable   5. temperatura   6. inyección
7. reacciones   8. informarle

Ejercicio 4
1. l   2. k   3. j   4. d   5. h   6. i   7. f   8. e   9. g   10. c   11. b   12. a

Ejercicio 5
1. b   2. c   3. f   4. i   5. h   6. d   7. j   8. e   9. k   10. a   11. l   12. g
13. m

Ejercicio 6
1. comprimido   2. medicamentos   3. analgésico   4. somnífero
5. muestra de sangre   6. un régimen alimenticio   7. tareas   8. medida
9. calmante   10. cuidado

Ejercicio 7
1. d   2. f   3. a   4. m   5. i   6. e   7. g   8. k   9. b   10. h   11. l   12. j
13. c

Ejercicio 8
1. mente   2. aconseja, alimenticio   3. silleta   4. vaciar
5. recursos disponibles, hogar   6. fase terminal, hogar   7. tensión arterial
8. moribundos   9. preocupa   10. mucama (camillera), silletas   11. moribundos
12. agudo, dolor

CAPITULO 25: Cuidados para los enfermos ambulatorios y en el domicilio

Ejercicio 2
1. ambulatorio   2. inferior   3. resultados   4. rutinarias   5. clínica   6. solución
7. solución   8. profesionales   9. profesional   10. comunitario   11. fondos
12. transporte   13. federales   14. accidente   15. estudiante

Ejercicio 3
1. inferior   2. ideal   3. la alternativa   4. los fondos   5. la demanda   6. rutinario
7. el convaleciente   8. privado   9. gratuitamente   10. la prueba   11. el resultado
12. comunitario

Ejercicio 4
1. d   2. i   3. a   4. l   5. m   6. b   7. g   8. f   9. n   10. j   11. c   12. o
13. k   14. h   15. e

Ejercicio 5 *(Answers will vary.)*
1. Sí (No), (no) tengo una póliza de seguros médicos.
2. Tengo la póliza con la compañía de seguros _____.
3. Sí (No), (no) tiene un servicio de consulta externa el hospital de mi comunidad.
4. Sí, un enfermo ambulatorio puede desplazarse.
5. Sí (No), (no) son disponibles los cuidados en el domicilio donde yo vivo.
6. Sí (No), (no) hay un servicio de enfermeras visitantes.
7. Sí, las enfermeras visitantes ayudan a los pacientes con su aseo personal.
8. Sí, en los Estados Unidos hay muchos hogares para los ancianos que no pueden cuidarse.
9. Sí (No), (no) hay hogares para los ancianos subvencionados por el gobierno.
10. No, la mayoría de los hogares de ancianos no son caritativos (benévolos).
11. Mi médico se llama _____.
12. Sí (No), (no) es posible hacer cita con él (ella).

Capítulo 26: La salud mental, el alcoholismo y la droga

Ejercicio 2
1. mental   2. mental   3. problema   4. progresiva   5. primaria   6. genéticos
7. hereditaria   8. alcohol   9. drogas   10. dependencia   11. total   12. psicológico
13. programa, mental   14. análisis   15. socioeconómico   16. social   17. urbano
18. demencia

Ejercicio 3
1. b   2. a   3. c   4. c   5. c   6. b   7. a   8. a

Ejercicio 4
1. d   2. g   3. h   4. a   5. e   6. f   7. b   8. c

Ejercicio 5
1. vejez   2. envejecimiento   3. pérdida de memoria   4. muerte   5. desarrollo
6. ambientales   7. esperanza

Ejercicio 6
1. e   2. f   3. a   4. b   5. c   6. d

Ejercicio 7
1. tasa   2. recetados   3. capas   4. subyacente   5. negación   6. edad promedio

SPANISH-ENGLISH VOCABULARY

A

abandonar to abandon
abdomen *m* abdomen
abdominal abdominal
ablación *f* removal
ablación total *f* total removal
aborto *m* abortion
absorber to absorb
abstención *f* abstention
abstención total *f* total abstention
abundante abundant
abusar to abuse
abuso *m* abuse
abuso del alcohol *m* alcohol abuse
acceso *m* access; attack
accidente *m* accident
accidente de tránsito *m* traffic (car) accident
acción *f* action
aceite *m* oil
aceite de hígado de bacalao *m* cod liver oil
aceleración *f* acceleration
aceptar to accept
ácido acidic
ácido *m* acid
ácido clorhídrico *m* hydrochloric acid
ácido fólico *m* folic acid
ácido úrico *m* uric acid
acné *f* acne
acné rosácea *f* acne rosacea
acompañar to accompany
aconsejar to advise
actividad *f* activity
actividad eléctrica *f* electrical activity
actividad física *f* physical activity
actividad sexual *f* sexual activity
actuar to act
acumulación *f* accumulation
adelanto *m* advance

adenoides *f pl* adenoids
adenoma *m* adenoma
adicción a las drogas *f* drug addiction
administración *f* administration
administrar to manage; to administer
administrativo administrative
adolescente *m* or *f* adolescent
adoptivo adoptive
adrenalina *f* adrenaline
aeróbico aerobic
aerofagia *f* aerophagia
aerosol *m* aerosol
afección *f* disease, affliction
afectar to affect
afeitar to shave
aflicción *f* affliction
afligirse to worry, afflict
afónico voiceless, hoarse
agencia *f* agency
agencia de salud pública *f* public health agency
agenda *f* agenda
agente *m* or *f* agent
agitar to agitate
agravar to aggravate
agraviar to injure
agravio *m* injury
agresividad *f* aggressiveness
agresivo aggressive
agudo acute
ahogo *m* choking
aire *m* air
aislamiento *m* isolation
aislar to isolate
aislarse to isolate oneself
alarma *f* alarm
alarmar to alarm
alcohol *m* alcohol
alcohólico alcoholic
alergeno *m* allergen

alergia f   allergy
alérgico   allergic
alergista m or f   allergist
alergología f   allergology
alergólogo m   allergist
alerta f   alert
alimentación f   feeding, food
alimentación por vía intravenosa f
   intravenous feeding
alimentar   to feed
alimentar por vía intravenosa   to feed
   intravenously
alimento m   food
aliviar   to alleviate, ease, relieve
alivio m   relief
almacenar   to store
almidón m   starch
alteración f   alteration, change
alternancia f   alternation
alternativa f   alternative
alvéolo m   alveolus
ambiental   environmental
ambiente m   environment
ambulancia f   ambulance
ambulatorio   ambulatory
amígdalas f pl   tonsils
amigdalitis f   tonsillitis
amor m   love
amplificación f   amplification,
   enlargement
amplificado   amplified
amplificar   to amplify
ampolla f   blister
ampolla de fiebre f   fever sore
anafilaxia f   anaphylaxis
analgésico m   pain killer
análisis m   analysis
análisis cualitativo m   qualitative analysis
análisis cuantitativo m   quantitative
   analysis
análisis de orina m   urine analysis
análisis de sangre m   blood analysis
analizar   to analize
anatomía f   anatomy
anatómico   anatomical
ancho   wide
anchura f   width
anciano m   elderly person
anestesia f   anesthesia

anestesia epidural f   epidural anesthesia,
   saddleblock
anestésico m   anesthetic
anestesiología f   anesthesiology
anestesiólogo m   anesthesiologist
anestesista m or f   anesthetist
aneurisma m or f   aneurism
anfetamina f   amphetamine
angina f   tonsillitis
angina estreptocócica f   strep throat
animal m   animal
ánimo m   mind, spirit
antitusígeno m   cough suppressant
ano m   anus
anomalía f   anomaly
anormal   abnormal
ansiedad f   anxiety
antaño   long ago
antebrazo m   forearm
anteojos m pl   eyeglasses
antiácido m   antacid
antibiótico m   antibiotic
antiespasmódico m   antispasmodic
antihistamina f   antihistamine
antihistamínico   antihistaminic
antiséptico m   antiseptic
ántrax m   anthrax, carbuncle
anual   annual
anuria f   anuria
aparato m   machine, apparatus; tract
aparato acústico m   hearing aid
aparato auditivo m   hearing aid
aparato circulatorio m   circulatory
   system
aparato respiratorio m   respiratory
   system, respirator
aparato urinario m   urinary tract
aparición f   appearance; apparition
apariencia f   appearance
apatía f   apathy
apéndice m   appendix
apendicitis f   appendicitis
apertura f   opening
apetito m   appetite
aplicación f   application
aplicar   to apply
apoplejía f   apoplexy, stroke
apreciar   to appreciate
ardor m   ardor, burning

ardor del estómago *m*   heartburn
arritmia *f*   arrhythmia
arrugas *f pl*   wrinkles
arteria *f*   artery
arterial   arterial
arteriosclerosis *f*   arteriosclerosis
arteriosclerótico   arteriosclerotic
articulación *f*   joint
artificial   artificial
ascendente   ascending
ascender   to ascend
aseo *m*   hygiene, cleanliness; restroom
aseo personal *m*   personal hygiene
asfixia *f*   asphyxia
asiento *m*   seat
asistencia *f*   assistance
asistente *m* or *f*   assistant
asistente en cirugía *m* or *f*   surgical
   assistant
asistir   to assist
asma *f*   asthma
asociado   associated
asociar   to associate
aspecto *m*   aspect; appearance
aspirina *f*   aspirin
astenia *f*   asthenia
astigmatismo *m*   astigmatism
atacar   to attack
ataque *m*   attack; stroke
ataque de tos *m*   fit of coughing
ataque del corazón *m*   heart attack
atender   to attend, nurse
atribuir   to attribute
atrofia *f*   atrophy
audición *f*   hearing
auditivo   auditive, hearing *(adj.)*
aumentar   to augment
autismo *m*   autism
autocrítica *f*   self-criticism
autopsia *f*   autopsy
autorización *f*   authorization
autorizar   to authorize
auxiliar en enfermería *m* or *f*   nurse's aid
avanzado   advanced
axila *f*   armpit
ayudante *m* or *f*   aid, assistant
ayunar   to fast
ayuno *m*   fast
azúcar *m*   sugar

B

bacilo *m*   bacillus
bacteria *f*   bacteria
bacteriano   bacterial
bacteriología *f*   bacteriology
bajar   to decrease
baño *m*   bath; bathroom
barbilla *f*   chin
barbitúrico *m*   barbiturate
basarse   to be based
base *f*   base
básico   basic
benigno   benign
benzodiazapina *f*   benzodiazepine
beriberi *m*   beriberi
bifocal   bifocal
bilirrubina *f*   bilirubin
bilis *f*   bile
biología *f*   biology
biológico   biological
bipolar   bipolar
bizco   cross-eyed
blanco del ojo *m*   white of the eye
bloquear   to block
boca *f*   mouth
bolsa *f*   bag; sac, scrotum
bovino   bovine
bradicardia *f*   bradycardia
brazo *m*   arm
bronconeumonía *f*
   bronchopneumonia
bronquio *m*   bronchus
bronquiodilatador   bronchodilator
bronquiolo *m*   bronchiole
bronquitis *f*   bronchitis
bulbo raquídeo *m*   brain stem

C

cabeza *f*   head
cadáver *m*   corpse
cadera *f*   hip
caja *f*   box; cage; case
caja del cráneo *f*   skull, braincase
caja encefálica *f*   braincase, skull
caja torácica *f*   thoracic cage
calambre *m*   cramp
calambres abdominales *m pl*   abdominal
   cramps
calcio *m*   calcium

calcular   to calculate
cálculo *m*   calculation; stone
cálculo renal *m*   kidney stone
calentar   to warm up
calidad *f*   quality
calidad de la vida *f*   quality of life
calidad inferior *f*   inferior quality
callo *m*   corn
callosidad *f*   callus
calmante *m*   sedative, tranquilizer
calmar   to calm
caloría *f*   calorie
calvicie *f*   baldness
cambio *m*   change
cambio de personalidad *m*   personality change
camillero *m*   orderly
camisón *m*   nightgown, hospital gown
campo *m*   area, field
cáncer *m*   cancer
cáncer cerebral *m*   brain cancer
cáncer cutáneo *m*   skin cancer
cáncer de la piel *m*   skin cancer
cáncer de la próstata *m*   prostate cancer
cáncer del cerebro *m*   brain cancer
cáncer del ovario *m*   ovarian cancer
cáncer del pulmón *m*   lung cancer
cáncer del seno *m*   breast cancer
cáncer ovárico *m*   ovarian cancer
canceroso   cancerous
candidato *m*   candidate
cansado   tired
cansancio *m*   fatigue
cantidad *f*   quantity
capa *f*   stratum, layer
capa social *f*   social stratum
capilaria *f*   capillary
cara *f*   face
caracterizar   to characterize
caracterizarse   to be characterized
carbohidrato *m*   carbohydrate
cardíaco   cardiac
cardiología *f*   cardiology
cardiólogo *m*   cardiologist
cardiovascular   cardiovascular
cargado   loaded
caritativo   charitable
carraspera de la garganta *f*   scratchy throat

caso *m*   case
caspa *f*   dandruff
catalizador *m*   catalyst
catarata *f*   cataract
catarro *m*   cold
catéter *m*   catheter
cateterismo *m*   catheterization
causa *f*   cause
causa de muerte *f*   cause of death
causar   to cause
causas naturales *f pl*   natural causes
cauterizar   to cauterize
cavidad *f*   cavity, hole
ceguera *f*   blindness
célula *f*   cell
célula cancerosa *f*   cancerous cell
célula viviente *f*   living cell
celular   cellular
centímetro *m*   centimeter
central   central
centro *m*   center
centro médico polivalente *m*   multicare health facility
centro nervioso *m*   nerve center
centro para víctimas de quemaduras *m*   burn center
cera *f*   wax
cerebelo *m*   cerebellum
cerebral   cerebral
cerebro *m*   brain
cerebroespinal   cerebrospinal
cerrarse   to close up
cerumen *m*   wax
cerviz *f*   cervix
cesio *m*   cesium
cicatriz *f*   scar
cicatrización *f*   healing
cicatrizarse   to scar, heal
ciego   blind
circulación *f*   circulation
circular   circular
circular   to circulate
circulatorio   circulatory
circunvolución *f*   convolution
cirrosis *f*   cirrhosis
cirrosis del hígado *f*   cirrhosis of the liver
cirugía *f*   surgery
cirujano *m*   surgeon
cirujano auxiliar *m*   assisting surgeon

cirujano mayor *m*   head surgeon
cistitis *f*   cystitis
cistitis crónica *f*   chronic cystitis
cita *f*   appointment
citología *f*   citology
clase *f*   kind
clase social *f*   social class
clínica *f*   clinic
clínica privada *f*   private clinic
clínico   clinical
cloroformo *m*   chloroform
coadicto   coaddict
coagulación *f*   coagulation
coágulo *m*   clot
cobalto *m*   cobalt
cocaína *f*   cocaine
codeína *f*   codeine
código de ética *m*   code of ethics
codo *m*   elbow
cojo   lame
cólera *m*   cholera
colesterol *m*   cholesterol
colitis *f*   colitis
columna vertebral *f*   spine, spinal
column
coma *m*   coma
combatir   to combat
comidas llevadas a casa *f pl*   Meals on
Wheels
comisura de los labios *f*   corner of the
mouth
comité *m*   committee
comité común de consulta *m*   joint
conference committee
comité permanente *m*   permanent
committee
compañía de seguros *f*   insurance
company
compasión *f*   compassion
competencia *f*   competence
competente   competent
complejidad *f*   complexity
complejo   complex
complicación *f*   complication
complicar   to complicate
componente *m*   component
componer   to compose, constitute
comportamiento *m*   behavior
composición *f*   composition

compresa *f*   compress
compresa fría *f*   cold compress
comprimido *m*   pill
computadora *f*   computer
comunicación *f*   communication
comunicación verbal *f*   verbal
communication
comunicar   to communicate
comunicativo   communicative
comunidad *f*   community
conciencia *f*   conscience; consciousness
conclusión *f*   conclusion
condón *m*   condom
conducto *m*   canal, duct, passageway
conducto del oído *m*   ear canal
conectar   to connect
conexión *f*   connection
confianza *f*   confidence
confinamiento *f*   confinement
conflicto *m*   conflict
confort *m*   comfort
confortar   to comfort
confrontar   to confront
congénito   congenital
cónico   conical
conjuntivitis *f*   conjunctivitis
conjunto *m*   set, whole
consciente   conscious
conservar   to conserve
consola *f*   console
consola central *f*   central console
constante   constant
constipación nasal *f*   stopped-up nose
constituyente   constituent
constricción *f*   constriction, stricture
consulta *f*   consultation; office
consulta del médico *f*   doctor's office
consumo *m*   consumption
consumo del alcohol *m*   alcohol
consumption
contacto *m*   contact
contacto sexual *m*   sexual contact
contagio *m*   contagion
contagioso   contagious
contaminación del aire *f*   air pollution
contener   to contain
contenido *m*   content
contenidos gástricos *m pl*   gastric
contents

continuo continual
contracción *f* contraction
contraer to contract
contraerse to become contracted
contraído contracted
contrario *m* opposite
contribución *f* contribution
contribuir to contribute
control *m* control
controlable controllable
controlar to control
contusión *f* contusion
convaleciente *m* or *f* convalescent
convertir to transform
convulsión *f* convulsion
convulsionarse to convulse
coordinación *f* coordination
coordinar to coordinate
corazón *m* heart
córnea *f* cornea
coronario coronary
corporal corporal
correctivo corrective
correcto correct
corregir to correct
cortante cutting, sharp
cosmético cosmetic
costilla *f* rib
costoso expensive
costra *f* scab
cráneo *m* skull
crecimiento *m* growth
credibilidad *f* credibility
creencia *f* belief
creer to believe
crema dental *f* toothpaste
criminalidad *f* criminality
crioterapia *f* cryotherapy
crisis *f* crisis
crisis cardíaca *f* heart attack
crisis epiléptica *f* epileptic seizure
cristalino *m* lens (of the eye)
cristalino opaco *m* opaque lens
criterio *m* criterion
crónicamente chronically
crónico chronic
Cruz Roja *f* Red Cross
cualidad *f* quality
cualitativo qualitative

cuantitativo quantitative
cubrir to cover
cuello *m* neck
cuero cabelludo *m* scalp
cuerpo *m* body
cuerpo humano *m* human body
cuidado *m* care
cuidado básico *m* primary care
cuidado intensivo *m* intensive care
cuidados en el domicilio *m pl* home care
cuidados profesionales *m pl* professional care
cultivo *m* cultivation
cura *f* cure
curable curable
curación *f* cure
curar to cure
curvatura *f* curve
cutáneo cutaneous, of or pertaining to the skin
cutirreacción *f* skin reaction

CH

choque *m* shock
choque nervioso *m* nervous shock

D

daltonismo *m* color blindness
daño *m* damage
dar a luz to give birth
darse cuenta de to realize
débil weak
debilidad *f* weakness
debilitación *f* debilitation
debilitado weakened
decisión *f* decision
decisión irreversible *f* irreversible decision
decisión moral *f* moral decision
dedicar to dedicate
dedicarse to devote oneself
dedo *m* finger
dedo del pie *m* toe
defecto *m* defect
defecto congénito *m* congenital defect
defecto hereditario *m* hereditary defect
defender to defend
defensa *f* defense
defensas naturales *f pl* natural defenses

defensiva *f*   defensive position
deficiencia *f*   deficiency
deficiencia de vitaminas *f*   vitamin
   deficiency
deformación *f*   malformation
deformación del feto *f*   fetal
   malformation
degeneración *f*   degeneration
degenerar   to degenerate
deglución *f*   swallowing
degradación *f*   degradation
delegación *f*   delegation
delegado *m*   delegate
delegar   to delegate
delgado   thin
delicado   delicate
delirio *m*   delirium
demanda *f*   demand
demencia *f*   dementia, insanity
demencia aguda *f*   acute dementia
demencia precoz *f*   dementia praecox
departamento *m*   department
dependencia *f*   dependency
depender   to depend
depósito *f*   deposit
depósito de colesterol *m*   cholesterol
   deposit
depresión *f*   depression
deprimente   depressing
deprimir   to depress
derecho *m*   right
dermatitis *f*   dermatitis
dermatología *f*   dermatology
dermatólogo *m*   dermatologist
desaparición *f*   disappearance
desarrollo *m*   development
descaecimiento *m*   debilitation
descendencia *f*   descendant
descendente   descending
descender   to descend
descenso *m*   descent
desconfianza *f*   mistrust
descubrimiento *m*   discovery
desecho *m*   waste
desempeñar   to perform
desenchufar   to unplug
deseo *m*   wish
desfigurar   to disfigure
desgarrarse   to tear, rip

deshidratación *f*   dehydration
desintoxicación *f*   detoxification
desmayarse   to faint
desocupado   empty, unoccupied
desodorante *m*   deodorant
desorientación *f*   disorientation
desorientación total *f*   total disorientation
desplazarse   to get around on one's own
desprenderse de   to separate from
desprendimiento *m*   detachment
desprendimiento de la retina *m*
   detached retina
destrucción *f*   destruction
destruir   to destruct
desviación *f*   deviation
detección *f*   detection
detección temprana *f*   early detection
detectar   to detect
determinar   to determine
día de descanso *m*   day of rest
diabetes *f*   diabetes
diafragma *m*   diaphragm
diagnóstico *m*   diagnosis
diapasón *m*   diapason
diario   daily
diarrea *f*   diarrhea
diente *m*   tooth
dieta *f*   diet
dietético   dietetic
dietista *m* or *f*   dietitian
diferente   different
dificultar   to make difficult
difteria *f*   diphtheria
digestión *f*   digestion
digestivo   digestive
digital   digital
digitalina *f*   digitalis
dilatación *f*   dilatation, dilation
dilema *m*   dilemma
dimensión *f*   dimension
dióxido de carbono *m*   carbon dioxide
dirección *f*   management
directivo   directive
dirigir   to direct, manage
disección *f*   dissection
disentería *f*   dysentery
dislocación *f*   dislocation
dismenorrea *f*   dysmenorrhea
disminuir   to diminish, lessen

disolver   to dissolve
disponible   available
disposición *f*   disposition
distancia *f*   distance
distensión *f*   distension
diurético *m*   diuretic
dividir   to divide
división *f*   division
división anormal de células *f*   abnormal cellular division
división celular *f*   cellular division
división de células *f*   cellular division
doble   double
doctor en medicina *f*   medical doctor
dolencia *f*   ailment, ache, pain
doler   to ache, hurt
dolor *m*   pain, ache
dolor de cabeza *m*   headache
dolor de garganta *m*   sore throat
dolor posoperatorio *m*   postoperative pain
dolores del parto *m pl*   labor pains
dolores intensos en el pecho *m pl*   acute chest pains
doloroso   painful
domicilio *m*   domicile, home
donante *m* or *f*   donor
dosis *f*   dose
drenaje *m*   drainage
drenar   to drain
droga *f*   drug
drogadicto *m*   drug addict
ducha *f*   shower
dudar   to doubt
duodeno *m*   duodenum
duro   hard

E

eccema *f*   eczema
ectopia *f*   ectopy
ectopia testicular *f*   ectopy of the testicles
eczema *f*   eczema
edad *f*   age
edad promedio *f*   average age
edema *m*   edema
edema pulmonar *m*   pulmonary edema
efecto *m*   effect
efectos secundarios *m pl*   side effects
efectuar   to take place

eficaz   effective
eficiente   efficient
ejecutivo   executive
ejercer   to practice, exercise
ejercicio *m*   exercise
ejercicio físico *m*   physical exercise
ejercicio físico moderado *m*   moderate physical exercise
elasticidad *f*   elasticity
elección *f*   election
eléctrico   electrical
electrocardiografía *f*   electrocardiography
electrocardiograma *m*   electrocardiogram
electrodo *m*   electrode
electroencefalograma *m*   electroencephalogram
elegir   to choose
elemento *m*   element
elementos constituyentes *m pl*   constituent elements
elevado   elevated, high
eliminación *f*   elimination
eliminar   to eliminate
embarazada   pregnant
embarazo *m*   pregnancy
embolia *f*   embolism
emergencia *f*   emergency
emisión *f*   emission
emisor *m*   sender
emitir   to emit
emocional   emotional
emotividad *f*   emotivity, emotionality
empeoramiento *m*   worsening
empeorar   to get worse
empezar   to begin
emulsificación *f*   emulsification
en aumento   growing
en caso de   in case of
encefalitis *f*   encephalitis
encéfalo *m*   encephalon
encefalografía *f*   encephalography
encerrado   enclosed
encía *f*   gum
encinta   pregnant
endémico   endemic
endocrino   endocrine
endocrinología *f*   endocrinology
endocrinólogo *m*   endocrinologist
endoscopio *m*   endoscope

endurecimiento *m* hardening
endurecimiento de las arterias *m*
hardening of the arteries
enema *f* enema
energía *f* energy
energía radiante *f* radiation energy
enfatizar to emphasize
enfermedad *f* illness, disease
enfermedad cardiovascular *f*
cardiovascular disease
enfermedad contagiosa *f* contagious
disease
enfermedad crónica *f* chronic disease
(illness)
enfermedad de los huesos *f* bone
disease
enfermedad genitourinaria *f*
genitourinary disease
enfermedad hereditaria *f* hereditary
illness
enfermedad infecciosa *f* infectious
disease
enfermedad mental *f* mental illness
enfermedad primaria *f* primary disease
enfermedad progresiva *f* progressive
disease
enfermedad pulmonar *f* pulmonary
(lung) disease
enfermedad respiratoria *f* respiratory
ailment
enfermedad sanguínea *f* blood disease
enfermedad transmisible *f* transmittable
disease
enfermedad venérea *f* venereal disease
enfermería *f* infirmary; nursing
enfermero *m* nurse
enfermero asistente *m* nurse's aid
enfermero auxiliar *m* nurse's aid
enfermero con título *m* registered nurse
enfermero titulado *m* registered nurse
enfermero visitante *m* visiting nurse
enfermo sick
enfermo *m* patient
enfisema *m* emphysema
enflaquecimiento *m* weight loss
engendrar to cause
enorme enormous
enriquecer to enrich
enrojecimiento *m* redness

ensalmar to set bones
ensimismarse to become lost in thought
entero entire
entrevista *f* interview
envejecimiento *m* aging, old age
envenenamiento *m* poisoning
envenenamiento de la sangre *m* blood
poisoning
enzima *f* enzyme
epidemia *f* epidemic
epidémico epidemic
epidemiología *f* epidemiology
epidemiólogo *m* epidemiologist
epidermis *f* epidermis
epilepsia *f* epilepsy
epiléptico *m* epileptic (person)
equilibrado balanced
equilibrio *m* equilibrium, balance
equipo *m* team; equipment
equipo de técnicos *m* team of technicians
erróneo erroneous
error *m* error, mistake
eructación *f* belching
eructo *m* belch
erupción *f* rash
esclerosis *f* sclerosis
esclerosis diseminada *f* multiple
sclerosis
esclerosis múltiple *f* multiple sclerosis
escorbuto *m* scurvy
escroto *m* scrotum
esencial essential
esofagitis *f* esophagitis
esófago *m* esophagus
espacio *m* space
espalda *f* back
esparcido disseminated
espasmo *m* spasm
espasmódico spasmodic
especialista *m* or *f* specialist
especialización *f* specialization
especializado specialized
especializarse to specialize
específico specific
esperanza de vida *f* life expectancy
espermaticida *m* spermicide
espermaticida vaginal *m* vaginal
spermicide
espermatozoide *m* spermatozoid

espeso thick
espina dorsal *f* spinal column
espinilla *f* blackhead
espora *f* spore
espuma *f* foam
esputo sangriento *m* blood in the sputum
esquelético skeletal
esqueleto *m* skeleton
esqueleto humano *m* human skeleton
esquizofrenia *f* schizophrenia
esquizoide schizoid
esquizoidia *f* schizoidism
estable stable
estado *m* state
estado de ánimo *m* state of mind
estado de ansiedad *m* state of anxiety
estado de choque *m* state of shock
estado de depresión *m* state of depression
estado mental *m* mental state
estafilocócico staphylococcal
estafilococo *m* staphylococcus
estancia *f* stay
estanco airtight, gastight
esterilidad *f* sterility
esterilización *f* sterilization
esterilizado sterile
esterilizar to sterilize
esternón *m* sternum, breastbone
estigma *m* stigma; disgrace
estímulo *m* stimulus
estómago *m* stomach
estrabismo *m* strabismus, cross-eye, squint
estrecho close, narrow
estreñimiento *m* constipation
estreptococo *m* streptococcus
estrés *m* stress
estrés emocional *m* emotional stress
estrés personal *m* personal stress
estriado striated
estribo *m* stirrup bone
estricto strict
estructura *f* structure
estudiante *m* or *f* student
estudiante de medicina *m* or *f* medical student
estudio *m* study
estupor *m* stupor

etapa *f* stage
etapas iniciales de la enfermedad *f pl* initial stages of the illness
éter *m* ether
etiológico etiological
evacuación *f* evacuation, defecation
evacuar to evacuate, void
evaluar to evaluate
evidente evident
evitar to avoid
exagerado exaggerated
exaltación *f* exaltation
examen *m* examination
examen médico *m* medical exam
examen médico minucioso *m* thorough medical exam
examen oftalmológico *m* eye (ophthalmological) exam
examinar to examine
exceder to exceed
exceso *m* excess
excisión *f* excision, removal
excitación eléctrica *f* electric shock
excreción *f* excretion
excremento *m* excrement
exhalación *f* exhalation
exhalar to exhale
exocrino exocrine
expandir to expand
expectativa de vida *f* life expectancy
expectoración *f* expectoration
expectorante *m* expectorant
expectorar to expectorate
expeler to expel, release
experiencia *f* experience
experiencia traumática *f* traumatic experience
experimentar to experience
explicación *f* explanation
explicar to explain
exposición *f* exposition
expresión *f* expression
expulsión *f* expulsion
extenso extense
externo external
extirpación *f* removal
extirpar to take out, remove
extracto *m* extract
extraer to extract

extraordinario   extraordinary
extrasístole *f*   extrasystole
extremo   extreme
extrínseco   extrinsic

F

facilidad *f*   facility
facilitar   to facilitate
factor *m*   factor
factores genéticos *m pl*   genetic factors
facultad de medicina *f*   medical school
falta *f*   lack
falta de aliento *m*   shortness of breath
falta de confianza *f*   lack of confidence
falta de control *f*   lack of control
falta de credibilidad *f*   lack of credibility
falta de ejercicio *f*   lack of exercise
familia *f*   family
faringitis *f*   pharyngitis
farmacéutico *m*   pharmacist
farmacia *f*   pharmacy
fase *f*   phase
fatiga *f*   fatigue
fecal   fecal
fecundar   to fertilize
federal   federal
femenino   feminine
fenómeno *m*   phenomenon
feto *m*   fetus
fibra *f*   fiber
fibra muscular *f*   muscle fiber
fibrilación auricular *f*   auricular
    fibrillation
fibroma *m*   fibroma
fibroso   fibrous
fiebre *f*   temperature, fever
fiebre amarilla *f*   yellow fever
fiebre del heno *f*   hay fever
fiebre reumática *f*   rheumatic fever
fiebre tifoidea *f*   typhoid fever
fijar la mirada   to stare
filamento *m*   filament
filtro *m*   filter
finanzas *f pl*   finances
físico   physical
fisiología *f*   physiology
fisiológico   physiological
fisioterapia *f*   physiotherapy
flato *m*   flatulence

flema *f*   phlegm
fobia *f*   phobia
foco *m*   focus
fondos *m pl*   funds
fondos públicos *m pl*   public funds
fórceps *m* or *s pl*   forceps
forma *f*   shape
formación *f*   training; formation
formación profesional *f*   professional
    training
formar   to form
formular   to formulate
formulario *m*   form
forúnculo *m*   boil
fractura *f*   fracture
fractura complicada *f*   compound fracture
fractura del cráneo *f*   skull fracture
frágil   fragile
fragmentos óseos *m pl*   bone fragments
frecuencia *f*   frequency
frecuente   frequent
frente *f*   forehead
fuente *f*   source
fuente de energía *f*   source of energy
fuentes federales *f pl*   federal sources
fuerza *f*   strength
fumar   to smoke
función *f*   function
funcionamiento *m*   functioning
funcionar   to function
funciones vitales *f pl*   vital functions
furia *f*   fury
furúnculo *m*   boil

G

gafas *f pl*   eyeglasses
gamaglobulina *f*   gamma globulin
ganglio *m*   ganglion
ganglios linfáticos *m pl*   lymph(atic)
    glands
garantizar   to guarantee
garganta *f*   throat
gárgaras *f pl*   gargling
garrotillo *m*   croup
gas *m*   gas
gástrico   gastric
gastritis *f*   gastritis
gastroduodenal   gastroduodenal
gastroenteritis *f*   gastroenteritis

gastroenterología *f*   gastroenterology
gastroenterólogo *m*   gastroenterologist
gastrointestinal   gastrointestinal
genético   genetic
genital   genital
gerencia de servicios médicos *f*   (health services) management
geriatría *f*   geriatrics
germen *m*   germ
gestación *f*   gestation
gesto *m*   gesture
gesto de la mano *m*   hand gesture
ginecología *f*   gynecology
ginecológico   gynecological
ginecólogo *m*   gynecologist
glándula *f*   gland
glandular   glandular
glaucoma *m*   glaucoma
globo *m*   eyeball
glóbulo *m*   corpuscle
golpe en la nuca *m*   whiplash
gónada *f*   gonad
gonorrea *f*   gonorrhea
gordo   fat
grado *m*   degree
grado de dependencia *m*   degree of dependency
grano *m*   pimple, whitehead
granulación *f*   granulation
grapa *f*   clip, staple
grasa *f*   fat
grasas de animal *f pl*   animal fats
grasas saturadas *f pl*   saturated fats
grasoso   oily
gratuitamente   gratituously, free
grave   serious
gravedad *f*   gravity
gripe *f*   flu
gripe intestinal *f*   intestinal virus
grito *m*   cry
grito de dolor *m*   cry of pain
grupo *m*   group
grupo ejecutivo *m*   executive group
grupo médico *m*   medical group
grupo sanguíneo *m*   blood type
grupo socioeconómico *m*   socioeconomic group
gueto *m*   ghetto
gueto urbano *m*   urban ghetto

H

hacer cita   to make an appointment
hacer daño   to harm
hacer una intervención quirúrgica   to operate
heces *f pl*   feces, stool
hematología *f*   hematology
hematólogo *m*   hematologist
hembra *f*   female
hemisferio *m*   hemisphere
hemoglobina *f*   hemoglobin
hemorragia *f*   hemorrhage
hemorragia masiva *f*   massive hemorrhage
hepatitis *f*   hepatitis
hepatitis infecciosa *f*   infectious hepatitis
hereditario   hereditary
herida *f*   wound
herido   injured
hernia *f*   hernia
hernia discal *f*   herniated disk
hernia hiatal *f*   hiatal hernia
heroína *f*   heroin
herpe genital *m or f*   genital herpes
herpes simple *m or f*   herpes
hiatal   hiatal
hidrosoluble   hydrosoluble, watersoluble
hierro *m*   iron
hígado *m*   liver
higiene *f*   hygiene
higiene corporal *f*   body hygiene
higiene dental *f*   dental hygiene
higiene personal *f*   personal hygiene
hilachas blancas *f pl*   white spots
hilo dental *m*   dental floss
hinchado   swollen
hinchamiento *m*   swelling
hinchazón *f*   swelling
hipermetropía *f*   hypermetropia, hyperopia, farsightedness
hipersensibilidad *f*   hypersensitivity
hipertensión *f*   hypertension
hipo *m*   hiccups
histerectomía *f*   hysterectomy
histeria *f*   hysteria
histológico   histological
histrionismo *m*   histrionics
hogar *m*   home
hogar de ancianos *m*   nursing home

hombro *m* shoulder
homosexual *m* or *f* homosexual
hongos del pie *m pl* athlete's foot
hormona *f* hormone
hormona masculina *f* male hormone
hormonal hormonal
hospicio *m* hospice
hospital *m* hospital
hospital comunitario *m* community hospital
hospitalización *f* hospitalization
hospitalizar to hospitalize
hostil hostile
hueco hollow
huesecillo *m* ossicle
huesillo *m* ossicle
hueso *m* bone
huevo *m* egg
humano human
humano *m* human being
humor *m* humor

I

ictericia *f* jaundice
ideal ideal
idéntico identical
identificación *f* identification
identificar to identify
imagen *f* image
imparcial impartial
impedir to impede
impétigo *m* impetigo
implantarse to implant
implementar to implement
implementación *f* implementation
imponer to impose
imposibilitar to make impossible
impulso *m* impulse
impureza *f* impurity
inactividad *f* inactivity
incalculable incalculable
incapacidad *f* incapacity
incapacitado *m* handicapped person
incomodidad *f* discomfort
incorporar to incorporate
incubación *f* incubation
indicador *m* sign
indicar to indicate
indicio *m* sign, indication

indicio revelador *m* telltale (revealing) sign
indispensable indispensable
individuo *m* individual
índole *f* nature
industrial industrial
inestabilidad *f* instability
inevitable unavoidable
infarto *m* infarct, infarction
infarto del miocardio *m* myocardial infarction
infección *f* infection
infección bacteriana *f* bacterial infection
infección estafilocócica *f* staphylococcal infection
infección secundaria *f* secondary infection
infección virulenta *f* viral infection
infeccioso infectious
infectado infected
infectar to infect
infectarse to become infected
inferior inferior
inflamación *f* inflammation
inflamar to inflame
información *f* information
informar to inform
informe *m* report
inminente imminent
inmune immune
inmunización *f* immunization
inmunología *f* immunology
inofensivo inoffensive
inoperable inoperable
inquietud *f* uneasiness
insolación *f* sunstroke
insoportable unbearable
inspiración *f* inhalation, inspiration
inspirar to breathe in, inhale
institución *f* institution
instrumento *m* instrument, tool
insuficiencia cardíaca *f* cardiac insufficiency, heart failure
insulina *f* insuline
inteligible intelligible
intensidad *f* intensity
intensivo intensive
intercambio *m* exchange
intercambio de gases *m* exchange of gases

interdependencia *f* interdependence
interés *m* interest
interesar to interest
interior *m* interior
interlocutor *m* speaker
intermitente intermittent
internista *m* or *f* internist
interno internal
interpretación *f* interpretation
interpretar to interpret
interrumpir to interrupt
intervención *f* intervention, operation
intervención psiquiátrica *f* psychiatric
  intervention
intervención quirúrgica *f* operation,
  surgical intervention
intervenir to intervene
intestinal intestinal
intestino *m* intestine
intestino ciego *m* caecum
intestino delgado *m* small intestine
intestino grueso *m* large intestine
intimidad *f* intimacy
intimidar to intimidate
íntimo intimate
intolerancia *f* intolerance
intoxicación *f* intoxication
intoxicación alimentaria *f* food
  poisoning
intratable untreatable
intravenoso intravenous
intrínseco intrinsic
introvertido introverted
invadir to invade
invalidez *f* disability
inválido *m* invalid, handicapped
investigador *m* researcher
involuntario involuntary
inyección *f* injection
ionizante ionizing
irreversible irreversible
irritable irritable
irritación *f* irritation
irritador irritating
isoproteronol *m* isoproternol
isotopo *m* isotope
isotopos radioactivos *m pl* radioactive
  isotopes

J

jabón *m* soap
jefe *m* head, boss
jefe del departamento *m* department
  head
jerga *f* jargon
jerga profesional *f* professional jargon
jeringa *f* syringe
jeringa esterilizada *f* sterile syringe
jugo *m* juice
jugos gástricos *m pl* gastric juices
jugos pancreáticos *m pl* pancreatic juices
juicio *m* judgment
junta *f* counsel, board
junta administrativa *f* administrative
  counsel
juzgar to judge

K

kilogramo *m* kilogram

L

labio *m* lip
laboratorio *m* laboratory
laboratorio anatómico *m* anatomical
  laboratory
laboratorio clínico *m* clinical laboratory
laboratorio médico *m* medical laboratory
largo long
largo *m* length
laringe *f* throat, larynx
laringitis *f* laryngitis
lateral lateral
latido *m* beat
latido normal del corazón *m* normal
  heartbeat
lavado del estómago *m* pumping of one's
  stomach
lavativa *f* enema
laxante *m* laxative
legal legal
lengua *f* tongue
lentes *m pl* eyeglasses
lentes correctivos *m pl* corrective lenses
lentes de contacto *m pl* contact lenses
lentes duros *m pl* hard lenses
lentes suaves *m pl* soft lenses
lentitud *f* slowness

lentitud de los latidos del corazón *m pl*
  slowing of the heartbeat
lesión *f* lesion
leucemia *f* leukemia
leucocitos *m pl* leukocytes
limitación *f* limitation
limpieza *f* cleanliness
linfa *f* lymph
linfático lymphatic
linfoide lymphoid
linfoma *m* lymphoma
lípidos *m pl* lipids
liposoluble liposoluble
líquido *m* liquid
liso smooth
litio *m* lithium
lobar lobar
lobectomía *f* lobectomy
lóbulo *m* lobe, lobule
local local
loción *f* lotion
longevidad *f* longevity
luxación *f* dislocation
luxación del hombro *f* dislocated
  shoulder

LL
llaga *f* sore, wound

M
madurez *f* maturity
magrez *f* weight loss, thinness
mal *m* disease
mal funcionamiento *m* malfunction
mal juicio *m* bad judgment
mal olor corporal *m* body odor
malaria *f* malaria
malestar *m* discomfort
malfuncionar to malfunction
maligno malignant
malparto *m* miscarriage
mama *f* mammary gland
mamografía *f* mammography
mancha *f* spot
manera *f* way
manía *f* mania
maníaco-depresivo manic-depressive
manifestación *f* manifestation

manifestar to manifest
mano *f* hand
mantener to maintain
mantener en vida to keep alive
mantenimiento *m* maintaining;
  maintenance
manual manual
mareo *m* motion sickness, dizziness
marihuana *f* marijuana
masaje *m* massage
masculino masculine
masivo massive
mastectomía radical *f* radical
  mastectomy
masticar to chew
mastoiditis *f* mastoiditis
mastoiditis aguda *f* acute mastoiditis
materia *f* matter
materia cerebral *f* brain matter
materia fecal *f* fecal matter
material *m* material
mayoría *f* majority
medicamento *m* medicine
medicina *f* medicine
médico medical
médico *m* doctor
medida *f* measure
medida extraordinaria *f* extraordinary
  measure
medida preventiva *f* preventive measure
médula espinal *f* spinal cord
médula ósea *f* bone marrow
mejorar to improve
melancolía *f* melancholy
melanoma *m* melanoma
melanoma maligno *m* malignant
  melanoma
membrana *f* membrane
membrana mucosa *f* mucous membrane
memoria *f* memory
mencionar to mention
meninges *f pl* meninges
meningitis *f* meningitis
meningococo *m* meningococcus
menisco *m* meniscus
menopausia *f* menopause
mensaje *m* message
menstruación *f* menstruation

mental　mental
mentón *m*　chin
metabolismo *m*　metabolism
metástasis *f*　metastasis
método *m*　method
micción *f*　urination
micosis *f*　mycosis
microonda *f*　microwave
microorganismo *m*　microorganism
microscopio *m*　microscope
mieloide　myeloid
miembro *m*　member
miembro del comité *m*　committee member
milímetro *m*　millimeter
mineral *m*　mineral
minucioso　minute, thorough
miope *m* or *f*　myopic person
miopía *f*　myopia
moco *m*　mucus
modificación *f*　change
modificaciones químicas *f pl*　chemical changes
modo de vivir *m*　way of life, life-style
molestar　to bother
monitoría *f*　monitoring
monitoría electrónica *f*　electronic monitoring
monocítico　monocytic
mononucleosis *f*　mononucleosis
mononucleosis infecciosa *f*　infectious mononucleosis
moral　moral
morboso　morbid
morgue *f*　morgue
moribundo　dying
morir　to die
mortal　mortal, fatal
mortalidad *f*　death rate, mortality
mortífero　fatal
mosquito *m*　mosquito
motricidad *f*　motor functions
mover　to move
movilidad *f*　mobility
movimiento *m*　movement
movimiento de la pierna *m*　leg movement
movimiento del dedo *m*　finger movement
mucama *f*　nurse's aide
mucamo *m*　orderly

mucosidad *f*　mucosity, mucus
mucoso　mucous
mueca de la cara *f*　facial expression
muerte *f*　death
muerto　dead
muestra de sangre *f*　blood sample
multifuncional　multifunctional
múltiple　multiple
multiplicación *f*　multiplication
muscular　muscular
músculo *m*　muscle
músculos esqueléticos *m pl*　skeletal muscles
músculos estriados *m pl*　striated muscles
músculos lisos *m pl*　smooth muscles
músculos oculares *m pl*　ocular muscles
muslo *m*　thigh

N

nacimiento *m*　birth
nalga *f*　buttock
narcisismo *m*　narcissism
nariz *f*　nose
nariz tapada *f*　stopped-up nose
nasal　nasal
natural　natural
naturaleza *f*　nature
naturaleza de la enfermedad *f*　nature of the illness
náuseas *f pl*　nausea
necesario　necessary
necesidad *f*　need
necrosis *f*　necrosis
nefritis *f*　nephritis
nefrología *f*　nephrology
nefrólogo *m*　nephrologist
negación *f*　denial
negativo　negative
nervio *m*　nerve
nervio óptico *m*　optic nerve
nervioso　nervous
neumococo *m*　pneumococcus
neumonectomía *f*　pneumonectomy
neumonía *f*　pneumonia
neuroléptico　neuroleptic
neurología *f*　neurology
neurólogo *m*　neurologist
neurosis *f*　neurosis
nicotina *f*　nicotine

niño *m*   child
nitrógeno líquido *m*   liquid nitrogen
nivel *m*   level
nivel de vida *m*   standard of living
normal   normal
nuca *f*   nape of the neck
nuclear   nuclear
nulo   null
número *m*   number
nutrición *f*   nutrition
nutrimento *m*   nutriment
nutrir por vía intravenosa   to feed
   intravenously

O

obesidad *f*   obesity
obeso   obese
obrar   to act
observador   observant
observar   to observe
obsesión *f*   obsession
obstáculo *m*   obstacle
obstetricia *f*   obstetrics
obstétrico *m*   obstetrician
obtener   to get, obtain
oclusión *f*   occlusion
ocular   ocular
oculto   hidden
ocupacional   occupational
ocupado   occupied
oftalmología *f*   ophthalmology
oftalmológico   ophthalmological
oftalmólogo *m*   ophthalmologist
oído *m*   ear
oído externo *m*   outer ear
oído interno *m*   inner ear
oído medio *m*   middle ear
oír   to hear
ojo *m*   eye
ojos que pican *m pl*   itchy eyes
oler   to smell
olfato *m*   smell
oncología *f*   oncology
onda *f*   wave
ondas sonoras *f pl*   sound waves
ondulatorio   undulatory
opaco   opaque
operable   operable
operación *f*   operation

operación cesárea *f*   Cesarean section
   (operation)
operar   to operate
opinión *f*   opinion
oponer   to oppose
oposición *f*   opposition
óptico   optical
oreja *f*   outer ear
orgánico   organic
organismo *m*   organism
organización *f*   organization
organizar   to organize
órgano *m*   organ
órgano hueco *m*   hollow organ
órganos vitales *m pl*   vital organs
orguilo *m*   pride
orificio *m*   orifice
origen *m*   origin
orina *f*   urine
orinar   to urinate
orines *m pl*   urine
orquitis *f*   orchitis
ortopedia *f*   orthopedics
ortopédico   orthopedic
ortopedista *m* or *f*   orthopedist
orzuelo *m*   sty
óseo   osseous, of the bone
otitis *f*   otitis
otorrinolaringología *f*
   otorhinolaryngology
otorrinolaringólogo *m*
   otorhinolaryngologist
otosclerosis *f*   otosclerosis
ovárico   ovarian
ovario *m*   ovary
oxígeno *m*   oxygen

P

paciente *m* or *f*   patient
paciente ambulatorio *m* or *f*   ambulatory
   patient
paciente en fase terminal *m* or *f*
   terminally ill patient
padecer   to suffer
padecimiento *m*   ailment
paliar   to alleviate, lessen
páncreas *m*   pancreas
pancreático   pancreatic
pancreatitis *f*   pancreatitis

paperas *f pl*   mumps
parálisis *f*   paralysis
paralizar   to paralyze
parámetro *m*   parameter
parámetros vitales *m pl*   vital parameters
paranoia *f*   paranoia
parásito *m*   parasite
parcial   partial
pared *f*   wall
pared de los vasos sanguíneos *f*   wall of the blood vessels
paredes del sistema digestivo *f pl*   walls of the digestive system
parir   to give birth
paroxístico   paroxysmal
párpado *m*   eyelid
participación *f*   participation
participar   to participate
parto *m*   labor, delivery
parto indoloro *m*   natural childbirth
pasaje *m*   passage
pasividad *f*   passivity
pasteurización *f*   pasteurization
pasteurizar   to pasteurize
patología *f*   pathology
patológico   pathological
patólogo *m*   pathologist
pecho *m*   chest
pedíatra *m or f*   pediatrician
pediatría *f*   pediatrics
peligro *m*   danger
peligroso   dangerous
peludo   hairy
pelvis *f*   pelvis
penetración *f*   penetration
penetrar   to penetrate
penicilina *f*   penicillin
percepción *f*   perception
percibir   to perceive
perder la conciencia   to lose consciousness
pérdida *f*   loss
pérdida auditiva *f*   hearing loss
pérdida de apetito *f*   loss of appetite
pérdida de cabello *f*   hair loss
pérdida de conciencia *f*   loss of consciousness
pérdida de la vista *f*   sight loss
pérdida de memoria *f*   memory loss

pérdida del oído *f*   hearing loss
perdurar   to last a long time
perfeccionar   to perfect
perfeccionista *m or f*   perfectionist
perforación *f*   perforation
perforar   to perforate
periódico   periodical
período *m*   period
período de incubación *m*   incubation period
peristáltico   peristaltic
peritoneo *m*   peritoneum
peritonitis *f*   peritonitis
perjudicial   harmful
permanente   permanent
permitir   to allow
persistencia *f*   persistence
persistir   to persist
personal   personal
personal *m*   personnel
personal administrativo *m*   administrative personnel
personal del hospital *m*   hospital personnel
personal médico *m*   medical personnel
personalidad *f*   personality
pescado *m*   fish
peso *m*   weight
peste *f*   plague
picadura *f*   bite
picadura de insecto *f*   insect bite
picante   spicy
picazón *f*   itching
pie *m*   foot
pie de atleta *m*   athlete's foot
piel *f*   skin
pierna *f*   leg
pigmento *m*   pigment
píldora *f*   birth control pill
plaga *f*   plague
planta *f*   plant
planta del pie *f*   sole of the foot
planta y mantenimiento *f*   plant and maintenance
plasma *m*   plasma
plástico   plastic
pleura *f*   pleura
pleuresía *f*   pleuresy
población *f*   population
poder *m*   power

polen *m*   pollen
poliomielitis *f*   poliomyelitis
política *f*   policy
póliza de seguro *f*   insurance policy
polvo *m*   powder
pómulo *m*   cheekbone
ponderar   to ponder
poner a la defensiva   to put on the
   defensive
poner los ojos en blanco   to roll one's
   eyes back
porcentaje *m*   percentage
porción *f*   portion
poro *m*   pore
portador *m*   carrier
posición *f*   position
posición del cuerpo *f*   body position
posoperatorio   postoperative
potasio *m*   potassium
potencia *f*   power; potency
práctica *f*   practice
practicar   to practice
precaución *f*   precaution
precepto *m*   precept
precursor *m*   precursor
predisponer   to predispose
predisposición *f*   predisposition
prenda *f*   garment
preocupación *f*   worry
presbicia *f*   presbyopia, farsightedness
presencia *f*   presence
presentar   to present
preservativo *m*   prophylactic
presidente *m*   president
presión *f*   pressure
presión ocular *f*   ocular pressure
prevención *f*   prevention
preventivo   preventive
primario   primary
primípara *f*   primipara, first birth
primitivo   primitive
principal   principal
principio *m*   beginning
prioridad *f*   priority
privado   private
probabilidad *f*   chance
**probabilidad de sobrevivir (de
   supervivencia)** *f*   chance of survival
problema *m*   problem

problemas cardíacos *m pl*   cardiac
   problems
problemas mentales *m pl*   mental
   problems
proceder   to proceed
procedimiento *m*   procedure
procedimientos médicos *m pl*   medical
   procedures
producir   to produce
profesión de enfermería *f*   nursing
   profession
profesional   professional
profundidad *f*   depth
programa *m*   program
programa de salud mental *m*   mental
   health program
progresar   to progress
progresivo   progressive
progreso *m*   progress
prolongación *f*   prolongation
promedio *m*   average
pronóstico *m*   prognosis
propagación *f*   propagation
propagarse   to spread
propiedad *f*   property
proporcionar   to provide
próstata *f*   prostate
prostático   prostatic
prostatitis *f*   prostatitis
prostitución *f*   prostitution
protección *f*   protection
proteger   to protect
proteína *f*   protein
prótesis *f*   prosthesis
proveer   to provide
provisión *f*   provision
provocar   to provoke
provocar el parto   to induce labor
proyección *f*   projection
proyectar   to project
prueba *f*   test
prueba cutánea *f*   skin test
prueba PAP *f*   PAP test
prueba rutinaria *f*   routine test
prurito *m*   itching
psicológico   psychological
psicólogo *m*   psychologist
psicomotricidad *f*   psychomobility
psicomotriz   psychomotor

psicosis *f*   psychosis
psicosocial   psychosocial
psicoterapia *f*   psychotherapy
psiquiatra *m* or *f*   psychiatrist
psiquíatría *f*   psychiatry
psiquiátrico   psychiatric
psoriasis *f*   psoriasis
pubertad *f*   puberty
puerperio *m*   postpartum period
pulmón *m*   lung
pulmonar   pulmonary
pulmonía *f*   pneumonia
pulsación *f*   pulsation
pulso *m*   pulse
punto *m*   point; stitch
punto de sutura *m*   suture, stitch
pupila *f*   pupil (of the eye)
purificación *f*   purification
purificar   to purify
pus *m*   pus
pústula *f*   pustule, pimple

Q

quedarse   to remain, stay
quemadura *f*   burn
químico   chemical
quimioterapia *f*   chemotherapy
quinesioterapeuta *m* or *f*   kinesitherapist
quirófano *m*   operating room
quirúrgico   surgical
quiste *m*   cyst
quiste ovárico *m*   ovarian cyst
quiste sebáceo *m*   sebaceous cyst
quitar   to remove

R

radiación *f*   radiation
radiante   radiant
radical   radical
radioactivo   radioactive
radiografía *f*   X ray
radiología *f*   radiology
radiólogo *m*   radiologist
radioterapia *f*   radiotherapy
rama *f*   branch
rama de medicina *f*   branch of medicine
ramificación *f*   branch
rasgón *m*   tear, rip
rayo *m*   ray

rayo láser *m*   laser beam
rayo ultravioleta *m*   ultraviolet ray
rayos solares *m pl*   solar rays
rayos X *m pl*   X rays
reacción *f*   reaction
reacción agresiva *f*   aggressive reaction
reacción biológica *f*   biological reaction
realidad *f*   reality
reaparecer   to reappear
reaparición *f*   recurrence
receptor *m*   receiver
receta *f*   prescription
recetado   prescribed
recetar   to prescribe
rechazo *m*   rejection
recidiva *f*   recurrence
recién nacido *m*   newborn
reciente   recent
recomendar   to recommend
recreo *m*   recreation
recrudecimiento *m*   resurgence
rectificar   to rectify
recuperación *f*   recovery
recuperar   to recover
recurrir   to recur
recurso *m*   resource
recursos disponibles *m pl*   available
   resources
reducción *f*   reduction
reducir   to reduce; to set (a bone)
reducir la ansiedad   to reduce anxiety
reeducación *f*   reeducation
reemplazar   to replace
reflejar   to reflect
refugiarse   to take refuge
régimen *m*   diet
régimen alimenticio *m*   food (nutritional)
   diet
regional   regional
regla *f*   rule; menstrual period
regresar   to go back
regularizar   to regulate
rehabilitación *f*   rehabilitation
reintegrar   to reintegrate, restore
relación estrecha *f*   close relationship
relacionarse   to relate
relajación *f*   relaxation
relajamiento muscular *m*   muscular
   relaxation

relajar   to relax
remedio *m*   remedy, medicine
remisión *f*   remission
reposo *m*   rest
representar   to represent
represión *f*   repression
reprimir   to repress
reproductivo   reproductive
reputación *f*   reputation
requerir   to require
resfriado *m*   cold
residencia *f*   residence
residente *m* or *f*   resident
residente en cirugía *m* or *f*   resident in surgery
resistencia *f*   resistance
resistente   resistant
resistir   to resist
respiración *f*   breathing
respirador artificial *m*   artificial respirator
respirar   to breathe
respiratorio   respiratory
responsabilidad *f*   responsibility
responsabilidad de la comunidad *f*   community responsibility
responsable   responsible
restablecer   to reestablish
resucitación *f*   resuscitation
resultado *m*   result
resultados de pruebas *m pl*   test results
resultar   to result
retardación de crecimiento *f*   growth retardation
retención *f*   retention
retención de la orina *f*   urine retention
retención total *f*   total retention
retener   to retain
retener el aliento   to hold one's breath
retina *f*   retina
retorno *m*   return
retroceder   to regress
reumatología *f*   rheumatology
reumatólogo *m*   rheumatologist
reunir   to sit, meet
revelador   revealing
reversible   reversible
revisar   to review
riboflavina *f*   riboflavine

riesgo *m*   risk
riesgo de infección *m*   risk of infection
rinitis *f*   rhinitis
riñón *m*   kidney
riñón artificial *m*   artificial kidney
ritmo *m*   rhythm
ritmo cardíaco *m*   heart (cardiac) rhythm
ritmo de vida acelerado *m*   fast pace of living
rodeado   surrounded
rodilla *f*   knee
romper   to break
ronco   hoarse
ronquera *f*   hoarseness
rotura *f*   tear, breakage
rubéola *f*   rubella, German measles
rutina *f*   routine
rutina cotidiana *f*   daily routine
rutinario   routine

S

sacar   to take out, remove
sal *f*   salt
sala *f*   room
sala de emergencias *f*   emergency room
sala de operaciones *f*   operating room
sala de recuperación *f*   recovery room
sala de restablecimiento *f*   recovery room
sala de urgencias *f*   emergency room
salado   salty
salario *m*   salary
saliva *f*   saliva
salmonela *f*   salmonella
salud *f*   health
salud física *f*   physical health
salud mental *f*   mental health
sangrado *m*   bleeding
sangre *f*   blood
sangría *f*   bleeding
sangría anormal *f*   abnormal bleeding
sanguíneo   pertaining to the blood
sano   healthy
sarampión *m*   measles
satisfacer   to satisfy
sebáceo   sebaceous
secar   to dry
sección *f*   section
secreción *f*   secretion

secretar   to secrete
secretario *m*   secretary
secuela *f*   follow-up, complication
secundario   secondary, side
sedante *m*   sedative
sedante ligero *m*   mild sedative
seguimiento *m*   follow-up
seguir   to follow
selección *f*   selection
seleccionar   to select
semejante   similar
semen *m*   semen
sencillo   simple
senil   senile
senilidad *f*   senility
seno *m*   breast
senos del cráneo *m pl*   sinuses
sensación *f*   sensation
sentido *m*   sense
sentir   to feel
señal *f*   sign
separación *f*   separation
septicemia *f*   septicemia
séptum *m*   septum
séptum desplazado *m*   deviated septum
ser humano *m*   human being
sereno   serene
serología *f*   serology
seroso   serous
servicio *m*   service, department
servicio de ambulancias *m*   ambulance service
servicio de consulta externa *m*   outpatient department
servicio de cuidados intensivos *m*   intensive care
servicio de primeros auxilios *m*   first-aid service
servicios de pronto socorro *m pl*   first-aid service
servicios de salud pública *m pl*   public health services
servicios profesionales *m pl*   professional services
servicios sociales *m pl*   social services
sesión *f*   session
sesos *m pl*   brain
severidad *f*   severity
severo   severe

sexo *m*   sex
sexual   sexual
sicosis *f*   psychosis
sicosis maníaco-depresiva *f*   manic-depressive psychosis
SIDA *m*   AIDS
sífilis *f*   syphilis
silleta *f*   bedpan
síndrome *m*   syndrome
síntoma *m*   symptom
sinusitis *f*   sinusitis
sistema *m*   system
sistema de alarma *m*   alarm system
sistema digestivo *m*   digestive system
sistema inmune *m*   immune system
sistema nervioso *m*   nervous system
sistema nervioso central *m*   central nervous system
sistema respiratorio *m*   respiratory system
situado   located
sobrevivir   to survive
social   social
sociedad *f*   society
socioeconómico   socioeconomic
socorrismo *m*   first aid
socorrista *m* or *f*   paramedic
socorro *m*   help, aid, assistance
sodio *m*   sodium
sofocación *f*   suffocation
solar   solar
soler   to be in the habit of
solidez *f*   solidity
sólido   solid
solución alternativa *f*   alternative solution
solución ideal *f*   ideal solution
someter   to submit
somnífero *m*   sleeping pill
somnolencia *f*   sleepiness
sonda *f*   probe, probing, catheter
sondeo *m*   probing, catheterization
soñolencia *f*   drowsiness
soportar   to support
sordera *f*   deafness
sordo   deaf
sospechar   to suspect
sostener   to sustain
subscribir   to subscribe
subvencionado   subsidized

subyacente underlying
sudor *m* sweat
sudores fríos *m pl*   cold sweats
suero *m* serum
sufrimiento *m* suffering
sufrir to suffer
sufrir una pérdida auditiva   to have a hearing loss
sulfamida *f* sulphamide
suministro *m*   supply; provisions
superficie *f* surface
supervisar to supervise
supervisión *f* supervision
supervivencia *f* survival
suplementario supplementary
suprimir to cut out; to stop, discontinue
susceptible susceptible
sustancia *f*   substance

T

tabaco *m*   tobacco
tacto *m*   touch
talento *m*   talent
tamaño *m*   size
taquicardia *f*   tachycardia
tarea *f*   task
tasa *f*   rate
tasa de colesterol *f*   cholesterol level
tasa de mortalidad *f*   mortality rate
técnica *f*   technique
técnico *m*   technician
técnico de laboratorio *m*   lab technician
tejido *m*   tissue
tejido canceroso *m*   cancerous tissue
tejido cerebral *m*   brain tissue
tejido óseo *m*   bony tissue
tejidos nerviosos *m pl*   nerve tissues
temor *m*   fear
temperamento *m*   temperament
temperatura *f*   temperature, fever
temporero temporary
temprano early
tendencia *f*   tendency
tender a to tend to
tendón *m*   tendon
tensión *f*   tension
tensión arterial *f*   blood pressure
tensión arterial alta (elevada) *f*   high blood pressure

tensión nerviosa *f*   nervous tension
tenso tense
teoría *f*   theory
terapeuta *m* or *f*   therapist
terapia *f*   therapy
terapia en grupo *f*   group therapy
terapia individual *f*   individual therapy
terapia laboral (ocupacional) *f*   occupational therapy
terminal terminal
terminar to finish
termostato *m*   thermostat
tesorero *m*   treasurer
testicular testicular
testículo *m*   testicle
tétano *m*   tetanus
tiamina *f*   thiamine
tics *m pl*   twitching
timidez *f*   shyness
tímido shy
tímpano *m*   eardrum
tipo *m*   type
tipo de cáncer *m*   type of cancer
tiritones *m pl*   chills
título *m*   title, degree
título universitario *m*   university degree
tocar to touch
tolerancia *f*   tolerance
tolerar to tolerate
tono *m*   tone
tono de la voz *m*   tone of voice
tontería *f*   foolish act
torácico thoracic
tórax *m*   thorax
torcedura *f*   sprain
torcido twisted
tortícolis *f*   stiff neck
tos *f*   cough
tos ferina *f*   whooping cough
toxemia *f*   toxemia
toxemia gravídica *f*   pregnancy toxemia
tóxico toxic
toxina *f*   toxin
trabajador social *m*   social worker
tracoma *m*   trachoma
tragar to swallow
transferir to transfer
transformarse to become transformed, change

transfusión *f*   transfusion
transfusión de sangre *f*   blood transfusion
tránsito *m*   traffic
transmisible   transmittable
transmisión *f*   transmission
transmitido por vía sanguínea
   transmitted through the blood
transmitir   to transmit
transpiración *f*   perspiration, sweat
transporte *m*   transportation
transporte subvencionado *m*   subsidized
   transport
tráquea *f*   trachea
traqueotomía *f*   tracheotomy
trasero *m*   rear, buttocks
trasplante *m*   transplant
trasplante de riñón *m*   kidney transplant
trastorno *m*   upset, disorder
trastornos de coordinación *m pl*
   coordination problems
trastornos del ritmo cardíaco *m pl*
   irregular heart rhythms (beats)
trastornos físicos *m pl*   physical problems
trastornos psicológicos *m pl*
   psychological disorders
tratamiento *m*   treatment
tratamiento avanzado *m*   advanced
   treatment
tratamiento de seguimiento *m*   follow-up
   treatment
tratamiento hormonal *m*   hormonal
   treatment
tratar   to treat
trauma *m*   trauma
traumático   traumatic
traumatismo *m*   traumatism
trazado *m*   plotting, tracing
triglicéridos *m pl*   triglicerides
trombo *m*   thrombus
trombosis *f*   thrombosis
trompa *f*   tube
trompa de Eustaquio *f*   Eustachian tube
trompa de Falopio *f*   Fallopian tube
tronco *m*   trunk
tuberculosis *f*   tuberculosis
tuberculoso   tuberculous, tubercular
tubo *m*   tube
tumor *m*   tumor
tumor benigno *m*   benign tumor

tumor canceroso *m*   cancerous tumor
tumor cerebral *m*   brain tumor
tumor maligno *m*   malignant tumor

U

úlcera *f*   ulcer
ulcerar   to ulcerate
ultrasonido *m*   ultrasound
ultravioleta   ultraviolet
unidad *f*   unit
unidad de cuidados intensivos *f*
   intensive care unit
unir   to join
universitario   university
uña *f*   nail
urbano   urban
urea *f*   urea
uremia *f*   uremia
uréter *m*   ureter
uretra *f*   urethra
urgencia *f*   urgency
úrico   uric
urinario   urinary
urogenital   urogenital
urología *f*   urology
urólogo *m*   urologist
urticaria *f*   hives, urticaria
útero *m*   uterus
utilizar   to use, utilize

V

vaciar   to extract, remove; to empty out
vacío   empty
vacuna *f*   vaccine
vaginal   vaginal
valores *m pl*   values
valores de la sociedad *m pl*   societal
   values
variación *f*   variation
variado   varied
variar   to vary
varicela *f*   chicken pox
variedad *f*   variety
varón *m*   male
vascular   vascular
vaso *m*   vessel
vaso sanguíneo *m*   blood vessel
vejez *f*   old age
vejiga *f*   bladder; blister

velloso hairy
vena *f* vein
veneno *m* poison
venenoso poisonous
venéreo venereal
ventricular ventricular
verbal verbal
verruga *f* wart
vesícula biliar *f* gall bladder
vibración *f* vibration
vibrar to vibrate
vicepresidente *m* vice-president
víctima *f* victim
víctima de un accidente *f* accident victim
vida *f* life
viento *m* wind
vientre *m* stomach
vigilancia *f* surveillance
vigilar de cerca to watch, guard closely
vinculado related, linked
violento violent
viral viral
viruela *f* smallpox
virulento virulent, viral

virus *m* virus
vísceras *f pl* viscera, innards
visión *f* vision
visión doble *f* double vision
visita *f* visit
visitar to visit
vista *f* sight
vista corta *f* nearsightedness
vital vital
vitamina *f* vitamin
viviente living
vivo alive
voluntad *f* will
voluntario voluntary
voluntario *m* volunteer
vómitos *m pl* vomit
voz *f* voice
vulnerable vulnerable

Z

zona *f* zone; shingles
zumaque venenoso *m* poison sumach; poison ivy

ENGLISH-SPANISH VOCABULARY

A

abandon abandonar
abdomen el abdomen
abdominal abdominal
abdominal cramps los calambres abdominales
abnormal anormal
abnormal bleeding la sangría anormal
abnormal cellular division la división anormal de células
abortion el aborto
absorb absorber
abstention la abstención
abundant abundante
abuse el abuso
abuse abusar
acceleration la aceleración
accept aceptar
access el acceso
accident el accidente
accident victim la víctima de un accidente
accompany acompañar
accumulation la acumulación
ache el dolor
acid el ácido
acidic ácido
acne la acné
acne rosacea la acné rosácea
act actuar; obrar
action la acción
activity la actividad
acute agudo
acute dementia la demencia aguda
acute mastoiditis la mastoiditis aguda
adenoids las adenoides
adenoma el adenoma
administration la administración
administrative administrativo
administrative counsel la junta administrativa
administrative personnel el personal administrativo
adolescent el (la) adolescente
adoptive adoptivo
adrenaline la adrenalina
advanced avanzado
advanced treatment el tratamiento avanzado
advancement el adelanto
advise aconsejar
aerobic aeróbico
aerophagia la aerofagia
aerosol el aerosol
affect afectar
affliction la afección
age la edad
agency la agencia
agenda la agenda
agent el (la) agente
aggravate agravar
aggressive agresivo
aggressive reaction la reacción agresiva
aggressiveness la agresividad
aging el envejecimiento
agitate agitar
aid el (la) ayudante, el (la) auxiliar
AIDS el SIDA
ailment el padecimiento, la dolencia
air el aire
air pollution la contaminación del aire
airtight estanco
alarm la alarma
alarm system el sistema de alarma
alcohol el alcohol
alcohol abuse el abuso del alcohol
alcohol consumption el consumo del alcohol

alcoholic   alcohólico
alert   la alerta
alert   alertar
alive   vivo
allergen   el alergeno
allergic   alérgico
allergist   el (la) alergista, el alergólogo
allergology   la alergología
allergy   la alergia
alleviate   aliviar, paliar
allow   permitir
alteration   la alteración
alternation   la alternancia
alternative   la alternativa
alternative solution   la solución alternativa
alveolus   el alvéolo
ambulance   la ambulancia
ambulance service   el servicio de ambulancias
ambulatory   ambulatorio
ambulatory patient   el (la) paciente ambulatorio(a)
amphetamine   la anfetamina
amplification   la amplificación
amplified   amplificado
amplify   amplificar
analysis   el análisis
analyze   analizar
anaphylaxis   la anafilaxia
anatomical   anatómico
anatomical laboratory   el laboratorio anatómico
anatomy   la anatomía
anesthesia   la anestesia
anesthesiologist   el anestesiólogo
anesthesiology   la anestesiología
anesthetic   el anestésico
anesthetist   el (la) anestesista
aneurism   el (la) aneurisma
animal   el animal
animal fats   las grasas de animal
annual   anual
anomaly   la anomalía
antacid   el antiácido
anthrax   el ántrax
antibiotic   el antibiótico
antihistamine   el antihistamínico
antiseptic   el antiséptico

antispasmodic   el antiespasmódico
anuria   la anuria
anus   el ano
anxiety   la ansiedad
apathy   la apatía
apoplexy   la apoplejía
apparatus   el aparato
apparition   la aparición
appearance   la apariencia
appendicitis   la apendicitis
appendix   el apéndice
appetite   el apetito
application   la aplicación
apply   aplicar
appreciate   apreciar
area   el campo, el área
arm   el brazo
armpit   la axila
arrhythmia   la arritmia
arterial   arterial
arteriosclerosis   la arteriosclerosis
arteriosclerotic   arteriosclerótico
artery   la arteria
arthritis   la artritis
arthrosis   la artrosis
articular   articular
artificial   artificial
artificial kidney   el riñón artificial
artificial respirator   el respirador artificial
ascend   ascender
ascending   ascendente
aspect   el aspecto
asphyxia   la asfixia
aspirin   la aspirina
assist   asistir
assistance   la asistencia, el socorro
assistant   el (la) asistente, el (la) ayudante
assisting surgeon   el cirujano auxiliar
associate   asociar
associated   asociado
asthenia   la astenia
asthma   el asma
astigmatism   el astigmatismo
athlete   el (la) atleta
athlete's foot   el pie de atleta, los hongos del pie
atrophy   la atrofia

attack   el ataque, el acceso
attack   atacar
attend   atender
attribute   atribuir
auditive   auditivo
augment   aumentar
auricular fibrillation   la fibrilación auricular
authorization   la autorización
autism   el autismo
autopsy   la autopsia
available   disponible
available resources   los recursos disponibles
average   el promedio
average age   la edad promedio
avoid   evitar

B

bacillus   el bacilo
back   la espalda
bacteria   la bacteria
bacterial   bacteriano, bactérico
bacterial infection   la infección bacteriana
bacteriology   la bacteriología
bad judgment   el mal juicio
bag   la bolsa
balance   el equilibrio
balanced   equilibrado
baldness   la calvicie
barbiturate   el barbitúrico
base   la base
basic   básico
bath   el baño
bathroom   el baño
be based   basarse
be characterized   caracterizarse
be in the habit of   soler
beat   el latido
become detached   desprenderse
become infected   infectarse
become lost in thought   ensimismarse
become transformed   transformarse
bedpan   la silleta
begin   empezar
beginning   el principio
behavior   el comportamiento
belch   el eructo

belching   la eructación
belief   la creencia
believe   creer
benign   benigno
benign tumor   el tumor benigno
benzodiazepine   la benzodiazapina
beriberi   el beriberi
bifocal   bifocal
bile   la bilis
bilirubin   la bilirrubina
biological   biológico
biological reaction   la reacción biológica
biology   la biología
bipolar   bipolar
birth   el nacimiento
birth control pill   la píldora anticonceptiva
bite   la picadura
blackhead   la espinilla
bladder   la vejiga
bleeding   la sangría
blind   ciego
blindness   la ceguera
blister   la ampolla, la vejiga
block   el bloqueo
block   bloquear
blood   la sangre
blood analysis   el análisis de sangre
blood disease   la enfermedad sanguínea
blood in the sputum   el esputo sangriento
blood poisoning   el envenenamiento de la sangre
blood pressure   la tensión arterial
blood sample   la muestra de sangre
blood transfusion   la transfusión sanguínea
blood type   el grupo sanguíneo
blood vessel   el vaso sanguíneo
board   la junta
body   el cuerpo
body hygiene   la higiene corporal
body odor   el mal olor corporal
body position   la posición del cuerpo
boil   el forúnculo, el furúnculo
bone   el hueso
bone disease   la enfermedad de los huesos
bone fragments   los fragmentos óseos
bone marrow   la médula ósea
bony   óseo

boss el jefe
bother molestar
bovine bovino
box la caja
bradycardia la bradicardia
brain el cerebro, los sesos
brain cancer el cáncer del cerebro, el cáncer cerebral
brain matter la materia cerebral
brain stem el bulbo raquídeo
brain tissue el tejido cerebral
brain tumor el tumor cerebral
braincase la caja encefálica, la caja del cráneo
branch la rama, la ramificación
branch of medicine la rama de medicina
break romper
breast el seno
breast cancer el cáncer del seno
breastbone el esternón
breathe respirar
breathe in inspirar, inhalar
breathing la respiración
bronchiole el bronquiolo
bronchitis la bronquitis
bronchodilator el bronquiodilatador
bronchopneumonia la bronconeumonía
bronchus el bronquio
burn la quemadura
burn center el centro para víctimas de quemaduras
bursitis la bursitis
buttock la nalga

C

cage la caja
calcium el calcio
calculate calcular
calculation el cálculo
callus la callosidad
calm calmar
calorie la caloría
canal el conducto
cancer el cáncer
cancerous canceroso
cancerous cell la célula cancerosa
cancerous tissue el tejido canceroso
cancerous tumor el tumor canceroso
candidate el candidato

cane el bastón
capillary la capilaria
carbohydrate el carbohidrato
carbon dioxide el dióxido de carbono
carbuncle el ántrax
cardiac cardíaco
cardiac insufficiency la insuficiencia cardíaca
cardiac problems los problemas cardíacos
cardiologist el cardiólogo
cardiology la cardiología
cardiovascular cardiovascular
cardiovascular (heart) disease la enfermedad cardiovascular
care el cuidado
carrier el portador
cartilage el cartílago, el menisco
case el caso
catalyst el catalizador
cataract la catarata
catheter el catéter, la sonda
catheterization el cateterismo, el sondeo
cause la causa
cause causar, engendrar
cause of death la causa de muerte
cauterize cauterizar
cavity la cavidad
cell la célula
cellular celular
cellular division la división celular, la división de células
center el centro
centimeter el centímetro
central console la consola central
central nervous system el sistema nervioso central
cerebellum el cerebelo
cerebral cerebral
cerebrospinal cerebroespinal
cervix la cerviz
Cesarean section la operación cesárea
cesium el cesio
chance la probabilidad
chance of survival la probabilidad de sobrevivir (de supervivencia)
change la modificación, el cambio
change transformarse
characterize caracterizar
charitable caritativo

cheekbone   el pómulo
chemical   químico
chemical   la sustancia química
chemical changes   las modificaciones
   químicas
chemotherapy   la quimioterapia
chest   el pecho
chest pains   los dolores en el pecho
chew   masticar
chicken pox   la varicela
child   el niño
childhood   la niñez
chills   los tiritones
chin   el mentón, la barbilla
chloroform   el cloroformo
choking   el ahogo
cholera   el cólera
cholesterol   el colesterol
cholesterol deposit   el depósito de
   colesterol
cholesterol level   la tasa de colesterol
choose   elegir
chronic   crónico
chronic cystitis   la cistitis crónica
chronic disease (illness)   la enfermedad
   crónica
chronically   crónicamente
circular   circular
circulate   circular
circulation   la circulación
circulatory   circulatorio
circulatory system   el aparato circulatorio
cirrhosis   la cirrosis
cirrhosis of the liver   la cirrosis del
   hígado
citology   la citología
cleanliness   el aseo, la limpieza
clinic   la clínica
clinical   clínico
clinical laboratory   el laboratorio clínico
clip   la grapa
close   estrecho
close relationship   la relación estrecha
close up   cerrarse
clot   el coágulo
coaddict   el coadicto
coagulation   la coagulación
cobalt   el cobalto
cocaine   la cocaína

cod liver oil   el aceite de hígado de
   bacalao
code of ethics   el código de ética
codeine   la codeína
cold   el catarro, el resfriado
cold compress   la compresa fría
cold sweats   los sudores fríos
colitis   la colitis
color blindness   el daltonismo
coma   el coma
combat   combatir
comfort   el confort, la comodidad
comfort   confortar
committee   el comité
committee member   el miembro del
   comité
communicate   comunicar
communication   la comunicación
communicative   comunicativo
community   la comunidad
community hospital   el hospital
   comunitario
community responsibility   la
   responsabilidad de la comunidad
compassion   la compasión
competence   la competencia
competent   competente
complex   complejo
complexity   la complejidad
complicate   complicar
complication   la complicación, la secuela
component   el componente
compose   componer
composition   la composición
compound fracture   la fractura complicada
compress   la compresa
computer   la computadora
conclusion   la conclusión
condom   el condón
confidence   la confianza
confinement   el confinamiento
conflict   el conflicto
confront   confrontar
congenital   congénito
congenital defect   el defecto congénito
conical   cónico
conjunctivitis   la conjuntivitis
connect   conectar
connection   la conexión

conscience la conciencia
conscious consciente
consciousness la conciencia
conserve conservar
console la consola
constant constante
constipation el estreñimiento, la constipación
constituent constituyente
constituent elements los elementos constituyentes
constitute componer, constituir
constriction la constricción
consultation la consulta
consume consumir
consumption el consumo
contact el contacto
contact lenses los lentes de contacto
contagion el contagio
contagious contagioso
contagious disease la enfermedad contagiosa
contain contener
content el contenido
continual continuo
contract contraer
contracted contraído
contraction la contracción
contribute contribuir
contribution la contribución
control el control
control controlar
controllable controlable
contusion la contusión
convalescent el (la) convaleciente
convolution la circunvolución
convulse convulsionarse
convulsion la convulsión
coordinate coordinar
coordination la coordinación
coordination problems los trastornos de coordinación
corn el callo
cornea la córnea
corner of the mouth la comisura de los labios
coronary coronario
corporal corporal
corpse el cadáver

corpuscle el glóbulo
correct correcto
correct corregir
corrective correctivo
corrective lenses los lentes correctivos
corset el corsé
cosmetic cosmético
cough la tos
counsel la junta
cover cubrir
cramp el calambre
credibility la credibilidad
criminality la criminalidad
crisis la crisis
criterion el criterio
cross-eye el estrabismo
cross-eyed bizco
croup el garrotillo
cry el grito
cry of pain el grito de dolor
cryotherapy la crioterapia
cultivation el cultivo
curable curable
cure la cura, la curación
cure curar
curve la curvatura
cut out suprimir
cutaneous cutáneo
cutting cortante
cyst el quiste
cystitis la cistitis

D

daily diario
daily routine la rutina cotidiana
damage el daño
dandruff la caspa
danger el peligro
dangerous peligroso
day of rest el día de descanso
dead muerto
deaf sordo
deafness la sordera
death la muerte
death rate la mortalidad
debilitation el descaecimiento, la debilitación
decide decidir
decision la decisión

decrease bajar
dedicate dedicar
defecate defecar, evacuar
defect el defecto
defend defender
defense la defensa
defensive position la defensiva
deficiency la deficiencia
deforming osteitis la osteítis deformante
degenerate degenerar
degeneration la degeneración
degradation la degradación
degree el grado; el título
degree of dependency el grado de
  dependencia
dehydration la deshidratación
delay retardar
delegate el delegado
delegate delegar
delegation la delegación
delicate delicado
delirium el delirio
delivery el parto
demand la demanda
dementia la demencia
dementia praecox la demencia precoz
denial la negación
dental dental
dental floss el hilo dental
dental hygiene la higiene dental
deodorant el desodorante
department el departamento, el servicio
department head el jefe del
  departamento
depend depender
dependency la dependencia
deposit el depósito
depress deprimir
depressing deprimente
depression la depresión
depth la profundidad
dermatitis la dermatitis
dermatologist el dermatólogo
dermatology la dermatología
descend descender
descending descendente
descent el descenso
destruct destruir
destruction la destrucción

detached retina el desprendimiento de la
  retina
detachment el desprendimiento
detect detectar
detection la detección
determine determinar
detoxification la desintoxicación
development el desarrollo
deviated septum el séptum desplazado
deviation la desviación
devote oneself dedicarse
diabetes la diabetes
diagnosis el diagnóstico
diapason el diapasón
diaphragm el diafragma
diarrhea la diarrea
die morir
diet la dieta, el régimen
dietetic dietético
dietitian el (la) dietista
different diferente
digestion la digestión
digestive digestivo
digestive system el sistema digestivo
digitalis el digitalina
dilatation la dilatación
dilemma el dilema
dimension la dimensión
diminish disminuir
diphtheria la difteria
direct dirigir
directive directivo
disability la invalidez
disappearance la desaparición
discomfort la incomodidad, el malestar
discontinue suprimir
discovery el descubrimiento
discromatopsis la discromatopsia
disease el mal, la enfermedad, la afección
disfigure desfigurar
disk el disco
dislocate dislocar
dislocated shoulder la luxación del
  hombro
dislocation la dislocación, la luxación
disorder el trastorno
disorientation la desorientación
disposition la disposición
dissection la disección

disseminated esparcido
dissolve disolver
distance la distancia
distension la distensión
diuretic el diurético
divide dividir
division la división
doctor el médico
doctor's office el consultorio, la consulta del médico
domicile el domicilio
donor el (la) donante
dose la dosis
double doble
double vision la visión doble
doubt dudar
drain drenar
drainage el drenaje
drowsiness la somnolencia
drug addiction la adicción a las drogas
dysentery la disentería

E

eardrum el tímpano
early temprano
early detection la detección temprana
ease aliviar
ectopia la ectopia
ectopia of the testicles la ectopia testicular
eczema la eccema, la eczema
edema el edema
effect el efecto
effective eficaz
efficient eficiente
egg el huevo
elasticity la elasticidad
elbow el codo
elderly person el anciano
election la elección
electric shock la excitación eléctrica
electrical eléctrico
electrical activity la actividad eléctrica
electrocardiogram el electrocardiograma
electrocardiography la electrocardiografía
electrode el electrodo
electroencephalogram el electroencefalograma

electronic monitoring la monitoría electrónica
element el elemento
elevated elevado
eliminate eliminar
elimination la eliminación
embolism la embolia
emergency la emergencia, la urgencia
emergency room la sala de emergencias, la sala de urgencias
emission la emisión
emit emitir
emotional emocional
emotional stress el estrés emocional
emotionality la emotividad
emphasize enfatizar
emphysema el enfisema
empty desocupado, vacío
empty out vaciar
emulsification la emulsificación
encephalitis la encefalitis
encephalography la encefalografía
encephalon el encéfalo
enclosed encerrado
endemic endémico
endocrine endocrino
endocrinologist el endocrinólogo
endocrinology la endocrinología
endoscope el endoscopio
enema la enema, la lavativa
energy la energía
enormous enorme
enrich enriquecer
entire entero
environment el ambiente
environmental ambiental
enzyme la enzima
epidemic epidémico
epidemic la epidemia
epidemiologist el epidemiólogo
epidemiology la epidemiología
epidermis la epidermis
epidural anesthesia la anestesia epidural
epilepsy la epilepsia
epileptic el epiléptico
epileptic seizure la crisis epiléptica
equilibrium el equilibrio
equipment el equipo
eradicate extirpar

erroneous erróneo
error el error
esophagitis la esofagitis
esophagus el esófago
essential esencial
ether el éter
etiological etiológico
Eustachian tube la trompa de Eustaquio
evacuate evacuar
evacuation la evacuación
evaluate evaluar
evident evidente
exaggerated exagerado
exaltation la exaltación
examination el examen
examine examinar
exceed exceder
excess el exceso
exchange el intercambio
exchange of gases el intercambio de gases
excision la excisión
excrement el excremento
excretion la excreción
executive ejecutivo
executive group el grupo ejecutivo
exercise el ejercicio
exercise ejercer; ejercitar
exhalation la exhalación
exhale exhalar
exocrine exocrino
expand expandir
expectorant el expectorante
expectorate expectorar
expectoration la expectoración
expel expeler
expensive costoso
experience la experiencia
experience experimentar
explain explicar
explanation la explicación
exposition la exposición
expression la expresión
expulsion la expulsión
extense extenso
external externo
extract el extracto
extract extraer
extraordinary extraordinario

extraordinary measure la medida extraordinaria
extrasystole la extrasístole
extreme extremo
extremity la extremidad
extrinsic extrínseco
eye el ojo
eye (ophthalmological) exam el examen oftalmológico
eyeball el globo del ojo
eyeglasses los lentes, los anteojos, las gafas
eyelid el párpado

F

face la cara
facial expression la mueca de la cara
facilitate facilitar
facility la facilidad
factor el factor
faint desmayarse
Fallopian tube la trompa de Falopio
family la familia
fast el ayuno
fast ayunar
fast pace of living el ritmo de vida acelerado
fat gordo
fat la grasa
fatal mortífero, fatal, mortal
fatigue el cansancio, la fatiga
fear el temor
fecal fecal
fecal matter la materia fecal
feces las heces
federal federal
federal sources las fuentes federales
feed alimentar
feed intravenously alimentar por vía intravenosa, nutrir por vía intravenosa
feeding la alimentación
feel sentir
female la hembra
feminine femenino
femur el fémur
fertilize fecundar
fetal malformation la deformación del feto
fetus el feto

fever sore   la ampolla de fiebre
fiber   la fibra
fibroma   el fibroma
fibrous   fibroso
filament   el filamento
filter   el filtro
finances   las finanzas
finger   el dedo
finger movement   el movimiento del dedo
finish   terminar
first aid   el socorrismo
first-aid service   el servicio de primeros auxilios, los servicios de pronto socorro
fish   el pescado
fisiology   la fisiología
fit of coughing   el ataque de tos
flatulence   el flato
flu   la gripe
foam   la espuma
focus   el foco
folic acid   el ácido fólico
follow   seguir
follow-up   el seguimiento
follow-up treatment   el tratamiento de seguimiento
food   el alimento, la alimentación
food diet   el régimen alimenticio
food poisoning   la intoxicación alimentaria
foolish act   la tontería
foot   el pie
forceps   el (los) fórceps
forearm   el antebrazo
forehead   la frente
form   la forma; el formulario
form   formar
formation   la formación
formulate   formular
fracture   la fractura
fragile   frágil
fragment   el fragmento
free   libre; gratuitamente, gratis
frequency   la frecuencia
frequent   frecuente
function   la función
function   funcionar
functioning   el funcionamiento
funds   los fondos
fury   la furia

G

gall bladder   la vesícula biliar
gamma globulin   la gamaglobulina
ganglion   el ganglio
gargling   las gárgaras
garment   la prenda
gas   el gas
gastight   estanco
gastric   gástrico
gastric contents   los contenidos gástricos
gastric juices   los jugos gástricos
gastritis   la gastritis
gastroduodenal   gastroduodenal
gastroenteritis   la gastroenteritis
gastroenterologist   el gastroenterólogo
gastroenterology   la gastroenterología
gastrointestinal   gastrointestinal
general   general
genetic   genético
genetic factors   los factores genéticos
genital   genital
genital herpes   el (la) herpe(s) genital
genitourinary disease   la enfermedad genitourinaria
geriatrics   la geriatría
germ   el germen
German measles   la rubéola
gestation   la gestación
gesture   el gesto
get around on one's own   desplazarse
get worse   empeorar
ghetto   el gueto
give birth   dar a luz, parir
gland   la glándula
glandular   glandular
glaucoma   el glaucoma
go back   regresar
gonad   la gónada
gonorrhea   la gonorrea
granulation   la granulación
gratuitously   gratuitamente
gravity   la gravedad
group   el grupo
group therapy   la terapia en grupo
grow   crecer
growing   en aumento
growth   el crecimiento
growth retardation   la retardación de crecimiento

guarantee garantizar
guard closely vigilar de cerca
gum la encía
gynecological ginecológico
gynecologist el ginecólogo
gynecology la ginecología

H

hair el pelo, el cabello
hair loss la pérdida de cabello
hairy peludo, velloso
hand la mano
hand gesture el gesto de la mano
handicapped person el incapacitado
hard duro
hard lenses los lentes duros
hardening el endurecimiento
hardening of the arteries el
  endurecimiento de las arterias
harm hacer daño
harmful perjudicial
have a hearing loss sufrir una pérdida
  auditiva
hay fever la fiebre del heno
head la cabeza; el jefe
head surgeon el cirujano mayor
headache el dolor de cabeza
heal cicatrizarse
healing la cicatrización
health la salud
healthy sano
hearing la audición
hearing aid el aparato auditivo, el aparato
  acústico
hearing loss la pérdida auditiva, la
  pérdida del oído
heart el corazón
heart attack el ataque del corazón, la
  crisis cardíaca
heart failure la insuficiencia cardíaca
heart rhythm el ritmo cardíaco
heartburn el ardor del estómago
help el socorro
hematologist el hematólogo
hematology la hematología
hemisphere el hemisferio
hemoglobin la hemoglobina
hemorrhage la hemorragia
hepatitis la hepatitis

hereditary hereditario
hereditary defect el defecto hereditario
hereditary illness la enfermedad
  hereditaria
hernia la hernia
herniated disk la hernia discal
heroin la heroína
herpes el (la) herpes simple
hiatal hiatal
hiatal hernia la hernia hiatal
hiccups el hipo
hidden oculto
high blood pressure la tensión arterial
  alta (elevada)
hip la cadera
histological histológico
histrionics el histrionismo
hives la urticaria
hoarse ronco, afónico
hoarseness la ronquera
hold one's breath retener el aliento
hole la cavidad
hollow hueco
hollow organ el órgano hueco
home el hogar
home care los cuidados en el domicilio
homosexual homosexual
hormonal hormonal
hormonal treatment el tratamiento
  hormonal
hormone la hormona
hospice el hospicio
hospital el hospital
hospital personnel el personal del
  hospital
hospitalization la hospitalización
hospitalize hospitalizar
hostile hostil
human humano
human being el humano, el ser humano
human body el cuerpo humano
human skeleton el esqueleto humano
humor el humor
hurt doler
hydrochloric acid el ácido clorhídrico
hydrosoluble hidrosoluble
hygiene la higiene, el aseo
hypermetropia la hipermetropía
hyperopia la hiperopía

hypersensitivity la hipersensibilidad
hypertension la hipertensión
hysterectomy la histerectomía
hysteria la histeria

I

ideal ideal
ideal solution la solución ideal
identical idéntico
identification la identificación
identify identificar
illness la enfermedad
image la imagen
imminent inminente
immune inmune
immune system el sistema inmune
immunization la inmunización
immunology la inmunología
impartial imparcial
impede impedir
impetigo el impétigo
implant implantarse
implement implementar
implementation la implementación
impose imponer
improve mejorar
impulse el impulso
impurity la impureza
in case of en caso de
inactivity la inactividad
incalculable incalculable
incapacity la incapacidad
incorporate incorporar
incubation la incubación
incubation period el período de
   incubación
indicate indicar
indicator el indicador
indispensable indispensable
individual el individuo
individual individual
individual therapy la terapia individual
induce labor provocar el parto
industrial industrial
infarct(ion) el infarto
infect infectar
infected infectado
infection la infección
infectious infeccioso

infectious disease la enfermedad
   infecciosa
infectious hepatitis la hepatitis infecciosa
infectious mononucleosis la
   mononucleosis infecciosa
inferior inferior
inferior quality la calidad inferior
infirmary la enfermería
inflame inflamar
inflammation la inflamación
inform informar
information la información
inhalation la inspiración
inhale inspirar
initial stages of the illness las etapas
   iniciales de la enfermedad
initiate iniciar
injection la inyección
injure agraviar, herir
injured herido
injury la herida
innards las vísceras
inner ear el oído interno
inoffensive inofensivo
inoperable inoperable, intratable
insanity la demencia
insect bite la picadura de insecto
inspiration la inspiración
inspire inspirar
instability la inestabilidad
institution la institución
instrument el instrumento
insuline la insulina
insurance company la compañía de
   seguros
insurance policy la póliza de seguros
intelligible inteligible
intense intenso
intensity la intensidad
intensive intensivo
intensive care el cuidado intensivo, el
   servicio de cuidados intensivos
intensive care unit la unidad de cuidados
   intensivos
interdependence la interdependencia
interest el interés
interest interesar
intermittent intermitente
internal interno

internist   el (la) internista
interpret   interpretar
interpretation   la interpretación
interrupt   interrumpir
intervene   intervenir
intervention   la intervención
interview   la entrevista
intestinal   intestinal
intestinal virus   la gripe intestinal
intestine   el intestino
intimacy   la intimidad
intimate   íntimo
intimidate   intimidar
intolerance   la intolerancia
intravenous   intravenoso
intravenous feeding   la alimentación por vía intravenosa
intrinsic   intrínseco
introverted   introvertido
invade   invadir
invalid   inválido
involuntary   involuntario
ionizing   ionizante
iron   el hierro
irregular heart rhythms   los trastornos del ritmo cardíaco
irreversible   irreversible
irreversible decision   la decisión irreversible
irritable   irritable
irritating   irritador
irritation   la irritación
isolate (oneself)   aislar(se)
isolation   el aislamiento
isoproternol   el isoproteronol
isotope   el isotopo
itching   la picazón; el prurito
itchy eyes   los ojos que pican

J
jargon   la jerga
jaundice   la ictericia
join   unir
joint   la articulación
joint conference committee   el comité común de consulta
judge   juzgar
judgment   el juicio
juice   el jugo

K
keep alive   mantener en vida
kidney   el riñón
kidney stone   el cálculo renal
kidney transplant   el trasplante de riñón
kilogram   el kilogramo
kind   la clase
kinesitherapist   el (la) quinesioterapeuta
kinesitherapy   la quinesiterapia
knee   la rodilla

L
lab technician   el técnico de laboratorio
labor   el parto
labor pains   los dolores del parto
laboratory   el laboratorio
lack   la falta, el falto
lack of confidence   la falta de confianza
lack of control   la falta de control
lack of credibility   la falta de credibilidad
lack of exercise   la falta de ejercicio
lame   cojo
large intestine   el intestino grueso
laryngitis   la laringitis
larynx   la laringe
laser beam   el rayo láser
last a long time   perdurar
lateral   lateral
laxative   el laxante
leg   la pierna
leg movement   el movimiento de la pierna
legal   legal
length   el largo
lens of the eye   el cristalino
lesion   la lesión
leukemia   la leucemia
leukocytes   los leucocitos
level   el nivel
life   la vida
life expectancy   la esperanza de vida, la expectativa de vida
life-style   el modo de vivir
limitation   la limitación
linked   vinculado
lip   el labio
lipids   los lípidos
liposoluble   liposoluble
liquid   el líquido
liquid nitrogen   el nitrógeno líquido

lithium   el litio
liver   el hígado
living   viviente
living cell   la célula viviente
loaded   cargado
lobar   lobar
lobe   el lóbulo
lobectomy   la lobectomía
lobule   el lóbulo
local   local
located   situado
long   largo
long ago   antaño
longevity   la longevidad
look   la mirada
lose consciousness   perder la conciencia
loss   la pérdida
loss of appetite   la pérdida de apetito
loss of consciousness   la pérdida de conciencia
lotion   la loción
love   el amor
lumbago   el lumbago
lung   el pulmón
lung cancer   el cáncer del pulmón
luxation   la dislocación, la luxación
lymph   la linfa
lymphatic   linfático
lymph(atic) glands   los ganglios linfáticos
lymphoid   linfoide
lymphoma   el linfoma

M

machine   la máquina; el aparato
maintain   mantener
maintaining   el mantenimiento
maintenance   el mantenimiento
majority   la mayoría
make an appointment   hacer cita
make difficult   dificultar
make impossible   imposibilitar
malaria   la malaria
male   el varón
male hormone   la hormona masculina
malformation   la deformación
malfunction   el malfuncionamiento
malfunction   malfuncionar
malignant   maligno

malignant melanoma   el melanoma maligno
malignant tumor   el tumor maligno
mammary gland   la mama
mammography   la mamografía
manage   administrar, dirigir
management   la dirección
management of health services   la gerencia de servicios médicos
mania   la manía
manic-depressive   maníaco-depresivo
manic-depressive psychosis   la sicosis maníaco-depresiva
manifest   manifestar
manifestation   la manifestación
manual   manual
marijuana   la marihuana
masculine   masculino
massage   el masaje
massive   masivo
massive hemorrhage   la hemorragia masiva
mastoiditis   la mastoiditis
material   el material
matter   la materia
maturity   la madurez
Meals on Wheels   las comidas llevadas a casa (domicilio)
measles   el sarampión
measure   la medida
medical   médico
medical doctor   el doctor en medicina
medical exam   el examen médico
medical group   el grupo médico
medical laboratory   el laboratorio médico
medical personnel   el personal médico
medical procedures   los procedimientos médicos
medical school   la facultad de medicina
medical student   el (la) estudiante de medicina
medicine   el medicamento, la medicina
meet   reunirse
melancholy   la melancolía
melanoma   el melanoma
member   el miembro
membrane   la membrana
memory loss   la pérdida de memoria
meninges   las meninges

meningitis   la meningitis
meningococcus   el meningococo
meniscus   el menisco
menopause   la menopausia
menstrual period   la regla
menstruation   la menstruación
mental   mental
mental health   la salud mental
mental health program   el programa de
   salud mental
mental illness   la enfermedad mental
mental problems   los problemas mentales
mental state   el estado mental
mention   mencionar
message   el mensaje
metabolism   el metabolismo
metastasis   la metástasis
method   el método
microorganism   el microorganismo
microscope   el microscopio
microwave   la microonda
middle ear   el oído medio
mild sedative   el sedante ligero
millimeter   el milímetro
mind   la mente, el ánimo
mineral   el mineral
minute   minucioso
miscarriage   el malparto
mistake   el error
mistrust   la desconfianza
mobility   la movilidad
moderate   moderado
moderate physical exercise   el ejercicio
   físico moderado
monitoring   la monitoría
monocytic   monocítico
mononucleosis   la mononucleosis
moral   moral
moral decision   la decisión moral
morbid   morboso
morgue   la morgue
mortal   mortal
mortality   la mortalidad
mortality rate   la tasa de mortalidad
mosquito   el mosquito
motion sickness   el mareo
motor functions   la motricidad
mouth   la boca
move   mover

movement   el movimiento
mucosity   la mucosidad
mucous   mucoso
mucous membrane   la membrana mucosa
mucus   el moco, la mucosidad
multicare health facility   el centro
   médico polivalente
multifunctional   polivalente, multifuncional
multiple   múltiple
multiple sclerosis   la esclerosis múltiple,
   la esclerosis diseminada
multiplication   la multiplicación
mumps   las paperas
muscle   el músculo
muscle fiber   la fibra muscular
muscular   muscular
muscular relaxation   el relajamiento
   muscular
mycosis   la micosis
myeloid   mieloide
myocardial infarction   el infarto del
   miocardio
myopia   la miopía
myopic person   el (la) miope

N

nail   la uña
nape of the neck   la nuca
narcissism   el narcisismo
nasal   nasal
natural   natural
natural causes   las causas naturales
natural childbirth   el parto indoloro
natural defenses   las defensas naturales
nature   la índole, la naturaleza
nature of the illness   la naturaleza de la
   enfermedad
nausea   las náuseas
nearsightedness   la vista corta
necessary   necesario
neck   el cuello
necrosis   la necrosis
need   la necesidad
negative   negativo
nephritis   la nefritis
nephrologist   el nefrólogo
nephrology   la nefrología
nerve   el nervio
nerve center   el centro nervioso

nerve tissues   los tejidos nerviosos
nervous   nervioso
nervous shock   el choque nervioso
nervous system   el sistema nervioso
nervous tension   la tensión nerviosa
neuroleptic   neuroléptico
neurologist   el neurólogo
neurology   la neurología
neurosis   la neurosis
newborn   el recién nacido
nicotine   la nicotina
nightgown (hospital)   el camisón
normal   normal
normal heartbeat   el latido normal del
   corazón
nose   la nariz
nuclear   nuclear
null   nulo
number   el número
nurse   el enfermero
nurse   atender
nurse's aid   el enfermero asistente, el
   auxiliar en enfermería, el ayudante de
   enfermero, el camillero, el enfermero
   auxiliar
nursing   la (profesión de) enfermería
nursing home   el hogar de ancianos
nursing profession   la profesión de
   enfermería
nutriment   el nutrimento
nutrition   la nutrición

O

obese   obeso
obesity   la obesidad
observant   observador
observe   observar
obsession   la obsesión
obstacle   el obstáculo
obstetrician   el obstétrico
obstetrics   la obstetricia
obtain   obtener
occlusion   la oclusión
occupational   ocupacional
occupational therapy   la terapia laboral
   (ocupacional)
occupied   ocupado
ocular   ocular
ocular muscles   los músculos oculares

ocular pressure   la presión ocular
oil   el aceite
oily   grasoso
old age   la vejez, el envejecimiento
oncology   la oncología
opaque   opaco
opaque lens   el cristalino opaco
opening   la apertura
operable   operable
operate   operar, hacer una intervención
   quirúrgica
operating room   el quirófano, la sala de
   operaciones
operation   la operación, la intervención
   quirúrgica
ophthalmological   oftalmológico
ophthalmologist   el oftalmólogo
ophthalmology   la oftalmología
opinion   la opinión
oppose   oponer
opposite   lo contrario
opposition   la oposición
optic nerve   el nervio óptico
optical   óptico
orchitis   la orquitis
orderly   el mucamo
organ   el órgano
organic   orgánico
organism   el organismo
organization   la organización
organize   organizar
orifice   el orificio
origin   el origen
orthopedic   ortopédico
orthopedics   la ortopedia
orthopedist   el (la) ortopedista
osseus   óseo
ossicle   el huesecillo, el huesillo
osteomyelitis   la osteomielitis
otitis   la otitis
otorhinolaryngologist   el
   otorrinolaringólogo
otorhinolaryngology   la
   otorrinolaringología
otosclerosis   la otosclerosis
outer ear   el oído externo, la oreja
outpatient department   el servicio de
   consulta externa
ovarian   ovárico

ovarian cancer   el cáncer del ovario, el cáncer ovárico
ovarian cyst   el quiste ovárico
ovary   el ovario
oxygen   el oxígeno

P
pain   el dolor
pain killer   el analgésico
painful   doloroso
pancreas   el páncreas
pancreatic   pancreático
pancreatic juices   los jugos pancreáticos
pancreatitis   la pancreatitis
PAP test   la prueba PAP
paralysis   la parálisis
paralyze   paralizar
paramedic   el (la) socorrista
parameter   el parámetro
paranoia   la paranoia
parasite   el parásito
paroxysmal   paroxístico
partial   parcial
participate   participar
participation   la participación
passage   el pasaje
passageway   el conducto
passivity   la pasividad
pasteurization   la pasteurización
pasteurize   pasteurizar
pathological   patológico
pathologist   el patólogo
pathology   la patología
patient   el (la) paciente, el enfermo
pediatrician   el (la) pedíatra
pediatrics   la pediatría
pelvis   la pelvis
penetrate   penetrar
penetration   la penetración
penicillin   la penicilina
perceive   percibir
percentage   el porcentaje
perception   la percepción
perfectionist   el (la) perfeccionista
perfect   perfeccionar
perforate   perforar
perforation   la perforación
perform   desempeñar

period   el período; la regla
periodical   periódico
peristaltic   peristáltico
peritoneum   el peritoneo
peritonitis   la peritonitis
permanent   permanente
permanent committee   el comité permanente
persist   persistir
persistence   la persistencia
personal   personal
personal hygiene   el aseo personal, la higiene personal
personal stress   el estrés personal
personality   la personalidad
personality change   el cambio de personalidad
personnel   el personal
perspiration   la transpiración
pertaining to a disk   discal
pertaining to the blood   sanguíneo
pharmacist   el farmacéutico
pharmacy   la farmacia
pharyngitis   la faringitis
phase   la fase
phenomenon   el fenómeno
phlegm   la flema
phobia   la fobia
physical   físico
physical activity   la actividad física
physical exercise   el ejercicio físico
physical health   la salud física
physical problems   los trastornos físicos
physiological   fisiológico
physiotherapy   la fisioterapia
pigment   el pigmento
pill   el comprimido; la píldora anticonceptiva
pimple   el grano, la pústula
plague   la peste, la plaga
plant   la planta
plant and maintenance   planta y mantenimiento
plasma   el plasma
plastic   el plástico
pleura   la pleura
pleuresy   la pleuresía
plotting   el trazado
pneumococcus   el neumococo

pneumonectomy   la neumonectomía
pneumonia   la neumonía, la pulmonía
point   el punto
poison   el veneno
poison ivy   el zumaque venenoso
poisoning   el envenenamiento
poisonous   venenoso
policy   la política
poliomyelitis   la poliomielitis
pollen   el polen
ponder   ponderar
population   la población
pore   el poro
portion   la porción
position   la posición
postoperative   posoperatorio
postoperative pain   el dolor
   posoperatorio
postpartum period   el puerperio
potassium   el potasio
potency   la potencia
powder   el polvo
power   el poder; la potencia
practice   la práctica
practice   ejercer, practicar
precaution   la precaución
precept   el precepto
precise   preciso
precursor   el precursor
predispose   predisponer
predisposition   la predisposición
pregnancy   el embarazo
pregnancy toxemia   la toxemia gravídica
pregnant   embarazada, encinta
presbyopia   la presbicia
prescribe   recetar
prescribed   recetado
prescription   la receta
presence   la presencia
present   presentar
president   el presidente
pressure   la presión
prevention   la prevención
preventive   preventivo
preventive measure   la medida
   preventiva
pride   el orgullo
primary   primario
primary care   el cuidado básico

primary disease   la enfermedad primaria
primipara   la primípara
primitive   primitivo
principal   principal
priority   la prioridad
private   privado
private clinic   la clínica privada
probe   la sonda
probing   el sondeo, la sonda
problem   el problema
procedure   el procedimiento
proceed   proceder
produce   producir
professional   profesional
professional care   los cuidados
   profesionales
professional jargon   la jerga profesional
professional services   los servicios
   profesionales
professional training   la formación
   profesional
prognosis   el pronóstico
program   el programa
progress   el progreso
progress   progresar
progressive   progresivo
progressive disease   la enfermedad
   progresiva
project   proyectar
projection   la proyección
prolongation   la prolongación
propagation   la propagación
property   la propiedad
prophylactic   el preservativo, el condón
prostate   la próstata
prostate cancer   el cáncer de la próstata
prostatic   prostático
prostatitis   la prostatitis
prosthesis   la prótesis
prostitution   la prostitución
protect   proteger
protection   la protección
protein   la proteína
provide   proporcionar, proveer
provision   la provisión
provisions   el suministro; las provisiones
provoke   provocar
psoriasis   la psoriasis
psychiatric   psiquiátrico

psychiatric intervention   la intervención psiquiátrica
psychiatrist   el (la) psiquíatra
psychiatry   la psiquiatría
psychological   psicológico
psychological disorders   los trastornos psicológicos
psychologist   el psicólogo
psychomobility   la psicomotricidad
psychomotor   psicomotriz
psychosis   la sicosis, la psicosis
psychosocial   psicosocial
psychotherapy   la psicoterapia
puberty   la pubertad
public   público
public funds   los fondos públicos
public health agency   la agencia de salud pública
public health services   los servicios de salud pública
pulmonary   pulmonar
pulmonary (lung) disease   la enfermedad pulmonar
pulmonary edema   el edema pulmonar
pulsation   la pulsación
pulse   el pulso
pumping of one's stomach   el lavado del estómago
pupil   la pupila
purification   la purificación
purify   purificar
pus   el pus
pustule   la pústula
put in a cast   enyesar
put on the defensive   poner a la defensiva

Q

qualitative   cualitativo
qualitative analysis   el análisis cualitativo
quality   la calidad; la cualidad
quality of life   la calidad de la vida
quantitative   cuantitativo
quantitative analysis   el análisis cuantitativo
quantity   la cantidad

R

rachitis   el raquitismo
radiant   radiante

radiation   la radiación
radiation energy   la energía radiante
radical   radical
radical mastectomy   la mastectomía radical
radioactive   radioactivo, radiactivo
radiologist   el radiólogo
radiology   la radiología
radiotherapy   la radioterapia
rash   la erupción
rate   la tasa
ray   el rayo
reaction   la reacción
reality   la realidad
realize   darse cuenta de
reappear   reaparecer
rear   trasero
receiver   el receptor
recent   reciente
recommend   recomendar
recover   recuperar(se)
recovery   la recuperación, el restablecimiento
recovery room   la sala de recuperación, la sala de restablecimiento
recreation   el recreo
rectify   rectificar
recur   recurrir
recurrence   la reaparición, la recidiva
Red Cross   la Cruz Roja
redness   el enrojecimiento
reduce   reducir
reduce anxiety   reducir la ansiedad
reduction   la reducción
reeducation   la reeducación
reestablish   restablecer
reflect   reflejar
regional   regional
registered nurse   el enfermero con título, el enfermero titulado
regress   retroceder
regulate   regularizar
rehabilitation   la rehabilitación
reintegrate   reintegrar
rejection   el rechazo
relate   relacionarse
related   vinculado
relax   relajar

relaxation   la relajación
relief   el alivio
relieve   aliviar
remain   quedarse
remedy   el remedio; la medicina
remission   la remisión
removal   la ablación, la excisión
remove   extraer, quitar, sacar, extirpar
replace   reemplazar
report   el informe
represent   representar
repress   reprimir
reproductive   reproductivo
reputation   la reputación
require   requerir
researcher   el investigador
residence   la residencia
resident   el (la) residente
resident surgeon   el (la) residente en cirugía
resist   resistir
resistance   la resistencia
resistant   resistente
resource   el recurso
respiration   la respiración
respiratory   respiratorio
respiratory ailment   la enfermedad respiratoria
respiratory system   el aparato respiratorio, el sistema respiratorio
responsibility   la responsabilidad
responsible   responsable
rest   el reposo
restore   reintegrar
result   el resultado
result   resultar
resurgence   el recrudecimiento
resuscitation   la resucitación
retain   retener
retardation   la retardación
retention   la retención
retention of urine   la retención de la orina
retina   la retina
return   el retorno
revealing   revelador
reversible   reversible
review   revisar
rheumatic fever   la fiebre reumática
rheumatologist   el reumatólogo

rheumatology   la reumatología
rhinitis   la rinitis
rhythm   el ritmo
rib   la costilla
riboflavine   la riboflavina
rickets   el raquitismo
right   el derecho
rip   la rotura, el rasgón
rip   desgarrarse
risk   el riesgo
risk of infection   el riesgo de infección
roll one's eyes back   poner los ojos en blanco
routine   la rutina
routine   rutinario
routine test   la prueba rutinaria
rubella   la rubéola

S

sac   la bolsa
saddleblock   la anestesia epidural
salary   el salario, el sueldo
saliva   la saliva
salmonella   la salmonela
salt   la sal
salty   salado
satisfy   satisfacer
saturated fats   las grasas saturadas
scab   la costra
scalp   el cuero cabelludo
scar   la cicatriz
scar   cicatrizarse
schizoid   esquizoide
schizoidism   la esquizoidia
schizophrenia   la esquizofrenia
sclerosis   la esclerosis
scoliosis   la escoliosis
scratchy throat   la carraspera de la garganta
scrotum   el escroto, la bolsa
scurvy   el escorbuto
seat   el asiento
sebaceous   sebáceo
sebaceous cyst   el quiste sebáceo
secondary   secundario
secondary infection   la infección secundaria
secretary   el secretario
secrete   secretar

secretion la secreción
section la sección
sedative el sedante, el calmante
select seleccionar
selection la selección
self-criticism la autocrítica
semen el semen
sender el emisor
senile senil
senility la senilidad
sensation la sensación
sense el sentido
separate from desprenderse de
separation la separación
septicemia la septicemia
septum el séptum
sequela la secuela
sequestrum el secuestro
serene sereno
serious grave
serology la serología
serous seroso
serum el suero
service el servicio
session la sesión
set el conjunto
set (bones) ensalmar (huesos); reducir
severe severo
severity la severidad
sex el sexo
sexual sexual
sexual activity la actividad sexual
sexual contact el contacto sexual
shape la forma
sharp afilado, cortante
shave afeitar
shingles la zona
shock el choque
shortness of breath la falta de aliento
shot la inyección
shoulder el hombro
shower la ducha
shy tímido
shyness la timidez
sick enfermo
side effects los efectos secundarios
sight la vista
sight loss la pérdida de la vista
sign el indicio, la señal

similar semejante
simple sencillo
sinuses los senos del cráneo
sinusitis la sinusitis
size el tamaño
skeletal esquelético
skeletal muscles los músculos esqueléticos
skeleton el esqueleto
skin la piel
skin cancer el cáncer de la piel, el cáncer cutáneo
skin reaction la cutirreacción
skin test la prueba cutánea
skull el cráneo, la caja del cráneo, la caja encefálica
skull fracture la fractura del cráneo
sleepiness la somnolencia
sleeping pill el somnífero
slowing la lentitud
slowing of the heartbeat la lentitud de los latidos del corazón
small intestine el intestino delgado
smallpox la viruela
smell el olfato
smell oler
smoke fumar
smooth liso
smooth muscles los músculos lisos
soap el jabón
social social
social class la clase social
social services los servicios sociales
social stratum la capa social
social worker el trabajador social
societal values los valores de la sociedad
society la sociedad
socioeconomic socioeconómico
socioeconomic group el grupo socioeconómico
sodium el sodio
soft lenses los lentes suaves
solar solar
solar rays los rayos solares
sole of the foot la planta del pie
solid sólido
solidity la solidez
sore la llaga
sore throat el dolor de garganta

sound waves   las ondas sonoras
source   la fuente
source of energy   la fuente de energía
spasm   el espasmo
spasmodic   espasmódico
speaker   el interlocutor
specialist   el (la) especialista
specialization   la especialización
specialize   especializarse
specialized   especializado
specific   específico
spermatozoid   el espermatozoide
spermicide   el espermaticida
spicy   picante
spinal column   la columna vertebral, la espina dorsal
spinal cord   la médula espinal
spine   la columna vertebral
spirit   el espíritu, el ánimo
spore   la espora
spot   la mancha
sprain   la torcedura
spread   propagarse
stable   estable
stage   la etapa
standard of living   el nivel de vida
staphylococcal   estafilocócico
staphylococcal infection   la infección estafilocócica
staphylococcus   el estafilococo
staple   la grapa
starch   el almidón
stare   fijar la mirada
state of anxiety   el estado de ansiedad
state of depression   el estado de depresión
state of mind   el estado de ánimo
state of shock   el estado de choque
stay   la estancia
stay   quedarse
sterile   esterilizado
sterile syringe   la jeringa esterilizada
sterility   la esterilidad
sterilization   la esterilización
sterilize   esterilizar
sternum   el esternón
stiff neck   la tortícolis
stigma   el estigma
stimulus   el estímulo

stirrup bone   el estribo
stitch   el punto de sutura
stomach   el estómago, el vientre
stone   el cálculo
stool   las heces, el excremento
stop   suprimir
stopped-up nose   la constipación nasal, la nariz tapada
store   almacenar
strabismus   el estrabismo
stratum   la capa
strength   la fuerza
strep throat   la angina estreptocócica
streptococcus   el estreptococo
stress   el estrés
striated   estriado
striated muscles   los músculos estriados
strict   estricto
stricture   la constricción
stroke   la apoplejía; el ataque
structure   la estructura
student   el (la) estudiante
study   el estudio
stupor   el estupor
sty   el orzuelo
submit   someter
subscribe   subscribir
subsidized   subvencionado
subsidized transport   el transporte subvencionado
substance   la substancia
suffer   padecer, sufrir
suffering   el sufrimiento
suffocation   la sofocación, el ahogo, la asfixia
sugar   el azúcar
sulphamide   la sulfamida
sunstroke   la insolación
supervise   supervisar
supervision   la supervisión
supplementary   suplementario
supply   el suministro
support   soportar, apoyar
surface   la superficie
surgeon   el cirujano
surgery   la cirugía
surgical   quirúrgico
surgical assistant   el (la) asistente en cirugía

surgical intervention   la intervención quirúrgica
surrounded   rodeado
surveillance   la vigilancia
survival   la supervivencia
survive   sobrevivir
susceptible   susceptible
suspect   sospechar
sustain   sostener
suture   el punto de sutura
swallow   tragar
swallowing   la deglución
sweat   la transpiración, el sudor
swelling   el hinchamiento, la (el) hinchazón
swollen   hinchado
symptom   el síntoma
syndrome   el síndrome
syphilis   la sífilis
syringe   la jeringa
system   el sistema

T

tachycardia   la taquicardia
take out   sacar, quitar, extirpar
take place   efectuarse, tener lugar
take refuge   refugiarse
talent   el talento
task   la tarea
team   el equipo
team of technicians   el equipo de técnicos
tear   la rotura, el rasgón
tear   desgarrarse
teat   la teta
technician   el técnico
technique   la técnica
telltale (revealing) sign   el indicio revelador
temperament   el temperamento
temperature   la temperatura; la fiebre
temporary   temporero
tendency   la tendencia
tendon   el tendón
tense   tenso
tension   la tensión
terminal   terminal
terminally ill patient   el (la) paciente en fase terminal
test   la prueba

test results   los resultados de pruebas
testicle   el testículo
testicular   testicular
tetanus   el tétano
theatrical   teatral
theory   la teoría
therapist   el (la) terapeuta
therapy   la terapia
thermostat   el termostato
thiamine   la tiamina
thick   espeso
thigh   el muslo
thin   delgado
thinness   la magrez
thoracic   torácico
thoracic cage   la caja torácica
thorax   el tórax
thorough   minucioso
thorough medical exam   el examen médico minucioso
throat   la garganta
thrombosis   la trombosis
thrombus   el trombo
tibia   la tibia
tired   cansado
tissue   el tejido
title   el título
tobacco   el tabaco
toe   el dedo del pie
tolerance   la tolerancia
tolerate   tolerar
tone   el tono
tone of voice   el tono de la voz
tongue   la lengua
tonsillitis   la amigdalitis, la angina
tonsils   las amígdalas
tooth   el diente
toothpaste   la crema dental
torticollis   la tortícolis
total   total
total abstention   la abstención total
total disorientation   la desorientación total
total removal   la ablación total
total retention   la retención total
touch   el tacto
touch   tocar
toxemia   la toxemia
toxic   tóxico

toxin   la toxina
trachea   la tráquea
tracheotomy   la traqueotomía
trachoma   el tracoma
tracing   el trazado
tract   el aparato
traffic   el tránsito
traffic (car) accident   el accidente de tránsito
training   la formación; el entrenamiento
tranquilizer   el calmante
transfer   transferir
transform   convertir, transformar
transfusion   la transfusión
transmission   la transmisión
transmit   transmitir
transmittable   transmisible
transmittable disease   la enfermedad transmisible
transmitted through the blood transmitido por vía sanguínea
transportation   el transporte
transplant   el trasplante
trauma   el trauma
traumatic   traumático
traumatic experience   la experiencia traumática
traumatism   el traumatismo
treasurer   el tesorero
treat   tratar
treatable   tratable
treatment   el tratamiento
triglicerides   los triglicéridos
trunk   el tronco
tube   el tubo; la trompa
tubercular patient   el tuberculoso
tuberculosis   la tuberculosis
tuberculous   tuberculoso
tumor   el tumor
twisted   torcido
twitching   los tics
type   el tipo
type of cancer   el tipo de cáncer
typhoid fever   la fiebre tifoidea

U

ulcer   la úlcera
ulcerate   ulcerar
ultrasound   ultrasonido

ultraviolet   ultravioleta
ultraviolet ray   el rayo ultravioleta
unavoidable   inevitable
unbearable   insoportable
underlying   subyacente
undulatory   ondulatorio
uneasiness   la inquietud
unit   la unidad
university   la universidad
university   universitario
university degree   el título universitario
unplug   desenchufar
upset   el trastorno
urban   urbano
urban ghetto   el gueto urbano
urea   la urea
uremia   la uremia
ureter   el uréter
urethra   la uretra
urgency   la urgencia
uric   úrico
uric acid   el ácido úrico
urinary   urinario
urinary tract   el aparato urinario
urinate   orinar
urination   la micción
urine   la orina, los orines
urine analysis   el análisis de orina
urine secretion   la secreción de orines
urogenital   urogenital
urologist   el urólogo
urology   la urología
urticaria   la urticaria
use   utilizar, usar
uterus   el útero
utilize   utilizar

V

vaccine   la vacuna
vaginal   vaginal
vaginal spermicide   el espermaticida vaginal
values   los valores
variation   la variación
varied   variado
variety   la variedad
vary   variar
vascular   vascular
vein   la vena

venereal   venéreo
venereal disease   la enfermedad venérea
ventricular   ventricular
verbal   verbal
verbal communication   la comunicación
   verbal
vessel   el vaso
vibrate   vibrar
vibration   la vibración
vice-president   el vicepresidente
victim   la víctima
violent   violento
viral   viral
viral infection   la infección viral
virulent   virulento
virus   el virus
viscera   las vísceras
vision   la visión
visit   la visita
visit   visitar
visiting nurse   el enfermero visitante
vital   vital
vital functions   las funciones vitales
vital organs   los órganos vitales
vital parameters   los parámetros vitales
vitamin   la vitamina
vitamin deficiency   la deficiencia de
   vitaminas
voice   la voz
voiceless   afónico
voluntary   voluntario
volunteer   el voluntario
vomit   los vómitos
vulnerable   vulnerable

W
wall   la pared
wall of the blood vessels   la pared de los
   vasos sanguíneos
walls of the digestive system   las paredes
   del sistema digestivo

warm up   calentar
wart   la verruga
waste   el desecho
watch closely   vigilar de cerca
wave   la onda
wax   la cera, el cerumen
way   la manera
way of life   el modo de vivir
weak   débil
weakened   debilitado
weakness   la debilidad
weight   el peso
weight loss   el enflaquecimiento, la
   magrez
whiplash   el golpe en la nuca
white of the eye   el blanco del ojo
white spots   las hilachas blancas
whitehead   el grano
whole   el conjunto
whooping cough   la tos ferina
wide   ancho
width   la anchura
will   la voluntad
wind   el viento
wish   el deseo
worry   la preocupación
worry   afligirse
worsening   el empeoramiento
wound   la herida
wrinkles   las arrugas
wrist   la muñeca
X ray   la radiografía
X rays   los rayos X

Y
yellow fever   la fiebre amarilla

Z
zone   la zona

INDEX